Minerva Shobo Librairie

健康づくり政策への多角的アプローチ

河合美香
［編著］

ミネルヴァ書房

はしがき

　編者は，これまで，長期にわたって競技スポーツの世界に関わってきた。競技スポーツの世界で，アスリートは勝利を目指し，記録を更新するために日々トレーニングする。アスリートのパフォーマンスの向上には質の高いトレーニングの継続とこれを支える適切な食事の摂取が不可欠である。しかし，強靭にみえるアスリートであっても，膝や腰を痛めたり，貧血症になったり，プレッシャーに押しつぶされて心を病むこともある。アスリートは健康か——。健康であることは，アスリートにとっても大前提である。

　また，スポーツの世界において，適度なストレスは必要である。ストレスが全くない状態では集中力がなく，高いパフォーマンスを期待することができない。そして，能力のある者，努力したものが評価され，地位や名声，報酬を得ることができる。ここに勝者と敗者が生まれ，序列（順位）ができる。競争による勝者と敗者，序列による格差が必要であるのが，競技スポーツの世界である。

　競争は，市場経済の発展のためにも必要であると考えられる。しかし，その競争が時に心身の健康に影響を及ぼす。近年では，この競争が経済状況に格差を広げ，個人の努力ではどうすることもできない格差が健康を脅かしていることが危惧されている。コツコツと努力をすれば報われることがわかり，努力することができる環境にあれば，意欲が喚起される。しかし，努力をしても報われないのであれば，そうではない。努力するかどうか，また能力の差はあったとしても努力をする機会は均等にあり，スタートラインは共通で，公平性があるものでなくてはならない。実際，そうした格差が原因と考えられるうつや自殺という言葉をよく耳にするようになった。

　厚生労働省は，健康増進のために「1に運動　2に食事　しっかり禁煙　最後にクスリ〜健康寿命をのばそう〜」（2014年度健康増進普及月間統一標語）と

うたっていることからも編者は，健康の獲得には，運動と栄養，そして休養の三要素が重要であると考えてきた。しかし，この三要素には，経済状況が大きく影響する。所得が少なければ，十分な衣食住の確保や教育の機会を得ることが難しく，そのような環境では精神的にも健康を維持することが難しい。健康をとらえるには三要素に影響する経済や教育，また他にも多角的な視点が必要である。

　私たちは日々，何気なく過ごしていることが多いが，現在の健康状態や体力，脳の働きの程度は，この世に誕生してから（遺伝の影響は誕生以前から），これまでの生活習慣（食事や運動，休養の状況など）の積み重ねの結果と考えることができる。摂取した栄養は筋肉や骨，血液などの身体の基質やエネルギーとなり，運動による身体への刺激が身体の組織や機能に影響している。そして食習慣や運動の実施状況，睡眠の状態など，生活習慣は家庭の環境に影響されている。発育発達期や若年期，青年期は，暴飲暴食をし，不規則な生活を送っていたとしてもその影響が即座に心身の不調に影響することは多くない。しかし，現在の生活習慣の積み重ねやさまざまな環境の結果が将来の健康状態や体力の程度，脳の働きの程度に現れることは容易に想像できる。

　また，社会環境（医療制度や教育制度）や，自然環境も健康に大きく影響しているのである。

　本書では，健康を考える上で基本的な「栄養」と「運動」，「睡眠」の他，経済と医療制度，教育，食糧の視点から健康についてアプローチした。

　健康を多角的な視点から考え，今後の健康づくりについて考える視点を広げる機会となれば幸いである。

　　2015年3月

編著者　河合美香

健康づくり政策への多角的アプローチ

目　次

はしがき

序　章　健康とは何か……………………………………河合美香…1
　　第1節　健康の保持増進には何が必要か……………………………1
　　第2節　健康に影響する要因について………………………………3
　　第3節　日本における健康の保持増進について……………………5
　　第4節　本書のアプローチ……………………………………………7
　　第5節　健康政策の展開に向けて……………………………………10

第Ⅰ部　「健康」に影響を与える要因

第1章　栄養と健康………………………………………河合美香…15
　　　　──崩れていく食生活と食習慣──
　　第1節　食事の摂取と栄養の確保……………………………………15
　　第2節　日本の食生活と食習慣の変化………………………………20
　　第3節　食生活の見直し………………………………………………29
　　第4節　現代人の食生活と健康………………………………………33
　　第5節　食について考える……………………………………………40
　　コラム：歯から考える全身の健康……岩崎万喜子…41

第2章　運動と健康（1）…………………………………河合美香…45
　　　　──運動の効果と実践のための政策──
　　第1節　健康づくりと運動……………………………………………45
　　第2節　効果的な運動の実施法（トレーニングの原則）…………47
　　第3節　運動の実施による効果………………………………………48
　　第4節　運動不足による弊害…………………………………………52
　　第5節　健康づくりに関する施策……………………………………55
　　第6節　運動の実施状況と対策………………………………………62
　　第7節　健康政策の具現化に向けて…………………………………65

目　次

　　コラム：英国におけるスポーツと健康事情……伊藤庸夫…66

第3章　運動と健康（2）…………河合美香・岡野五郎・鄒　力…70
　　──運動習慣の獲得に影響する社会的要因──

　第1節　行政職員を対象とした調査研究……………………………70
　第2節　中高年女性を対象とした調査研究……………………………80
　　コラム：太極柔力球の特性と展望……鄒力…89

第4章　睡眠と健康………………………………徳山薫平・萱場桃子…93
　　──快適な眠りへの生活習慣──

　第1節　睡眠の疫学………………………………………………………93
　第2節　光と睡眠・概日リズム…………………………………………96
　第3節　短時間睡眠や概日リズムの乱れは生活習慣病のリスク要因…98
　第4節　食と運動の疫学…………………………………………………101
　第5節　睡眠と生活習慣…………………………………………………102
　第6節　体内時計…………………………………………………………105
　第7節　食・運動・睡眠の連携…………………………………………107
　　コラム：シニアサッカーを楽しんで……川野眞治…109

第Ⅱ部　「健康」を支える社会・教育基盤

第5章　経済状況と健康…………………………河合美香・岡野五郎…117
　　──暮らし向きの心身への影響──

　第1節　日本の経済の状況………………………………………………117
　第2節　経済状況と健康…………………………………………………127
　第3節　地域高齢者の暮らし向きと健康の関係………………………130

第6章　社会保障と健康……………………………………李　態妍…140
　　　──制度から支える国民の健康──
　　第1節　健康と社会制度……………………………………………140
　　第2節　日本の健康格差：医療費の違い…………………………141
　　第3節　日本の社会保障制度：医療保険制度・健康対策………147
　　第4節　「健康格差」を小さくするためには ……………………157
　　第5節　「健康」社会を実現するために医療保険制度はどうあるべきか…163
　　コラム：「健康論」再考……渡部憲一…164

第7章　子どもの健康と学校教育……………………………森　博文…169
　　第1節　学習指導要領（体育科）の変遷…………………………169
　　第2節　子どもの体力と健康………………………………………183

　　　　　第Ⅲ部　「健康」への多角的アプローチ──海外事例からの検証──

第8章　保健教育の実態………………………………………村田翼夫…197
　　　──タイ：HIV，子どもの妊娠，麻薬への対策──
　　第1節　保健・体育のカリキュラム………………………………197
　　第2節　麻薬・HIV・子どもの妊娠に関する教育の実態………199
　　第3節　HIV感染，麻薬吸引，子どもの妊娠への援助…………207

第9章　貧困地の健康とその背景……………………………河合美香…210
　　　──フィリピン──
　　第1節　貧困地への支援……………………………………………210
　　第2節　支援地の訪問………………………………………………213
　　第3節　健康に影響する要因………………………………………217
　　第4節　フィリピンの現状…………………………………………220
　　第5節　都市貧民の歴史的背景……………………………………222
　　第6節　今後の健康政策の課題……………………………………224

第10章　食糧保障と健康 ………… 真常仁志・佐々木夕子・小村陽平…227
　　　──アフリカ・サヘル：危機への支援と安定自給への方策──
　　第1節　アフリカから健康を考える ……………………………………227
　　第2節　サヘル地域における「危機」とその対処行動 ………………228
　　第3節　われわれがすべきこと …………………………………………245
　　コラム：気候変動とスポーツ活動に伴う健康被害……金森雅夫…246

あとがき……251
索　　引……253

序章　健康とは何か

河合美香

第1節　健康の保持増進には何が必要か

　本書の基盤である健康政策研究会は，健康づくりを目的とした制度や政策，企画等を考案し，具現化していくために，多角的な視点から「健康」をキーワードにアプローチすることを目的として 2011 年に発足した。したがって，研究会のメンバーの研究分野は，スポーツ健康科学の他，教育学や環境経済学，農学，比較文化学等，自然科学と人文科学，社会科学等，多岐にわたり，研究フィールドも国内外に及ぶ。また，研究会には他にもスポーツコンサルタントや医師，公衆衛生学や法学を専門とする研究者，視覚に障がいをもちながらも福祉に関わる方など，多様な方々が議論に加わった。この方々の専門分野や研究フィールドも多岐にわたり，健康をキーワードとした各分野からのアプローチや公私にわたる活動，思想は，健康を考える上での貴重な機会となった。そして，健康のためには「運動」と「栄養」と「休養」の三要素が必要であり，まず「運動」と考えていた筆者は，研究会を開始して早々に，その考えを改めなくてはならなかった。

　健康とは，1946（昭和 21）年の WHO 憲章の前文に「Health is a state of complete physical, mental and social well-being, and not merely the absence of disease of infirmity.」とあり，日本では，「身体的，精神的及び社会的に完全に良好な状態であって，単に疾病がないとか虚弱でない状態ではないという状態ではない」という内容で翻訳されることが多い。また，日本国憲法の 25 条に「すべて国民は，健康で文化的な最低限度の生活を営む権利を有する。／国は，すべての生活部面について，社会福祉，社会保障及び公衆衛生の向上及び増進に努めなければならない。」とある。法学の専門家によれば，この条文に

ある「健康」というキーワード一つにも多様な解釈ができるという。「健康」について，さまざまな考え方があり，アプローチが必要であることがわかる。

　また，近年高齢化が進んでいる先進国では，人生の質，生活の質，生命の質が健康の概念として取り入れられるようになり，QOL（Quality of Life）が期待されるようになっている（保健医療分野の蓑輪眞澄氏によれば，この Quality of Life の Life は「生命」「生活」および「人生」のいずれにも当てはまり，決めがたいという[1]）。

　健康政策研究会でもさまざまな視点からの健康観があった。

　アフリカにフィールドをもち，食糧の確保のために土壌について研究するメンバーは，健康は生命あってこそ獲得できるため，生命を維持するために，運動よりもまず，食（栄養）が優先されると考える。食糧の確保が困難で不安定な地域では，命の誕生の後，栄養失調や疾病の罹患率が高く，死亡率が高い。したがって，食があってこそ生命維持が可能となり，生命の維持の次に健康がある——。

　確かに生命の維持や日常の生活すら難しい地域では，あえてエネルギーを消費し，体力を消耗するような運動はしない（食糧の確保がある程度保障される地域では，ボールを蹴ってゴールに入れるサッカーのようなボールゲームは行われるらしい。サッカーのワールドカップが世界中で注目される大会となっている所以かもしれない）。健康の維持増進のために運動が必要とされるのは，生命の維持が高い確率で保障され，飽食や運動不足による肥満が心配される豊かな国である。豊かな国が，エネルギーを消費して肥満や肥満による疾病を予防するために運動し，健康の維持増進を期待する。そしてその次に QOL を求めると考えられる。

　環境経済学を専門とするメンバーは，健康には環境の影響が大きいと考える。この時の環境とは，日光や空気，土，水などの自然環境とこれらに対応した公衆衛生や医療の制度，政策などの社会環境のことである。医療制度や政策の展開などの社会環境は，健康を害した際，また健康を害さないためにも重要，かつ必要な要素である。現在の日本の保険医療制度は，他国と比較して充実し，健康を支える一つの方策となっている。しかし，近年，その内容に変更，改善

などの検討が必要となっている。

　教育学を専門とするメンバーは，教育が健康に大きく影響を及ぼすと説明する。教育制度や学校教育のカリキュラムの中での健康教育の位置づけ，展開は，人の健康に対する認識や行動に大きな影響を及ぼす。特に義務教育の中での「保健体育」は，健康の保持増進に大きな影響を及ぼす。

　スポーツ・健康科学の分野では，近年「健康」についてさかんに研究されるようになり，キーワードとなる「運動」の効果について，自然科学の分野を中心にその生理的効果が検証されてきた。また，運動の実施による達成感や爽快感が精神的にも有効であり，スポーツイベントの開催がコミュニティーの構築や地域の活性化，経済効果につながることも研究されるようになっている。人と地域の活性化はすなわち，心身の健康につながることが期待される。

　以上のように，研究分野やフィールドが異なれば，健康観や健康に関連する要素についての考えも多種多様であることに気づく。

第2節　健康に影響する要因について

　健康に影響する要因について考えてみる。まず，自然環境がある。

　健康の保持増進には，生命の維持が前提である。生命の維持のために農耕や牧畜，漁獲によって食糧を確保する必要があるが，この時，日照や気温，空気や水，土などの自然環境が大きく影響する。これらの自然環境が植物の生育や動物の飼育や生育に適度であればいいが，高温が続き，雨量が少なくなり，干ばつを引き起こすようなことになれば，食糧の確保が難しくなり，飢餓の危険にさらされる。植物の生育や動物の飼育や生育に水も不可欠であり，また日照りによる水不足や水の汚染は疾病や伝染病の蔓延につながる。たびたび起こる水害や台風，ハリケーンや風害などの自然災害は，直接的にも間接的にも生命の維持や健康の獲得を脅やかす。

　日照は，人間の生理的機能のみならず，精神にも影響することが知られる。日照時間の短い地域（北欧地域など）は，そうでない地域と比較して精神を病む割合が高い。また汚染された空気は呼吸循環器系をはじめとする疾病や障害

の原因になる。空気中からの酸素の供給不足は、人間の生命や活動に必要なエネルギーの確保を難しくする。人間は体内に酸素を取り入れることで、身体活動や脳の活動に必要なエネルギーを得ているからである。

　このように自然環境は、日常生活の中で心身に継続して影響を及ぼす。したがって、厳しい自然環境にある地域では、疾病の罹患の割合や死亡率が高く、平均寿命も短い。先進国における医学の発達や公衆衛生の浸透は、死亡率や疾病の罹患率を低下させる可能性をもつが、自然は人間の力でコントロールすることができない。

　不安や悩み、孤独や耐え難いストレス、また治安が悪い社会環境も生命や健康に影響する。太陽の光を浴び、澄んだ空気を吸い、緑の多い環境の中で安心して生活する場合と、交通量が多く、排気ガスや騒音の多い環境下、また暗闇やストレスのある状況の中で生活する環境とでは、心身の健康への影響が異なることは容易に想像できる。日々の生活や人間関係への不安、公私にわたるストレス、悩みや不安の継続も心身の健康に影響を及ぼす。このような社会環境は、社会制度や政策、システムの構築により改善、軽減されるかもしれない。

　健康の保持増進は遺伝の影響も受ける。

　かつて一卵性双生児を対象に遺伝と環境の影響についてさまざまな研究がなされた。一卵性双生児の遺伝情報は共通しているため、誕生後のそれぞれの双生児の自然環境や社会環境など、環境を変えることにより、疾病や障害、タレント（素質）の原因が遺伝か環境かを解明するものであった（現在では科学の発展により、遺伝情報からそれらの原因のいくつかを特定することが可能になっている）。

　例えば、生活習慣病の一つである糖尿病には1型と2型があり、1型は遺伝的な要因でインスリンというホルモンの効き目の異常によって引き起こされやすいことが明らかになっている。一方、2型は、遺伝的に糖尿病になりやすい人の、暴飲暴食や運動不足などの生活習慣の乱れが原因となって発症し、日本人の糖尿病の95％がこの2型糖尿病であるとされている。遺伝情報が同じであっても生活習慣の影響で心筋梗塞や脳卒中、高血圧などの生活習慣病の危険性が高まり、逆に疾病の遺伝子をもっていたとしても適正な食事をし、適度な

運動を実施して，心身ともにストレスなく，良好な生活していれば健康状態は良好になる可能性が高いと考えることができる。

自然環境や社会環境，遺伝子，生活習慣が異なれば，健康への影響も異なるのである。日々さらされる環境や生活習慣が長年にわたって繰り返される影響は大きい。

第3節　日本における健康の保持増進について

世界には，食糧の確保が難しく，日々，死と隣り合わせで生活している人が多く存在する国があるが，日本はそれらの国と比較すると日々生死をさまよい，生命が脅かされている人の割合は少ないと考えることができる。また，GDP（国内総生産）が高く，豊かな先進国の一つであると考えられてきた。以下では，このような状況にある日本人の健康について考えてみる。

厚生労働省によれば，日本人の平均寿命は男性で80.2歳，女性で86.6歳で世界有数の健康長寿国として世界に知られてきた（2014年）。しかし，長寿国として知られる日本において，この平均寿命と健康寿命（日常的に介護を必要としないで，自立した生活ができる生存期間）との差は，男性で9年，女性で12年あり，要介護や寝たきりで過ごす期間が課題となっている。この世に誕生し，加齢に伴う身体機能の低下を最小限に抑え，生命の終末まで，健康で精力的，かつ活動的な生活を送るためには生活の質（QOL：Quality of Life）の向上が理想であり，特に少子高齢化が深刻になっている日本において，健康づくりへの関心と取り組みへの必要性が高まっている。

2008（平成20）年より，中年期以降の加齢に伴う健康の保持増進の必要性から，地域や職場における医療保険者は，特定健康診査後に生活習慣病の前段階であるメタボリックシンドロームの危険性のある者に対し，適度な運動の実施とバランスのとれた食事の摂取，また禁煙などを中心とした保健指導を行っている。疾病や障害の発症後は，医学を主とした自然科学を中心に，健康を損なう原因の検証，対策に焦点が当てられ，対策がとられてきた（生活習慣病は，生活習慣の乱れが原因で起こることから，近年では，中高年者のみならず，若年層

や発育発達期の子どもたちにも危惧されている）。近年ではiPS細胞の発見による多角的な研究が進むことで，疾病や障害の予防，治癒が期待されている。科学的な知見に基づく治療は，必要不可欠である。また，疾病や障害の発症後は保健指導やリハビリ等による機能回復により，社会復帰をサポートし，再発の予防がはかられてきた（第三次予防）。その後発生した疾病や障害を健診などにより早期に発見し，早期に治療し，保健指導などの対策による疾病や障害の重症化の予防が重視されるようになっている（第二次予防）。さらに近年では，健康の保持増進には，適度な運動，バランスのとれた栄養，十分な休養の三要素に加え，禁煙や大量飲酒の抑制など，生活習慣の改善と生活環境の改善，また健康教育を実施し，疾病の発生予防や事故の防止による一次予防が重視され，関連組織が運動指導や栄養アドバイスなど，専門の視点から活動を展開し，健康で精力的，かつ活動的な生活を送ることが期待されるようになっている。すなわち栄養では栄養成分とエネルギー摂取量，運動では運動種目や運動の継続時間，強度，休養では睡眠の質と睡眠時間などである。また，これらの要素の質と量の他にリズムとタイミングの心身への影響も見逃せない。「何を，どれだけ」の概念の他に「いつ，どのように」という概念も注目されている。

　ところで，厚生労働省が2014（平成26）年に実施した「健康意識に関する調査」によれば，「非常に健康だと思う」は7.3％，「健康な方だと思う」は66.4％で，7割以上が健康と感じていたが，一方で健康に不安がある人の理由は「体力が衰えてきた」（49.6％），「持病がある」（39.6％），「ストレスがたまる」（36.3％），「肥満が気になる」（24.3％）であった。加齢に伴う身体機能の低下，また疾病の罹患，精神的な状況が健康に影響を及ぼしている。高齢化社会を迎えている現在，医療費の増大は深刻であり，これが日本の財政を圧迫することになる。同調査によれば，回答者が居住する自治体における住民の健康づくりへの取り組み状況について，「どちらかというと取り組んでいる」は34.0％であったが「あまり取り組んでいない」は32.2％で，取組みが良好であるとは言い難い状況にあった。

　また，日本では近年，貧困やうつ，自殺という言葉を頻繁に耳にするようになっている。なぜだろうか。これまで意識されなかったことが意識されるよう

になったのだろうか。または，潜在的な問題がメディアの発達により，取り上げられたり，職場や地域で対策がとられ，それが数字に反映されるようになった結果であろうか。貧困やうつ，自殺が増加している状況は健全な状態ではない。何か原因があるに違いなく，近年の日本の経済状態や政策が影響していると考えることができる。所得が高ければ，日当りがよく，風通しのよい，安全な住居に住み，熟睡でき，安心，安全でおいしい食糧を確保し，時節に応じた衣服を着ることが可能であるが，それが難しい状況にある人は健康の獲得が難しい。時にこれらの状況がうつなどの心の病を誘発し，自殺者を増やすことにもなる。

　所得は経済的な指標の一つであるが，これは教育を受ける機会にも影響する。教育制度や学校教育のカリキュラムの中での健康教育の位置づけ，展開は，健康についての認識や保持増進のための方策を習得し，さらに人の行動や習慣の維持や改善に影響を及ぼす。近年，保健体育の授業の中で，健康の保持増進の重要性や必要性が高まり，健康についてその行動変容の必要性やその働きかけも含めた知識が教授され，さまざまな形で身体活動が実践されるようになっている。健康教育学会によれば，健康教育とは，「一人一人の人間が，自分自身や周りの人々の健康を管理し向上していけるように，その知識や価値観，スキルなどの資質や能力に対して，計画的に影響を及ぼす営みである」とされている。

　教育を受ける機会や教育年数は，生涯の健康に影響する。しかし，さまざまな格差が問題になっている近年，経済的な格差が教育を受ける機会を脅かし，その結果，健康の保持増進に影響を及ぼす結果になっている。

　格差はどの社会でも存在し，格差により発展が期待できる。しかし，過度な格差は身体的にも精神的にも直接，また間接的に健康に大きな支障をきたすことになる。

第4節　本書のアプローチ

　本書では，健康の保持増進のための有効な制度や政策を考える上で，まず，

基本的な要素である「栄養」と「運動」,「睡眠」について,生理学的な効果とその効果を有効に活用するための制度と政策,またその動向について整理した。さらに,「健康」について,経済と医療,教育,食糧などの多角的な視点からアプローチした。

　第1章は,栄養と健康についてである。

　生命を維持するためにはエネルギーが必要である。また筋肉や骨,血液などの身体を合成し,コントロールするためには栄養成分が必要である。食糧の確保が難しく,栄養失調等で健康状態が危惧された時代以降,日本食は栄養のバランスがよく,健康の維持や獲得に理想的な食事であると考えられてきた。しかし,近年,この食生活や食習慣が変化し,健康を害する危惧が高まっている。

　この章では,まず,栄養の効果について知り,危機的状況にある食生活と食習慣,またこの状況に対する法や政策について整理した。

　第2章と第3章は,運動と健康についてである。

　運動は,健康の維持に有効な要素の一つである。したがって,運動が適切な方法で実施されることで,筋肉の増量や骨の強化,血液循環や代謝の改善などにより,体力の向上や肥満の防止,疾病の予防が期待できる。また,近年では,運動による脳への効果や社会的効果,精神的効果も期待されるようになっている。しかし,運動の実施状況には個人差が大きく,芳しくない。

　第2章では,運動の効果と実施法,また近年の実施状況,運動の実施を推進するための法や行政による政策について整理した。第3章では,行政職員と中高年女性を対象にした二つの調査研究の結果から運動の開始と継続に影響する要因について検討した。性別や年齢層,運動実施の目的や現状により,運動プログラムや政策の検討が必要であることがわかる。

　第4章は,睡眠と健康についてである。

　健康で快適な生活を送るためには,睡眠も重要な役割を果たす。睡眠の長さや深さは,光や温度など環境に影響され,一方で,睡眠の状態が食事や運動の効果に影響する。したがって,短時間睡眠や概日リズムの乱れなど,睡眠の良好でない状態は,代謝に悪影響を及ぼし,体内時計という視点からも生活習慣病のリスク要因となる。また,睡眠は労働状態やストレスから大きな影響を受

ける。この章では，睡眠と健康について，最新の研究動向を含めて，食事・運動・睡眠・体内時計の全体像からも考察した。

第5章は，経済状況と健康の関係についてである。

経済の発展のためには競争が必要であるが，競争による勝敗と序列が格差を生んでいる。競争や序列があることで意欲が喚起され，発展が期待されることもあるが，その程度が問題である。近年では，経済的状況により生じるさまざまな格差が直接，また間接的に健康の保持増進に影響すると考えられるようになり，特に高齢者や地域で深刻になっている。経済的状況を示す指標として，国内総生産（GDP），世帯の状況，所得，雇用形態などがあげられる。この章では健康を経済の観点から考察した。

第6節は，健康と社会保障制度についてである。

日本では，1973（昭和48）年の福祉元年以降，公的年金制度や医療保険制度が制定され，社会状況の変化に応じ，適宜改廃されている。健康を獲得する上で，個人の努力ではどうすることもできない限界をこれらの制度の整備や運用により公的に支えることは国の責務である。この章では，この社会保障制度の中で，健康に関連するリスク分散（医療保険）やリスク軽減（公衆衛生）に関連する制度，つまり医療保険制度と健康づくり対策に焦点をおいて，高齢化社会が進む環境で，健康寿命を延伸するための制度のあり方について考察した。

第7章は，体育授業の位置づけと役割，また体力の変化についてである。

近代学校制度が整備されて以降，家庭や社会での取組みとともに学校教育の中での保健体育の授業が子どもの健康の保持増進に果たすべき役割がますます大きくなっている。すなわち，健康教育の機会の享受である。この章では，明治期以降の学校体育の足跡をたどるとともに，戦後日本における学校体育の学習内容を方向づけてきた体育科の学習指導要領の変遷を概観する。また，各種の資料をもとに，子どもの体力や健康に関する現状と課題について検討した。

第8章から第10章は，視点を海外に向け，フィールド調査と視察の結果から健康について検討した。

第8章は，タイにおける保健教育の実態についてである。

教育現場における保健教育は，健康に大きく影響することが明らかになって

いる。したがって，保健教育のカリキュラムの位置づけ，また内容や展開は健康の獲得に重要な要素である。この章では，タイにおける保健教育の実情を知るために，まず，小・中学校・高等学校，大学における保健・体育カリキュラムの特質を紹介した。次に，タイで多くみられるHIV感染，麻薬吸引，子どもの妊娠に対する予防対策のための教育実態に関して，小中学校，および大学で行った調査結果を報告した。また，それらの予防対策用の政府やボランティア等による援助についても言及した。

第9章は，貧困地の健康とその背景についてである。

貧困は，格差によって起こる一つの現象であり，人間の力では操作や回避が難しい自然環境や歴史，風土，また政治，経済など，さまざまな要因が影響していると考えられる。そして，所得の格差は，教育の格差を生じ，教育の格差が健康の獲得にも影響している。

フィリピンは人口が多く，所得格差の大きい国の一つとして知られる。この章ではこの国の貧困地域の生活状況，教育現場を視察し，人々の生活の現状と経済や教育，環境などの社会的要因が健康に及ぼす影響，また支援のあり方について考察した。

第10章は，食糧保障と健康についてである。

アフリカ・サハラ砂漠の南縁に位置するサヘル地域の人々の主な生業は，農耕と牧畜である。しかし，この地域は降水量が少なく，農耕の限界的地域であり，しばしば干ばつや飢餓といった「危機」に見舞われるため，食糧保障が生命や健康に直結している。食糧の確保は生命の維持のための必須要素である。この章では，人々が食糧確保の「危機」にどのように対処したのか，多少の不作や家畜の損失をものともせず，生き抜く術に長けた人々であることを実地調査に基づき明らかにした。

第5節　健康政策の展開に向けて

近年，日本において，生活状況や生活習慣，個人の価値観が多様化している。また，経済状況や教育環境に格差が生じて拡大し，心身の健康に影響を及ぼし

ている。

　健康の保持増進のためには，個人の状況を把握した上での介入（個別の処方）が必要である。また健康の保持増進を推進するための政策，および展開には，経済的状況や教育環境など，社会環境の配慮と整備が必要である。視野を海外へ，また異なる多様な分野に広げたとき，見えなかったものが見えてくる。

　スポーツ健康分野においては，健康で豊かで安全な生活を送ることができる環境の整備とよりよい医療の在り方の追及，保健医療，福祉供給体制の整備など，社会的ニーズへの対応が期待されている。また，生涯にわたって健康で安全な生活を営むための教育開発も必要である。

　一方，疾病や障害があってもそれらを受容し，幸福感や満足感，自尊心をもち，家族や社会との交流をもつことで健康を獲得する人がいる。経済的な不安があっても社会的なサポートや環境の整備により，生きる意味を見出し，自己実現を目指すことができる場合もある。健康については多角的な専門や視野からアプローチが必要であり，健康をとらえるパラダイムシフトが必要である。フィールドを大切にし，現実的，かつ持続可能な政策や制度の構築，環境づくりの展開が期待される。

注
(1) 簑輪眞澄，2004，「保健医療分野におけるQOL研究の現状」『保健医療科学』53(3)，175頁．

第Ⅰ部

「健康」に影響を与える要因

第1章　栄養と健康
―― 崩れていく食生活と食習慣 ――

河合美香

　ヒトはなぜ，食物を摂取するのか――。生命を維持するためである。生命を維持するためにはエネルギーが必要である。また筋肉や骨，血液などの身体を合成し，コントロールするためには栄養成分が必要である。日本食は栄養のバランスが良く，健康の維持や獲得に理想的な食事であると考えられてきた。しかし，近年，この食生活が変化し，危惧が高まっている。本章では，まず，栄養の効果について知り，危機的状況にある食生活と食習慣，またこの状況に対する政策について考える。

Keyword▶食習慣，孤食，時間栄養学，自給率，食事バランスガイド，食育

第1節　食事の摂取と栄養の確保

（1）一日に必要なエネルギー量

　食事はなんでも摂ればよいというものではない。生命を維持し，活動するためにはエネルギーが必要である。そして，筋肉でエネルギーがつくり出されることによって身体活動が可能となる。一日の推定エネルギー必要量（EER：Estimated Energy Requirement）は，基礎代謝量（BMR：Basal Metabolic Rate）と活動代謝量，食事誘発性熱産生（Diet-Induced Thermogenesis）の総和であり，年齢と性別，身体活動レベル（PAL：Physical Activity Level）から推定される（田中，2006，527-532頁）。

　「基礎代謝量」とは，「精神的，身体的に安静な状態で代謝される最小のエネルギー量」であり，年齢と性別を加味した基礎代謝基準値（kcal/kg体重/日）に体重（kg）を乗じて計算される。実際，睡眠中の脳や身体の活動がほとんど

行われていない状況下でも体温の維持や心臓の拍動にエネルギーが利用されている。この基礎代謝量は，性別と年齢，体重，そして体重に占める筋肉量に影響される。その内訳は骨格筋が25％，脳，肝臓，心臓，腎臓等が約70％を占め，残りの4％程度は脂肪細胞である。そのため，骨格筋量の多い人は基礎代謝量が高い。「基礎代謝量が高い」ことは，「エネルギーの消費が多い」ことであるから，肥満予防のために基礎代謝量を高めることが推奨され，健康教室では，筋肉量を増やす取組みがされている。

「活動代謝量」とは，脳，および身体の活動に必要なエネルギーである。脳の総エネルギー量は多くないが，身体に対する脳の重量からすれば大量のエネルギーを利用している。一方，身体活動時は，骨格筋でエネルギーが産生され，利用されている。運動強度が高く，短時間の瞬発的な活動と比較して，強度が低く，活動時間が長時間に及ぶ活動では大量のエネルギーを消費する。

「食事誘発性熱産生」とは，食事の摂取後，炭水化物と脂質，タンパク質が体内で消化吸収される時の代謝に消費されるエネルギーである。タンパク質は炭水化物と同量の4kcalのエネルギー量をもつが，炭水化物と比較して食事誘発性熱産生が高い。つまり，同量のエネルギーを摂取した場合でも摂取後の酸素消費量が多く，エネルギーとして発生しやすい。

推定エネルギー必要量（EER）は，基礎代謝量に身体活動レベル（PAL）を乗じて求めることができる。PALは「低い」と「ふつう」，「高い」の3段階に分類される（表1-1）。大量のエネルギーを必要とするアスリートの場合は，スポーツ種目やシーズン（トレーニング期と休養期）を配慮したPALを利用する（小清水，2006，205-208頁）。エネルギーは，摂取と消費のバランスがとられていることが重要である。しかし，小食でエネルギー摂取量が少なく，運動不足（PALが低い）でエネルギー消費が少なくても数字上はバランスがとれている場合がある。近年，若年女性に多い隠れ肥満（痩せてみえるが体脂肪量が多い）が危惧される所以である。PALは「ふつう」よりも高いことが望ましい。

（2）栄養成分とそのはたらき

食事の主な役割は，脳と身体の活動エネルギーの補充と筋肉や骨，血液，ホ

第1章　栄養と健康

表1-1　身体活動レベル別にみた活動内容（15～69歳）

身体活動レベル	低い（Ⅰ） 1.50 （1.40～1.60）	ふつう（Ⅱ） 1.75 （1.60～1.90）	高い（Ⅲ） 2.00 （1.90～2.20）
日常生活の内容	生活の大部分が座位で，静的な活動が中心	座位活動が中心だが，職場内での移動や立位での作業・接客等，あるいは通勤・買物・家事，軽いスポーツ等のいずれかを含む	移動や立位の多い仕事への従事者。あるいは，スポーツ等と余暇における活発な運動習慣をもっている

（出所）　厚生労働省「日本人の食事摂取基準」（2015年版）。

ルモンや酵素の合成である。また，身体の組織を有効に動かし，維持するために栄養成分が必要である。食品から摂取する栄養成分の中で，タンパク質と脂質，炭水化物を三大栄養素，これにビタミンとミネラルを加えたものが五大栄養素である。

①タンパク質を含む食品とそのはたらき

　タンパク質は，肉や魚類，豆・豆製品，牛乳・乳製品，卵などに多く含まれる成分で，1g当たり4kcalのエネルギーをもつ。主として筋肉や骨，血液，ホルモン，酵素など身体の組織や成分を構成し，これらの機能の調整を担う。年齢や性別にかかわらず，一日の食事の総エネルギー摂取量の13～20％の摂取が理想とされる。

　スポーツ活動や労働などの身体活動後は，筋肉や骨，血液などの組織が分解される。タンパク質は，損傷した組織を修復し，また合成する基質となる。しかし，タンパク質を多く摂るほど身体づくりに効果があるわけではなく，エネルギー摂取量が十分であれば，タンパク質の過剰な摂取は必要ないと考えられる（Tipton, et al., 2001, pp. 197-206）。

②脂質を多く含む食品とそのはたらき

　脂質は，バターやマーガリン，ゴマ油，ラード，ピーナッツやカシューナッツなどの種実類に多く含まれ，1g当たり9kcalで他の二つの成分（炭水化物とタンパク質）と比較して2倍以上のエネルギーをもつ。一日の食事の総エネルギー摂取量の20～30％が理想とされるが，過剰摂取は肥満の原因となりやす

く，生活習慣病の危険性を高める。

　スポーツ活動をする人にとって，脂質は少量の摂取で大量のエネルギーを確保できるため，長時間運動の重要なエネルギー源となり得るメリットがある。しかし，過剰な摂取は体脂肪の蓄積を招き，身体の動きを鈍らせる原因となる。

　③炭水化物を多く含む食品とそのはたらき

　炭水化物は，米やパン，もち，パスタやうどん，その他の麺類などの主食，またカステラ，芋類などの食品に多く含まれる成分で，1g当たり4kcalのエネルギーをもつ。年齢や性別に関係なく，一日の食事の総エネルギー摂取量の50～65％の摂取が理想とされる。活動する場合は，この範囲内で必要量を加味する。

　炭水化物の性質の一つに，インスリンへの刺激の強さを示す指標にグリセミックインデックス（GI：Glycemic Index）がある。インスリンは，摂った栄養成分を身体に取り込みやすくする。肉体労働やスポーツ活動の際，GIを考慮することで筋肉へのエネルギーの蓄積や疲労の回復を促進することができる。

　④ビタミン，ミネラルを多く含む食品とそのはたらき

　長時間，また長期にわたる労働や激しいトレーニングを継続した場合，心身へのストレスが大きくなる。また，不節制による欠食や暴飲暴食，食欲不振等によりビタミン，ミネラルの不足が起こる。摂取したエネルギーや栄養成分を体内で有効に利用し，ホルモンや酵素の働きを活性化させ，身体の内部環境を整えるのがビタミンとミネラルである。

　呼吸によって体内に取り込まれた酸素は，活性酸素として生体内で多くの酸化反応を起こす。過剰な活性酸素はDNAや細胞など生体組織を損傷させるため多大なエネルギーを必要とする活動後の抗酸化ビタミンの摂取は，活性酸素の減少を期待できる。ビタミンCとE，またカロテノイド類の補給は，酸化による生体組織の損傷を防ぐ効果がある。

（3）栄養の効果

　食事摂取の主とした役割は，脳と身体の活動のためのエネルギーの補充と筋肉や骨，血液，ホルモンや酵素の合成である。また，身体の組織を有効に動か

し，維持するために栄養成分が必要である。

　しかし，栄養の効果は，エネルギーや栄養成分の摂取のみで得られるものではない。「エネルギーや栄養成分をどれだけ摂るか」に加え，空腹時や運動後，就寝前など，「いつ，どのタイミングで摂るか」は，摂取したエネルギー，および栄養成分の身体への生理的効果に影響する。このため，近年，時間栄養学の研究がさかんに行われるようになっている（香川，2009，9-35頁）。

　「何を，どれだけ，いつ，どのタイミングで摂るか」に加え，「どのように摂るか」「摂ってからどのように過ごすか」も栄養の効果に影響する要素である。食事の彩（いろどり）や盛りつけ，食卓の雰囲気などによる五感への刺激は脳を刺激し，食欲に影響する。五感とは，感覚神経によって感知する知覚のことであり，視覚（彩り，盛りつけ），聴覚（音，リズム），嗅覚（香り，芳しさ，匂い），味覚（五味：甘味，酸味，塩味，苦味，うま味），触覚（食感，歯ごたえ）を示す。彩よく，食器や盛りつけ，配膳に工夫がなされた食事は，食欲を増進させる。錠剤やカプセル，栄養ドリンクなどのいわゆる健康食品との相違である。

　また，口から体内に入るエネルギーや栄養成分が同じであっても，咀嚼（そしゃく）や精神の状態により体内に取り込まれた後の生理的作用が異なる場合がある。人間の体をコントロールする仕組みの一つに自律神経系があり，これには緊張感やストレスのある時に優位にはたらく交感神経系とリラックスをしている時に優位にはたらく副交感神経系がある（森谷，2009，179-184頁）。交感神経系が優位な時は，緊張感やストレスが大きい時であるため，心拍数が増加し，消化吸収に関わる内臓のはたらきが低下する。逆に，副交感神経が優位なリラックスできる環境下では，同じ食事の摂取であっても体内のはたらきが異なる。食事の環境や雰囲気は栄養の生理的な効果を左右する重要な要素である。日本人は一般的に，毎日三度の食事を摂っていることを考えれば，長年の食事の積み重ねによる身体や脳への影響は少なくないと推察される。

第2節　日本の食生活と食習慣の変化

　日本人は，炭水化物を多く含む米を中心に，魚や肉，野菜，海藻，豆類などの多様なおかずを組み合わせる食生活を送ってきた。この日本型食生活は，栄養のバランスがよく，海外からは健康的で理想的な食事と評価されてきた。しかし，近年，その日本型の食生活や食習慣が変化し，これらが心身の健康に影響を及ぼすことが危惧されている。

　食の欧米化が進み，かつての米を中心とした炭水化物中心の食事から，肉や魚などの動物性のタンパク質の摂取の割合が増加した食事に変化している。動物性のタンパク質を含む食品は，脂質の含有量も多いため，脂質の摂取割合を増加させる結果となっている。また，朝食の摂取状況の変化や発育発達期での食生活の乱れ，中高年者ではメタボリックシンドロームの危険性の高まり，高齢者では栄養不足など，日本の食生活や食習慣の変化による懸念や危機感もある。

（1）栄養摂取状況の経年変化

　日本人の摂取エネルギー量は，1955年の2100kcal程度から1975年には2200kcalを少し上回る量になった。この栄養の摂取の充足に伴い，身長が伸び，体重が増加して体格が大きくなってきた。しかし，その後，摂取エネルギー量は減少し続け，近年では1900kcalを下回るほど減少している（図1-1）。身長は伸びているのにエネルギー摂取量が少ない状況にあるから，ひょろひょろした痩せた体型（BMI〔Body Mass Index：体格指数〕が18.5未満）になっている。また，その傾向は特に女性で顕著であり，近年では，女性のやせ過ぎが懸念されている（図1-2）。痩せた体型は，筋肉量が少なく，骨密度を低くするため，体力の低下や健康状態の悪化を招き，その結果，心身に支障をきたす危険性を高める。世界的にも有名なファッション誌が女性の痩せすぎを懸念し，痩せすぎたモデルは採用しない，というほどであるから事態は深刻である（朝日新聞，2012）。一般的に，貧困国における飢餓が痩せの比率を高めるため，日

図1-1 摂取エネルギー量の年次推移

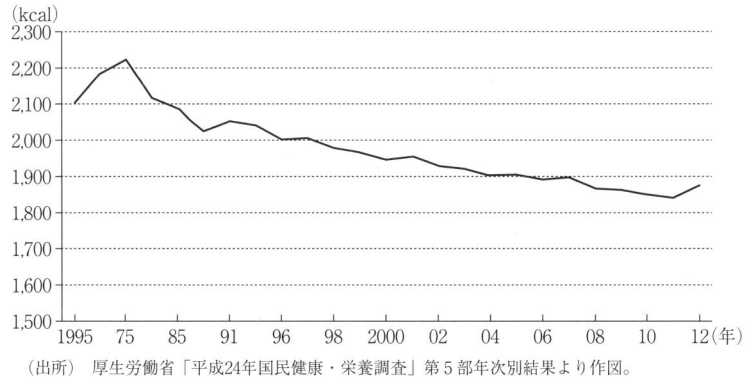

(出所) 厚生労働省「平成24年国民健康・栄養調査」第5部年次別結果より作図。

本の場合は，先進国の中でも稀有な状況にあるといえる（図1-3）。

また，米を中心とした食事をしていた1955年は総エネルギー摂取量に占める炭水化物の摂取割合が78％程度で高かったが，1975年には72％，その後60％を下回るようになり，代わって脂質の摂取の割合が増加している。タンパク質が総エネルギー摂取量に占める割合には大きな変化はないものの，植物性のタンパク質に対して，肉や魚などの動物性のタンパク質の摂取割合が高い状況にある。脂質（飽和脂肪酸）を含む動物性のタンパク質の摂取の増加は，体脂肪の蓄積を招きやすいため，近年のメタボリックシンドローム，および生活習慣病発症の危険性を高める要因となっている。

（2）朝食の欠食率

朝食は，一日の始まりのタイミングで摂取する食事である（鈴木，2006，144-150頁）。したがって，一日の身体活動，また脳のはたらきに必要なエネルギーを確保するために重要な食事である（秦ほか，2003，33-39頁）。しかし，近年，男性と女性のいずれにおいても朝食欠食率が高くなっている（図1-4）。また，男性は女性と比較して欠食率が高く，特に20～29歳で高い（平成24年国民健康・栄養調査）。発育発達期は家族で食事を摂る機会が多くても，一人暮らしの開始に伴い，時間がない，朝食の準備や摂取が面倒くさい，経済的な理

第Ⅰ部 「健康」に影響を与える要因

図1-2 日本人女性の体格の変化（BMIの推移）

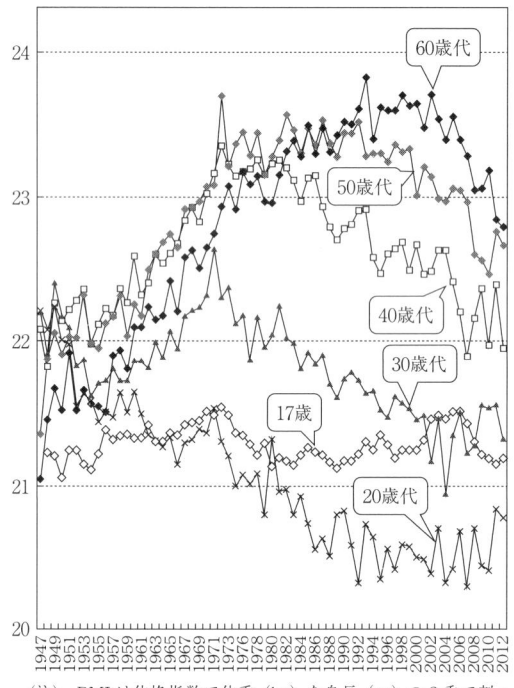

（注） BMIは体格指数で体重（kg）を身長（m）の2乗で割ったもの。25以上は「肥満」，18.5以下は「やせ」とされる。ここでは平均体重と平均身長から算出。87年までの20～29歳は20～25歳の各歳データ及び26～29歳データによる平均値から計算。
（資料） 厚生労働省「国民健康・栄養調査」（1974年調査なし），文部科学省「学校保健統計」（17歳）。

由などが欠食の原因としてあげられる。

　20～29歳は，身体的な発達や体力レベルが人生の中で充実している時期であり，暴飲暴食や不節制が即座に心身の不調や疾病につながることは少ない。そのため，メタボリックシンドロームや生活習慣病の危険性を高めるという認識が低い。また女性では，ダイエットのために欠食をすることでエネルギー摂取量を減らしている場合もある（重田ほか，2007，164-171頁）。女性の場合，妊娠，出産という男性とは異なるライフスタイルを経ることもあるが，妊婦の

図1-3 痩せすぎた女性比率の国際比較

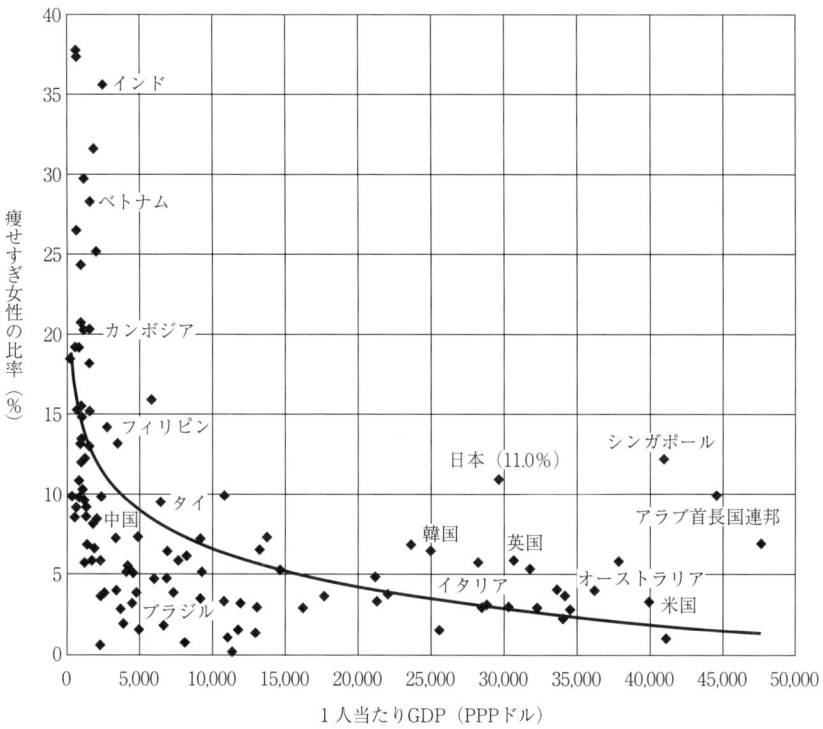

(資料) WHO Global Database on Bady Mass Index (BMI) 2011-1-24.
日本は厚生労働省「平成21年国民健康・栄養調査(概要)」。
1人当たりGDPは, World Bank, World Development Indicators 2011-1-24.
(出所) 社会実情データ図録 http://www2.ttcn.ne.jp/honkawa/2205.html

ダイエットは胎児の体重や健康状態に影響する。近年，胎児の低体重は将来，生活習慣病の危険性を高めるとして懸念されている(伊藤ほか，2013, 89-100頁)。

また，小学生でも，人気タレントのスリムなスタイルに憧れて朝食を抜くなど，ダイエットをするケースが増加し，懸念されている。朝食を摂取する子どもは，欠食する子どもと比較して学力レベルや体力レベルが高いという調査結果がある(図1-5)。朝食から得られるエネルギーや栄養成分の効果に加え，毎日朝食の摂取を可能とする環境も学力レベルや体力レベルに影響していると

第Ⅰ部 「健康」に影響を与える要因

図1-4　朝食欠食率

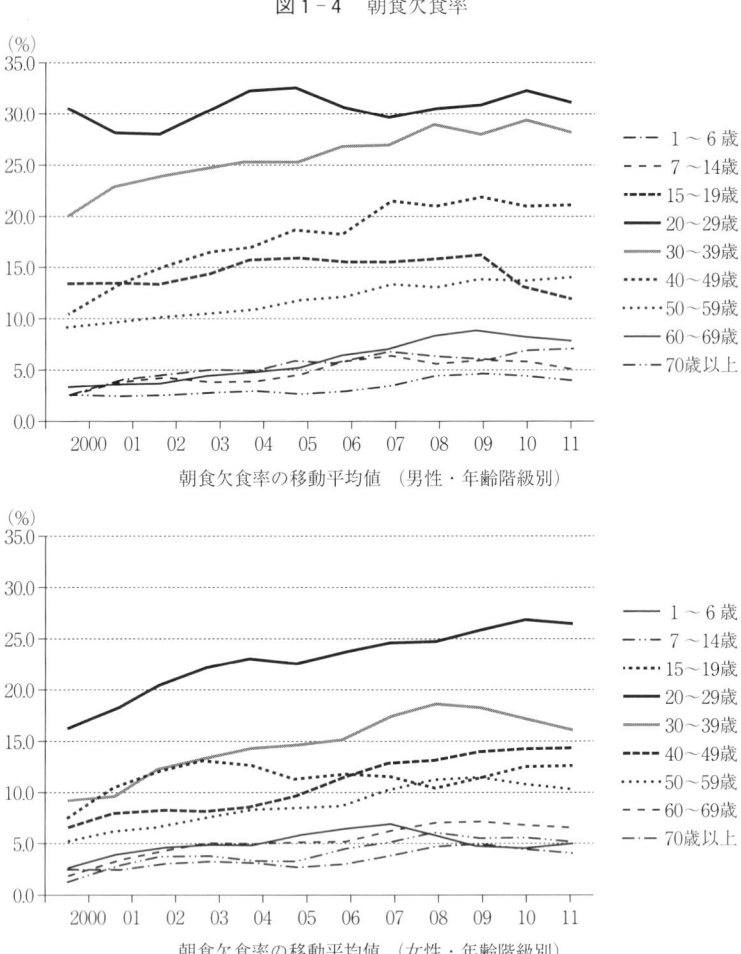

朝食欠食率の移動平均値　（男性・年齢階級別）

朝食欠食率の移動平均値　（女性・年齢階級別）

（出所）　厚生労働省「平成24年国民健康・栄養調査」より作図。

考えられる。

　朝食の摂取の状況は，家庭の環境に影響される。この時期の食生活や食習慣がその後の若年期と成熟期以降，また生涯にわたる食生活や食習慣に影響し，心身の状態に影響することの認識が必要である。

第1章 栄養と健康

図1-5 朝食の摂取と学力,および体力

朝食の摂取と学力調査の平均正答率との関係

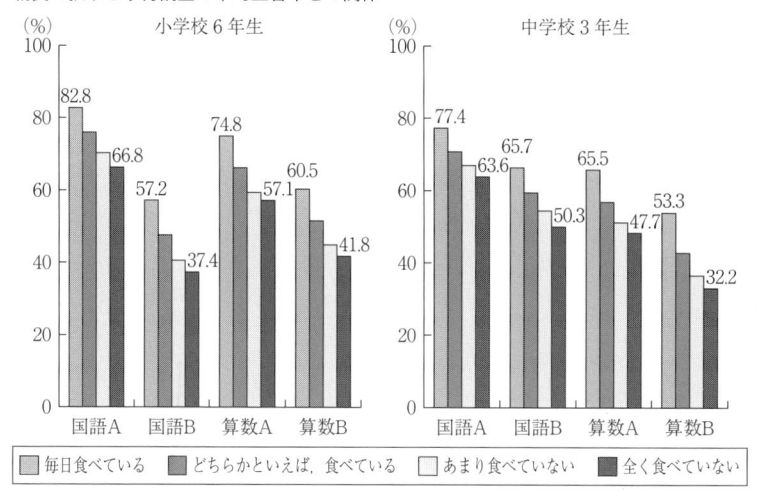

小学校6年生

	国語A	国語B	算数A	算数B
毎日食べている	82.8	57.2	74.8	60.5
どちらかといえば,食べている			66	
あまり食べていない	66.8		57.1	
全く食べていない		37.4		41.8

中学校3年生

	国語A	国語B	算数A	算数B
毎日食べている	77.4	65.7	65.5	53.3
どちらかといえば,食べている		63.6		47.7
あまり食べていない				
全く食べていない		50.3		32.2

朝食の摂取と体力合計点との関係

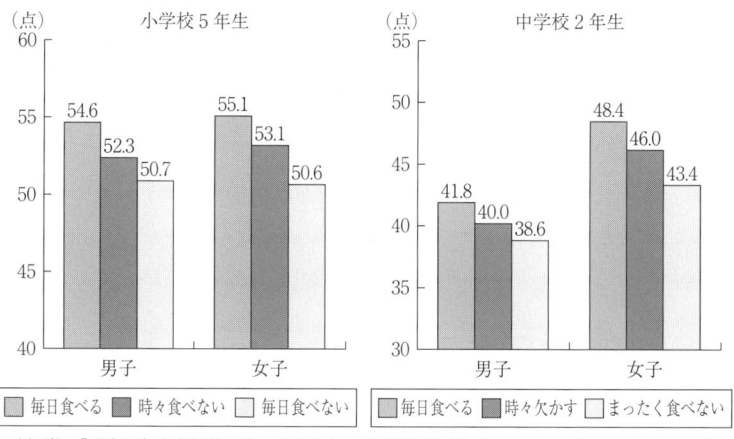

小学校5年生

	男子	女子
毎日食べる	54.6	55.1
時々食べない	52.3	53.1
毎日食べない	50.7	50.6

中学校2年生

	男子	女子
毎日食べる	41.8	48.4
時々欠かす	40.0	46.0
まったく食べない	38.6	43.4

(出所) 「平成24年度文部科学省 全国学力・学習状況調査」 http://www8.cao.go.jp/syokuiku/data/whitepaper/2014/pdf/honbun/b2sho2s1.pdf

(3) 孤食の増加

近年,家族や友人と食事をすることなく,一人で食事をするいわゆる「孤

食」が増加し，今後，さらに増えていくことが予想される。こうした孤食の増加は，家族形態の変化と無関係ではない。3世帯家族や兄弟姉妹が2〜3人いるのが普通だった昔は，孤食などは考えられなかったが，核家族化，また単身世帯の増加という現象が孤食の増加を引き起こしている。1970（昭和45）年には全世帯の2割に過ぎなかった単身世帯は，2000（平成12）年には全体の3分の1になり，現在はさらに増加している。20代に単身世帯が多いのは当然としても，晩婚化や未婚の影響による30代以降の単身世帯の増加や高齢者の単身世帯も多くなっている（「平成25年度国民生活基礎調査」）。

核家族化や単身世帯が増加するような環境の変化の中で，孤食は，生活を不規則にし，栄養のバランスを崩す原因となる。特に発育発達期の子どもたちの食生活の状況は，過去と比較して大きく変化し，孤食による栄養バランスの崩れや健康状態の悪化が深刻になっている。

（4）食卓の変化

女性の雇用状況が変化し，共働きの家庭が増えている。その影響で，以前は家庭で食事の準備を担当することの多かった母親が，食事の準備に時間をかけられなくなり，調理の必要がなく，手軽で簡単なレトルト食品や総菜に依存するようになっている。父親や母親は仕事で忙しく，朝早く出勤し，夜遅くに帰宅したり，家族がそろって食卓を囲む機会のない家庭では，家族それぞれが別の時間に好きなものを冷蔵庫から出したり，調理をしたりして自由に食事を摂る「勝手食」のような状況もある（岩村，2010，156-163頁）。また，母親が仕事をしていなくてもママ友との交流に忙しく，面倒だからと食事の支度をしない状況もある。野菜嫌いの子どもに対し，「嫌いなものを無理強いしたらかわいそう」「お腹がすいていないと言うから」という理由で食事を準備しない状況もあるという。家族そろっての食事であってもファストフードを購入して夕食の代わりにしたり，カップ麺をみんなで摂ったりするような事例もある。社会全体が忙しく，食事にゆとりをもてない家庭が孤食の子どもを増やし，家族の食事が崩壊する一つの原因となっている。

（5）コンビニの店舗数と商品の変化

　近年，24時間いつでもどこでも食事を確保できる環境になっている。コンビニエンスストアの店舗数は需要の増加に伴い，1990年代に急激に増加した。2000年代になってから増加が鈍化したが，2000年代後半から再び増え始め，2014（平成26）年4月末には5万店舗を突破した（日本フランチャイズチェーン協会）。24時間営業のコンビニ店舗数の増加は，通勤・通学の途中でも，いつでもどこでも食糧の購入を可能にしている。しかし，この環境は，特に若年層で，エネルギーの過剰摂取の原因となる一方，必要な栄養成分が摂取できていないという，便利でありながらも飽食や肥満，栄養の偏りの原因となっている。

　一方，コンビニエンスストアは，利用者の需要や要望の拡大と変化に対応し，店頭に並べる商品として惣菜や生鮮食品，PB商品（private brand）を充実させたり，宅配サービスを開始したりするなど，過去と比べて変化しつつある。これはこれまでの未婚化・晩婚化による独身者を対象としていた展開を高齢者や主婦などを対象にシフトしていることによる。少子高齢化の進行は，コンビニ業界にも影響を及ぼしている。

（6）健康補助食品

　健康への興味関心が高まる中で，食事への関心も高まり，バランスのよい食事の摂取に加え，健康食品やサプリメントなど，いわゆる健康食品の利用が拡大している。20～79歳を対象とした最近の調査によると約6割の消費者が健康食品を利用し，消費者の約4分の1がほぼ毎日利用している（消費者委員会，2013，3-6頁）。一方で，消費者の4分の1は，健康食品を利用したことがない。また，50代以上の約3割が健康食品をほぼ毎日利用し，現在利用している者は女性の方が多い（男性の54％，女性の63％）。

　健康食品やサプリメントに明確な定義はないが，健康食品とは「健康の保持増進に資する食品全般」，サプリメントとは，「特定成分が濃縮された錠剤やカプセル形態の製品」と考えられている（国立健康・栄養研究所情報センター，2014，1-54頁）。これらは基本的に食品であるため，ヒトへの保健効果が科学的に検討され，適切な摂取量も設定されている特定保健用食品（通称・トクホ）

であっても，食品の安全性を確保し，医薬品との区別を明確にして消費者を保護するために疾病の診断，治療または予防に関わる表示をしてはならなかった。しかし，この規制は 2014（平成 26）年に大きく緩和され，企業等の責任で科学的根拠を示して機能性を表示できるようになった（消費者庁，2014）。制度の活用を促すことになり，企業は時間やコストを省き，食品の付加価値を訴求しやすくなる。超高齢社会を背景に市場はさらに拡大すると考えられるが，企業が有効性を客観的に評価する方法，品質の管理方法，健康被害情報の収集など，安全性を確保するための具体策がまだ定まっていないため，消費者の混乱を招くことが危惧されている。

（7）食糧の自給率

　日本の食糧自給率は 1965（昭和 40）年に 73％であったが 2013（平成 25）年には 39％（カロリーベース）まで低下し続け，主要先進国の中では最低水準にある（図 1-6）。自給率が低いということは，自国での食糧の確保が困難で輸入への依存度が高いことを示す。日本は，米や野菜などを中心とした自給可能な食糧を中心とした食生活を送ってきたが，近年は食生活が欧米化し，エネルギー量が高く，脂質の多い食品の摂取量が増加している。これらの食品は，原料を輸入に頼っている場合が多く，輸入が増加して国産農産物の需要が低下すれば，国内の農地面積や生産者数が減少し，農業の脆弱化を招き，日本の食糧供給基盤そのものが揺らぐことになる。また，日本の輸入食糧は特定の少数国に依存しているため，相手国の食糧供給力や経済の影響を受けやすいという問題も生じている。

　現在進められている環太平洋地域による経済連携協定（TPP：Trans-Pacific Partnership）は，関税の撤廃により，貿易が自由化されることで経済の発展が期待されている。しかし，米国などから安い農作物が流入することは，日本の農業に大きな損害を与えることになりかねない。また食品添加物や遺伝子組み換え食品，残留農薬などの規制緩和により，食の安全が脅かされる危険性もあり，農業関係者や消費者団体が懸念している。

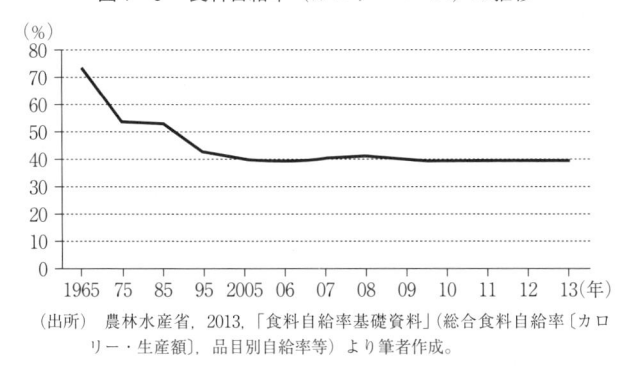

図1-6　食料自給率（カロリーベース）の推移

（出所）農林水産省，2013，「食料自給率基礎資料」（総合食料自給率〔カロリー・生産額〕，品目別自給率等）より筆者作成。

第3節　食生活の見直し

（1）食生活指針

　近年の生活習慣病の増加は，食事と運動，休養，喫煙，大量飲酒などの生活習慣と密接に関連すると考えられている。したがって，一次予防の一つとして，健康的な食生活の実践など，生活習慣を見直し，疾病の発症そのものを予防することが重要視されるようになっている。

　身体的な健康のために，必要なエネルギーや栄養素等を摂取することが求められるが，食生活や食習慣は，人々の生活の質（QOL：Quality of Life）との関連が深い。したがって食に関する諸問題や懸念を解決するためには，一人一人が主体的に毎日の食生活の見直しに取り組むことが必要である。そこで，厚生労働省や農林水産省，文部科学省など，関係機関ではその方向を共有しつつ，食生活の見直しを支援する環境づくりを進める必要があると考えるようになった。

　三省は連携し，2000（平成12）年に，毎日の食生活そのものを見直すきっかけとすることを目的として，広く一般国民に対するスローガン「食生活指針」（10項目）を策定した。この指針を機に，一人一人が食生活そのものを振り返ることで，健康について改めて考えるだけではなく，家族や社会，文化，さらには，世界全体の食の問題にも意識を向けることが期待されている。食生活指

針は，つぎの 10 項目をスローガンとしている。

食生活指針 10 項目
1．食事を楽しみましょう
2．一日の食事のリズムから，健やかな生活リズムを
3．主食，主菜，副菜を基本に，食事のバランスを
4．ごはんなどの穀類をしっかりと
5．野菜・果物，牛乳・乳製品，豆類，魚なども組み合わせて
6．食塩や脂質は控えめに
7．適正体重を知り，日々の活動に見合った食事量を
8．食文化や地域の産物を活かし，時には新しい料理も
9．調理や保存を上手にして無駄や廃棄を少なく
10．自分の食生活を見直してみましょう

（2）食事バランスガイド

　2000（平成 12）年 3 月に厚生労働省と農林水産省，文部科学省により「食生活指針」が策定され，行政組織や団体は，心身ともに健康で豊かな食生活の実現に向けた普及・啓発に努めてきた。しかし，肥満者の割合は減少するどころか増大し，外食による野菜の摂取不足，食塩・脂質の過剰摂取，外食の機会の増加等，不適切な状況がみられるようになった。食生活指針は，食生活について国民に対するスローガンを示したものであり，バランスのよい食事の摂取を推奨したものであるが，実際には，バランスのよい食事について理解できていない人が多い。そこで，個々人が自身の食生活の問題点を把握でき，具体的な行動変容に結びつけるためのわかりやすく，魅力的でかつ適切な食生活を実践できる媒体として「食事バランスガイド」が作成された（農林水産省 HP　http://www.maff.go.jp/j/balance_guide/b_sizai/　を参照）。

　食事バランスガイドは，一日に「何を」「どれだけ」食べればよいのかを考える際の参考になるよう，食事の望ましい組み合わせとおおよその量をイラストでわかりやすく示したものである。一日の食事の量と内容を一つのコマに見立て，主食（ごはん，パン，麺）と副菜（野菜，きのこ，いも，海藻料理），主菜（肉，魚，卵，大豆料理），牛乳・乳製品（牛乳であれば 200ml 1 本程度），果物（みかんだったら 2 個程度），菓子・嗜好飲料が，個人の性別や年齢，活動量を加味した必要量をどのくらい満たすかを示し，必要な栄養と量を満たして運動

することで，コマがバランスよくまわることを示している。このバランスガイドにより，食生活の改善が期待された。

その後，20～69歳の男女を対象とした調査（「平成23年度食生活及び農林漁業体験に関する調査」）によれば，「食事バランスガイド」について「内容を含めて知っている」は23.9%，「名前程度は聞いたことがある」が37.1%で，認知している人が6割を超えている。

一方，「食生活指針」の「内容を含めて知っている」は4.2%で，「名前程度は聞いたことがある」（30.9%）を加えても，認知している人は35.1%である。また，「食生活指針」で実行率が高いのは「ごはんなどの穀類をしっかりと」（82.5%）で，逆に実行率が最も低いのは「栄養成分表示を見て，食品や外食を選ぶ習慣を身につけましょう」（32.7%）である。

指針やガイドラインは，認知され実施されてこそ有効になるが，状況は芳しくない。今後，「食生活指針」の啓蒙，および「食事バランスガイド」の活用が期待される。また，認知されない原因，活用されない理由を検討する必要がある。

（3）食育基本法

近年，食生活をめぐる環境は大きく変化し，欠食や孤食などの問題も生じている。そのような中，生涯を通じて心身とも健康で豊かに過ごすために，「食育」という概念が必要になり，2005（平成17）年7月に「食育基本法」が制定された（『食生活白書』平成26年度版）。この法は，食育に関し，基本理念を定め，国，および地方公共団体等の責務を明らかにするとともに，食育に関する施策の基本となる事項を定めたもので，食育を「生きる上での基本であり，知育・徳育および体育の基礎となるべきもの，また，様々な体験を通じて『食』に関する知識と『食』を選択する力を習得し，健全な食生活を実践することができる人間を育てること」と位置づけている。

（4）食育推進基本計画

2005（平成17）年に「食育基本法」が施行された後，食育を推進するため

図1-7　2014（平成26）年度食育推進基本計画の目標値と現状値

	《第2次基本計画策定時の値》	《現状値》	《目標値（平成27年度）》
1．食育に関心を持っている国民の割合	70.5%	74.6%	90%以上
2．朝食または夕食を家族と一緒に食べる「共食」の回数	週9回	週9.3回	週10回以上
3．朝食を欠食する国民の割合	子ども　　　：1.5% 20歳代・30歳代男性 　　　　　：28.7%	子ども　　　：1.5% 20歳代・30歳代男性 　　　　　：27.2%	子ども　　　：0% 20歳代・30歳代男性 　　　　　：15%以下
4．学校給食における地場産物を使用する割合	26.1%	25.1%	30%以上
学校給食における国産食材を使用する割合（※）	77%	77%	80%以上
5．栄養バランス等に配慮した食生活を送っている国民の割合	50.2%	56.7%	60%以上
6．内臓脂肪症候群（メタボリックシンドローム）の予防や改善のための適切な食事，運動等を継続的に実施している国民の割合	41.5%	40.7%	50%以上
7．よく噛んで味わって食べるなどの食べ方に関心のある国民の割合	70.2%	74.2%	80%以上
8．食育の推進に関わるボランティアの数	34.5万人	34.6万人	37万人以上
9．農林漁業体験を経験した国民の割合	27%	37%	30%以上
10．食品の安全性に関する基礎的な知識を持っている国民の割合	37.4%	64.1%	90%以上
11．推進計画を作成・実施している市町村の割合	40%	71.5%	100%

（注）　※は平成25年12月基本計画一部改定により追加。

「食育推進基本計画」がまとめられ，毎年6月を「食育月間」と定めた。現在「食育」の普及・啓発を図るために各地でさまざまな関連イベントも実施されるようになっている。

「食育推進基本計画」は，食育を推進していく上で，その成果や達成度を客観的な指標により把握するための目標値（9項目）などが盛り込まれた計画で，各地域の実態や特性等への配慮をすべきことも明記された。2006（平成18）年～2010（平成22）年度までの5年間の計画では，一人一人が自分や家族の食生活を見つめ直し，家庭や学校，保育所，地域その他の社会のあらゆる分野における食育の活動に参加し，協力することが期待された。しかし，生活習慣の乱れが原因で起こる生活習慣病有病者の増加や子どもの朝食欠食率の増加，また「孤食」が依然として見られ，栄養不足の高齢者が増加するなど，食をめぐる諸課題への対応の必要性はむしろ増加する結果となった。

その後，2011（平成23）年度から2015（平成27）年度までの5年間の新たな食育推進基本計画（第2次食育推進基本計画）が策定され，行政団体やNPO法人，任意団体等により，地域の特性やライフステージに応じた取り組みが展開されている（図1-7）。

第4節　現代人の食生活と健康

食生活と食習慣は社会的な変化に伴い，変貌している。かつて，食事を十分に摂取することができずヒトの生命が脅かされた時代があったが，現在，日本においては，生活習慣がヒトの健康を脅かすようになっている。食は，生命を維持し，活動をする上で不可欠な要素である。何をどれだけ摂ればよいというだけの問題ではなく，いつ，どのような状態で摂るか，また，どのような環境で摂るかは心身の健康に大きく影響する。

前節までは，日本における現在の食生活と食習慣の変化，制度について述べてきた。ここでは，現代人の食生活と食習慣の実態について考えてみる。

（1）青年期を対象とした調査の結果

青年期の健康状態は，発育発達期の食生活と食習慣の影響を受けている。したがって，青年期の体力や体型，健康状態，および脳の活動状態は，発育発達期の食生活と食習慣の積み重ねの結果と考えることができる。この時期は人生

の中で最も体力があり，健康状態が充実した時期でもあるため，多少の食習慣の乱れや暴飲暴食が体力や健康状態に直結することは多くない。一方で，この時期の食生活と食習慣は，その後の加齢に伴う健康状態に影響することになる。

①対象と方法

スポーツ，および健康に関心をもつ学生271名（男性219名，女性52名）を対象に食事の摂取状況と食生活について調査を実施し，健康状態との関係を検討した。調査内容は，食生活に関連する項目（15項目），自覚的な健康感（現在，将来）と体調，睡眠の状態，生活の規則性に関連する項目（6項目）とした。食生活に関した質問15項目は総得点15点とし，対象者を5点以下，6～8点，9点以上の3グループに分けて，食生活の良否と健康度，体調，日常生活（睡眠の状態，生活の規則性など）との関係を検討した（河合ほか，2013）。

②食生活の実態

男性は朝食の摂取率が低く，食生活状況は良好とは言い難い状況にあった。特に「肉・魚類」と「野菜」と比較して，「ひじき・レバー類」と「海藻・キノコ類」の摂取の割合は少ない傾向にあった。ひじき・レバー類に含まれる鉄分は血液の合成材料であり，エネルギーの産生に影響するため，不足すると疲労の原因となり，活動の意欲をなくす場合もある。「海藻・キノコ類」に含まれるビタミンDの不足は骨の合成を阻害する。また，男性は女性と比較して「油っぽいものをよくと摂る」と「塩味の濃いものをよく摂る」の割合が高く，「野菜類をよく摂る」割合は低かった。さらに，女性は「毎日朝食を摂る」の割合が高く，男性では「夜遅くまで，飲食することがよくある」の割合が高かった。男女では食生活の状況に差があることが明らかになった。

③食生活と健康度，体調，日常生活（睡眠の状態，生活の規則性など）の関連

女性は男性よりも食生活が良好な状況にあり（図1-8），食生活の良好な女性は，生活が規則正しく，自分の健康は自分で守るという意識が高かった。また10年後の健康に自信があることも明らかになった。「全般的にみた健康状態」は良好で「自分の健康は自分で守るという意識」も比較的高い傾向にあった。しかし，「日常生活でのストレスはない」割合は高くなかった。さらに，男性は女性と比較して「体力がある」「ストレスはない」「自分の健康は自分で

第1章　栄養と健康

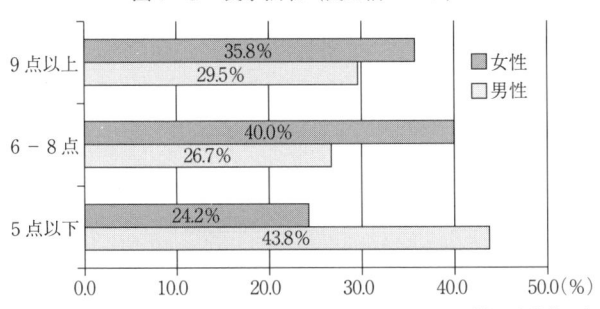

図1-8　食事摂取（食生活スコア）

9点以上　女性 35.8%／男性 29.5%
6－8点　女性 40.0%／男性 26.7%
5点以下　女性 24.2%／男性 43.8%

（注）食生活スコア：食生活に関した質問15項目について，「良い」状態にある場合を1点，「悪い」状態を0点として総得点15点として食生活スコアを求め，算出された食生活スコアをもとにして対象者を3分位数により5点以下，6～8点，9点以上の3段階にカテゴリー化して検定した。男女の差：$p<0.005$
（出所）河合・岡野・志水，2014。

守るという意識が強い」割合が高かった（図1-9）。

　食生活を良好にすることは，規則正しい生活に影響し，現在の体調や将来の健康への自信につながることが示唆された。食生活が良好な場合に生活が規則正しいのか，規則正しい生活を送っているから食生活の状況が良好であるのか，その因果関係は明らかでないが，いずれにしても日常生活と食生活は密接なつながりがあると考えられる。

（2）発育発達期のジュニアアスリートを対象とした調査

　ジュニア期は身体組織の発育発達が未熟である。したがって，この時期の食生活と食習慣は，心身に大きく影響すると考えられる。特に発育発達期にあるジュニアがスポーツ活動を行う場合は，発育発達のためのエネルギーや栄養成分などの栄養確保に加えて，スポーツ活動に必要なエネルギーと筋肉や骨の合成に必要な栄養要求量が増加する。これらの栄養確保が不十分であれば，スポーツ活動による効果を期待するどころか，疲労の蓄積や障害の発生の危険性を高めると考えられる。ここでは，発育発達期のジュニアアスリートの食生活の状況と健康状態について検討した（河合・岡野，2009，105-111頁）。

第 I 部　「健康」に影響を与える要因

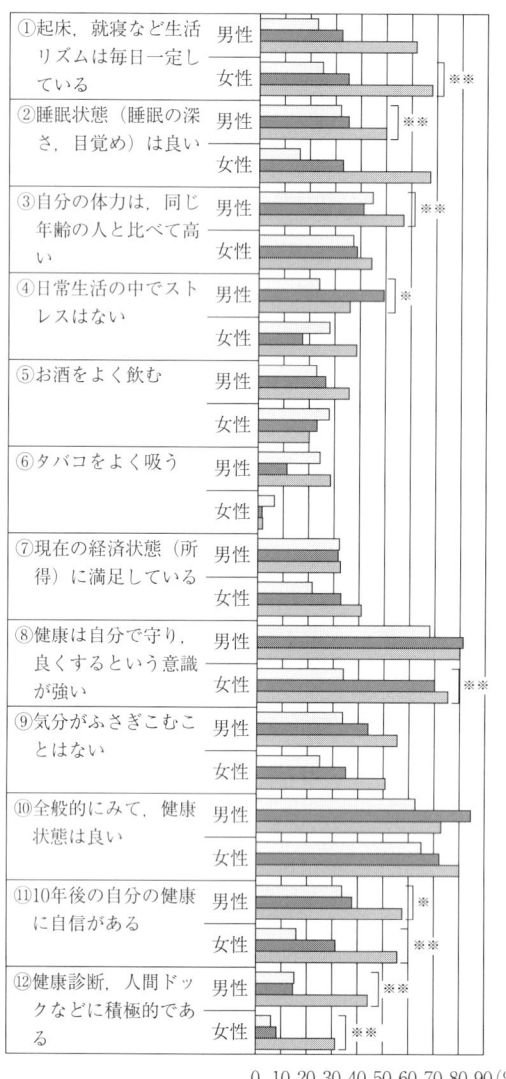

図1-9　食生活スコアと日常生活の状況，健康状態

項目		5点以下	6-8点	9-15点	
①起床，就寝など生活リズムは毎日一定している	男性				
	女性				※※
②睡眠状態（睡眠の深さ，目覚め）は良い	男性				※※
	女性				
③自分の体力は，同じ年齢の人と比べて高い	男性				※※
	女性				
④日常生活の中でストレスはない	男性				※
	女性				
⑤お酒をよく飲む	男性				
	女性				
⑥タバコをよく吸う	男性				
	女性				
⑦現在の経済状態（所得）に満足している	男性				
	女性				
⑧健康は自分で守り，良くするという意識が強い	男性				
	女性				※※
⑨気分がふさぎこむことはない	男性				
	女性				
⑩全般的にみて，健康状態は良い	男性				
	女性				
⑪10年後の自分の健康に自信がある	男性				※
	女性				※※
⑫健康診断，人間ドックなどに積極的である	男性				※※
	女性				※※

0 10 20 30 40 50 60 70 80 90 (%)

□ 5点以下　■ 6-8点　■ 9-15点

※：p＜0.05，※※：p＜0.01

（出所）　第69回日本体力医学会大会発表（河合，2014）。

また，スポーツには種目の特性がある。例えば，陸上競技には，走，投，跳の種目があり，長距離走は，エネルギーを大量に消費する種目であるが，砲丸投げでは筋肉を増量して筋力を高めることが必要である。そこで，種目による相違についても検討した。

①対象と方法

　S県の中学校陸上競技連盟に所属するジュニア選手507名（男子290名，女子217名）を対象に調査を実施し，発育発達期にあるジュニアの食生活と健康状態の実態と種目の特性を検討した。

　調査内容は，食生活に関連する項目（15項目）と自覚的な健康感（現在，将来），体調，睡眠の状態，生活の規則性に関連する項目（6項目），および競技レベルとトレーニングへの取組みに関した項目（5項目）とした。食生活に関した質問12項目は総得点12点とし，対象者を6点以下，7～9点，10点以上の3グループに分けて，食生活の良否と健康度と体調，日常生活（睡眠の状態，生活の規則性など），トレーニングに関する項目との関係を検討した。

②食生活の状況

　全般的に，「食事に配慮している」と「油っぽいものは避ける」「牛乳・乳製品をよく摂る」「食事の時間にも気をつかう」「インスタント食品を避ける」という反面，「一人で食事をすることが多い」「サプリメントをよく摂る」「現在ダイエットしている」など，課題がみられた。また，女子は男子と比較して「野菜を摂っている」と「ダイエットしている」割合が高く，痩身願望が強いことが明らかになった。(表1-2)。

　近年，女性の痩身願望の低年齢化が進んでいるが，不必要な食事制限や偏った食事の摂取は疲労の回復を遅延させるのみならず，身体各組織の発育の阻害，疾病や障害の発症の原因，および精神的なダメージとなることが懸念される（重田ほか，2007，164-171頁）。「食事への配慮」が痩身を目的とした食事制限や特定の食品に偏った食生活につながっているのであれば，パフォーマンスの向上どころか発育発達を阻害する。トレーニングの現場において，指導者による「3kg痩せたら記録がよくなる」という助言が選手の痩身願望を助長し，摂食障害にいたった事例もある。中学生は発育発達期にあり，発育発達の速度に

第Ⅰ部 「健康」に影響を与える要因

表1-2 食生活の状況

項　目	全体(%)	男子(%)	女子(%)	p値 (男子 vs. 女子)
1. 食事に配慮している	64.3	62.8	66.2	0.436
2. 三食を摂っている	89.8	91.3	88.0	0.226
3. 油っぽいものは避ける	38.3	37.6	39.3	0.706
4. 肉・魚・卵・豆などをしっかり摂る	82.1	80.5	84.2	0.285
5. おかずの種類にも気をつかう	50.3	52.6	47.2	0.229
6. 牛乳・乳製品をよく摂る	69.4	69.7	69.0	0.859
7. ひじき，レバーをよく摂る	31.9	31.9	31.9	0.997
8. 野菜をよく摂る	76.6	71.8	83.0	0.003※※
9. 食事の時間にも気をつかう	39.6	38.9	40.7	0.689
10. インスタント食品を避ける	38.4	37.1	40.2	0.484
11. サプリメントをよく摂る	25.6	28.7	21.4	0.062
12. 外食が多い（一日一食以上）	8.8	8.5	9.1	0.809
13. 惣菜，弁当を食べる（一日一食以上）	9.2	10.5	7.5	0.262
14. 一人で食事をすることが多い	22.3	23.3	20.9	0.520
15. 現在ダイエットしている	16.9	12.5	22.7	0.003※※

※※：p＜0.005

個人差が大きい。指導者は指導的立場にあることに責任をもち，トレーニングを支える食事面についての知識と適切な指導が必要であると考えられた。

また，食生活が良好であるほど自覚的な健康度と体調がよくなり，「規則正しく生活している」「睡眠は十分にとっている」「自身の体重や体脂肪率を把握している」もよく，将来の健康への自信や練習に対する意欲，練習後の充実感も高かった。

食生活と日常生活の規則性についての因果関係は明らかではないが，良好な食生活は規則正しい生活につながり，食生活を良好にすることは規則正しい生活を送るための手段の一つとなることが示唆された。

また，発育発達期は朝食の欠食による筋肉の減少や体力の低下や学力の低下が危惧される（鈴木，1998，461-465頁）。パフォーマンスの向上にはエネルギーの摂取や食品の成分だけでなく，食事の摂取の時間等も含めた総合的な食生活と食習慣への配慮が必要であると考えられた。

③種目の比較

長距離走137名（男子85名，女子52名）とその他の種目370名（男子205名，女子165名）を比較した。

男子は女子と比較して，長距離種目では「三食を摂っている」割合が高く，その他の種目では「野菜をよく摂る」「現在ダイエットしている」割合が低かった。また，種目で比較した場合，長距離種目の男子は女子と比較して「三食を摂っている」割合が高く，その他の種目では，女子が男子よりも「野菜を摂っている」と「ダイエットしている」割合が高かった。これらは痩身願望に関係していることが示唆された。

長距離種目では，他の種目と比較してエネルギー消費量が大きく，体重や体脂肪率はパフォーマンスに影響する。そのため，男子では「食事に配慮している」，または配慮された食事を摂っている選手が長距離種目に多いと考えられた。

女子の場合，長距離種目では，他の種目よりも「野菜をよく摂る」と「現在ダイエットしている」割合が低かった。これは予想外の結果であったが，中学校の部活動では，一般的に種目の専門性が高くない場合が多い。そのため，女子の場合は，種目選択の際にもともと体重や体脂肪量の少ない選手が長距離種目を選択しているためにダイエットしている割合が低いと推察された。

また，長距離種目では，食生活が良好であるほど「現在健康である」と考える割合が高く，「将来の健康への自信」「たいていいつでも体調がよい」「規則正しく生活している」も良好な状況にあった（表1-3）。その他の種目では，食生活が良好であるほど，「現在健康である」と「将来の健康への自信」「規則正しく生活している」「睡眠は十分にとっている」が良好な状況にあった。また，「たいていいつでも体調がよい」「体重や体脂肪率の把握」のいずれも食生活の状況が良好であるほど高かった。

食生活の良好な選手は，体調や健康観，生活習慣がよく，この状況はエネルギー消費が多く，消耗の大きい長距離種目で顕著であった。

④発育発達期のアスリートの栄養

発育発達期の食生活と食習慣は健康の維持や体力の向上に重要であり，運動する場合，特にエネルギー消費量が大きいと考えられる種目では，食生活の状

表1-3 食生活スコアと体調，健康観，生活習慣との関係（オッズ比）*

項目	長距離 (N=137)			p値	その他 (N=370)			p値
	0-6点	7-9点	10-12点		0-6点	7-9点	10-12点	
1．現在健康であると思う	1.0	3.9	12.3	0.046※	1.0	2.7	5.0	0.001※
2．将来の健康に自信がある	1.0	2.6	15.8	<0.001※※	1.0	1.9	5.1	<0.001※※
3．たいていいつでも体調がいい	1.0	4.1	17.6	<0.001※※	1.0	1.9	2.8	0.008※
4．規則正しい生活を送っている	1.0	3.2	9.9	<0.001※※	1.0	2.2	8.3	<0.001※※
5．睡眠は十分にとっている				0.116	1.0	1.7	4.2	<0.001※※
6．体重と体脂肪率がだいたいわかる				0.122	1.0	2.4	3.0	0.003※※

* オッズ比とは，各要因との関連の強さを示す指標。オッズ比1.0とは，各群の影響が同じということであり，1.0より大きいと影響が強いことを意味する。
(注) 食生活に関した質問12項目について，「良い」状態にある場合を1点，「悪い」状態を0点として総得点12点として食生活スコアを求め，算出された食生活スコアをもとにして対象者を3分位数により6点以下，7～9点，10点以上の3段階にカテゴリー化して検定した。※：p<0.05，※※：p<0.005
(出所) 河合・岡野・志水，2014。

況が現在の健康状態や体調を良好にし，生活の規則性，将来の健康への自信，トレーニングに対する意欲や競技の継続意欲に大きく影響していることが明らかになった。また，この時期の女子選手においては過度の瘦身願望による不適切な食生活が懸念された。

発育発達期の食生活と食習慣は，身体のみならず，精神面への影響も大きいと考えられる。また，食生活や食習慣は，食を支える家庭の環境や教育の影響を大きく受けることへの認識も必要である。

第5節　食について考える

ヒトは生命維持のためにエネルギーと栄養成分を必要とする。健康の獲得のために食は重要な要素の一つである。

コラム

歯から考える全身の健康

　日本人の平均寿命が男女ともに80歳を超える時代がやってきた。しかし健康寿命との落差はなお大きく，実に約10年にも及んでいる。健康寿命とは，寝たきりにならず，自立して幸せに暮らせる期間のことであるから，この格差を解消することが，世界に誇る長寿国，日本の大きな課題となっている。

　大学や歯科医師会の最新の研究により，歯と全身の健康とが実は深く関わっている事実が明らかになってきた。歯が多く残っている人の方が，歯の少ない人と比較して，医療費も少なく，寝たきりになりにくく，長生きできるというのである。

　大切な健康寿命を延ばすには，歯の健康維持が重要なのだ。

　歯の役割は「食べ物を嚙み砕いて消化しやすくすること」だけに留まらない。「身体の姿勢やバランスを保つ」，「脳に刺激を与える」，「発音を助ける」，「表情をつくる」などの役割がある。中でも「嚙むこと」は全身の健康に特に大きな影響を与えている。「よく嚙むこと」により脳を刺激し，肥満の防止にもなる。唾液の分泌が促進されて虫歯や歯槽膿漏を防ぎ，またがんにもなりにくくなる効果があると言われている。最新の研究では，「嚙むこと」によって歯根膜から三叉神経に刺激が伝達され，大脳の感覚野，運動野，記憶を司る海馬，思考や高度な判断をする前頭前野が活性化することが判明している。つまり「よく嚙むこと」で意欲が湧いてきたり，キレることなく感情が抑えられるようになるだけでなく，認知症の予防にも繋がるということだ。ところが，文明の発達により生活スタイルが変化して，現代人の嚙む回数は激減している。弥生時代には1回の食事で平均3990回嚙んでいたのが，現代人ではなんと620回。わずか7分の1強に減っているのだ。

　しかし最近では，この「よく嚙むこと」の効果が再認識されつつある。全国の保育園や小学校では，食育の一環として，「嚙む習慣をつけること」が推奨されているし，病院や介護施設では，チューブで胃に栄養を直接注入する胃瘻をやめて，できるだけ自分の口から食事をするように治療方針が変化している。80歳にしてエベレスト登頂を成功させ，世界記録を塗り替えた三浦雄一郎さんも，一口最低50回から100回嚙んでから飲み込むようにしておられるそうだ。

　このように口は命の入り口なのである。歯がなくなって嚙むこともままならず，取り返しのつかないことになる前に，歯科医院による定期健診と「よく嚙むこと」を習慣づけ，健康寿命を可能な限り延ばされることをお勧めしたい。

（岩崎万喜子）

国の豊かさを示す指標の一つである国内総生産（GDP）から判断すれば、日本は世界の中で豊かな国に分類される。元来、日本では米を栽培し、主食として食してきたが、その米を中心とした食生活が変化し、いつでもどこでも食を充足することができる便利な生活がある。一方、近年日本の食生活や食環境が変化し、肥満や痩せが増えて不健康な人が増え、危機的状況にあるが、この危機的状況に対し、「危機」との認識は稀薄である。

　食は、エネルギーや栄養成分のそれぞれがもつ効果のみならず、五感を刺激し、生活の規則性や時に睡眠の質や量にも影響する。また、充実した食は、活動の意欲を高め、将来への自信を高めることも期待される。食を楽しみ、食を分かち合うことは生活の質を高め、心の豊かさにつながる。

　2013年、日本人の「自然を尊ぶ」という気質に基づいた「食」に関する「習わし」を大切にし、継承していくために、京都の料理人が中心となり「和食；日本人の伝統的な食文化」がユネスコ無形文化遺産に登録された。

　今後、日本の食文化をさまざまな形で継承し、啓蒙していく取り組みが展開されよう。私たちも毎日の食について考える必要がある。

◆本章のテーマを学ぶ基本図書◆
岡村浩嗣編著，2001，『市民からアスリートまでのスポーツ栄養学』八千代出版。
　　健康のためにスポーツをする人，競技力の向上をめざすアスリートの食事と栄養補給について，科学的視点からわかりやすく記述。
岩村暢子，2012，『家族の勝手でしょ！　写真274枚で見る食卓の喜劇』新潮社。
　　発育発達期の食の現状について，写真による記録をまとめた書。日本の食卓や家庭での食環境の変化を理解することができる。
香川靖雄，2009，『時間栄養学』女子栄養大学出版部。
　　食事の内容のみならず，摂取リズムと遺伝子の関係，またその効果について科学的な見地を含めて解説してある図書。
農林水産省HP，『食事バランスガイド』http://www.maff.go.jp/j/balance_guide/
　　バランスいい食事はわかるようでわかりにくい。日本人のバランスのいい食事についての基本を理解するのに役立つガイド。

引用参考文献
『朝日新聞』2012年5月27日付。
伊藤良子・磯邉厚子・植村小夜子，2013，「日本における低出生体重児と死産に関する研究の動向とEBM」『京都市立看護短期大学紀要』37．

岩村暢子，2012，『家族の勝手でしょ！　写真274枚で見る食卓の喜劇』新潮社．
岡村浩嗣，2011，『市民からアスリートまでのスポーツ栄養学』八千代出版．
香川靖雄，2009，『時間栄養学』女子栄養大学出版部．
株式会社 綜研情報工芸，2012，「平成24年度 食生活及び農林漁業体験に関する調査」
　　http://www.maff.go.jp/j/syokuiku/pdf/24_syokuiku_tyousa.pdf
河合美香・岡野五郎・志水見千子，2014，「食生活の状況とトレーニングへの意欲，および生活習
　　慣との関連――ジュニア陸上競技選手を対象に」『陸上競技学会誌』13．
河合美香・東　隆暢・山崎英恵，2013，「健康とスポーツ履修動向，および履修学生の身体活動と
　　栄養摂取状況について」『2013年度FD研究開発プロジェクト報告』．
河合美香・岡野五郎，2009，「成長期のアスリートの食生活と健康度，生活習慣，およびトレーニ
　　ングの状況の関係」『平成19・20年度（財）滋賀県体育協会スポーツ科学委員会紀要』26．
河合美香・志水見千子・岡野五郎・徳山薫平・伊東博美，2010，「成長期の身体活動と食生活状況
　　が競技継続意欲，および体調に及ぼす影響について　～スポーツの現場でのトレーニング指導と
　　食事サポートへの貢献を考える～」『（財）上月スポーツ・教育財団 第5回（2007年度）スポー
　　ツ研究助成事業報告書』
　　http://www.kozuki.or.jp/ronbun/spresearch/spres05_kawai.pdf
厚生労働省，「平成24年国民健康・栄養調査」第5部年次別結果
　　http://www.mhlw.go.jp/bunya/kenkou/eiyou/dl/h24-houkoku-08.pdf
厚生労働省，「平成25年国民生活基礎調査の概況」
　　http://www.mhlw.go.jp/toukei/saikin/hw/k-tyosa13/dl/16.pdf
厚生労働省，「食生活指針」の策定について
　　http://www1.mhlw.go.jp/houdou/1203/h0323-1_11.html
国立教育政策研究所，「平成24年度文部科学省　全国学力・学習状況調査」
　　http://www8.cao.go.jp/syokuiku/data/whitepaper/2014/pdf/honbun/b2sho2s1.pdf
国立健康・栄養研究所情報センター，「健康食品・サプリメントの適切な使用の考え方」
　　https://hfnet.nih.go.jp/kiso/tool//II-Ver8_print.pdf
小清水孝子・柳沢香絵・横田由香里，2006，「スポーツ選手の栄養調査・サポート基準値策定及び
　　評価に関するプロジェクト報告」『栄養学雑誌』64．
重田公子・笹田陽子・鈴木和春，2007，「若年女性の痩身志向が食行動と疲労に与える影響」『日本
　　食生活学会誌』18(2)．
消費者委員会，2013，「消費者の『健康食品』の利用に関する実態調査」．
消費者庁，2014，「食品の新たな機能性表示制度に関する検討会報告書概要」．
鈴木正成，1998，「運動と栄養のタイミング効果」『体育學研究』42(6)．
田中茂穂，2006，「間接熱量測定法による1日のエネルギー消費量の評価」『体力科学』55(5)．
　　http://www8.cao.go.jp/syokuiku/about/law/law.html
内閣府，2014，『平成26年版　食育白書』1-4頁．
内閣府，2013，『平成25年版　食育白書』「第2章 家庭における食育の推進」
　　http://www8.cao.go.jp/syokuiku/data/whitepaper/2013/book/html/sh02_02_01.html
日本フランチャイズチェーン協会，「フランチャイズチェーン統計調査」
　　http://www.jfa-fc.or.jp/particle/29.html
「日本人の食事摂取基準（2015年版）」第一出版．
農林水産省，「食生活指針」
　　http://www.maff.go.jp/j/syokuiku/zissen_navi/guide/

第Ⅰ部 「健康」に影響を与える要因

農林水産省,「食事バランスガイド」
　　http://www.maff.go.jp/j/balance_guide/
農林水産省,「食料自給率の推移」『日本の食料自給率』
　　http://www.maff.go.jp/j/zyukyu/zikyu_ritu/pdf/himoku.pdf
農林水産省,「フードガイド（仮称）検討会開催要」
　　http://www.maff.go.jp/j/balance_guide/b_food/kaisai_y.html
秦　艶萍・横山久美代・成瀬克子，2003,「朝食欠食が昼食後の血糖値変動に及ぼす影響」『女子栄養大学紀要』34。
森谷敏夫・小橋理代・脇坂しおり，2009,「ダイエット経験が若年女性の自律神経活動に及ぼす影響」『肥満研究』15(2)。
Tipton, K. D., Rasmussen, B. B., Miller, S. L., Wolf, S. E., Owens-Stovall, S. K., Petrini, B. E., Wolfe, R. R., 2001, "Timing of amino acid-carbohydrate ingestion alters anabolic response of muscle to resistance exercise", *Am J Physiol Endocrinol Metab*. Vol. 281.

第2章 運動と健康（1）
―― 運動の効果と実践のための政策 ――

河合美香

　健康の維持に有効な要素の一つに運動があり，その実施が推奨されている。運動により体力の向上や肥満の防止，疾病の予防が期待できる。また，近年では，運動の実施による脳への効果や社会的効果，精神的効果も期待されるようになっている。しかし，運動の実施状況には個人差が大きく，芳しくない。本章では，運動の効果と実施法，また近年の実施状況，運動の実施を推進するための法や行政における政策について考えてみる。

Keyword▶健康寿命，生活習慣病，メタボリックシンドローム，ロコモティブシンドローム，運動指針

第1節　健康づくりと運動

　日常的な運動は，生理的（身体的）な機能の維持や改善を可能とする。この時，運動する人の現状を把握した上で，目的に合った方法で行うことが大切である。アスリートは，パフォーマンスの向上のために心身にストレスをかけ，高い強度でトレーニングする必要があるが，一般の人は，健康の維持や体力の向上，また体脂肪の減量による肥満や肥満が原因で起こる疾病の防止に適度な運動が有効になる。

　2014年版「世界保健統計」によれば，日本人の平均寿命は，男性で80.0歳（世界8位），女性では87.0歳（世界1位）で世界でも有数の長寿国として知られる。高齢化社会が到来している日本において，健康な状態で年齢を重ねることが理想とされる。しかし，健康上の問題で日常生活が制限されることなく生活できる期間（健康寿命）との差は男性で9年，女性では13年ほどあるとい

第Ⅰ部 「健康」に影響を与える要因

図 2-1　スポーツ実施率

スポーツを実施する頻度の推移

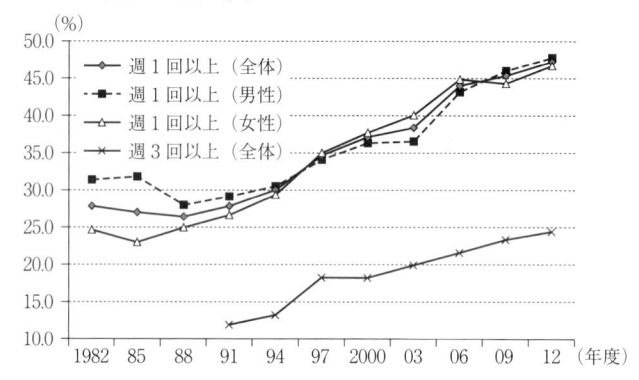

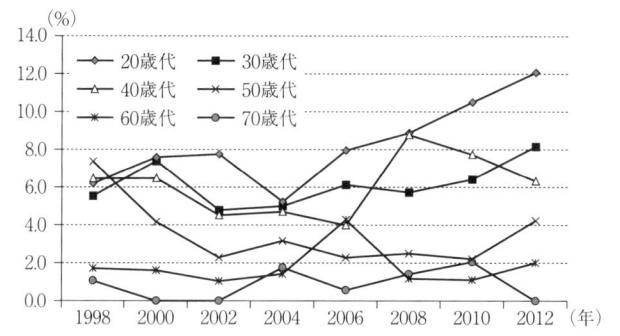

年齢別頻度の推移

（出所）「体力・スポーツに関する世論調査（平成25年1月調査）」に基づく文部科学省推計より。

われ，この期間をいかに過ごすかが課題となっている。長野県で始まったピンピンコロリ運動は，「昨日まで元気でピンピンしていたのに……」というように，生命の終末まで病気に苦しむことなく元気で楽しく過ごすという意味で，理想的な終末として，全国に広まっている。また，運動には身体的効果のみならず，コミュニティの構築による精神的効果や社会的効果も期待でき，健康寿命の遅延に有効であると考えられるようになっている。

しかし，運動実施状況は芳しくない。文部科学省は 2000（平成 12）年に策

定したスポーツ推進基本計画の中で,「できる限り早期に,成人週1回以上のスポーツ実施率が2人に1人(50％程度)になることを目指す」とした。しかし,2012(平成24)年度の週1回の実施率は47.5％(男性47.9％,女性47.0％),週3回以上は24.4％,週1回の実施率は2000(平成12)年度から38.5％,44.4％。45.3％,47.5％で男性と女性のいずれにおいても上昇傾向にはあるが目標を達成できていない(図2-1)。また,運動する人としない人との二極分化も進んでいる。

第2節 効果的な運動の実施法(トレーニングの原則)

健康づくりに有効な要素の一つに運動があげられるのは,運動による身体への刺激が筋肉を増量して筋力を増強させたり,エネルギーを消費して体脂肪を減量したり,血液循環を良好にして代謝を促進し,ホルモンや酵素のはたらきを良好にしたりと,身体各機能の維持,また向上を期待できるからである。

しかし,運動は,ただやみくもに実施すればよいというものではない。不適切な方法や状況,環境下で行う運動は,疾病や障害の原因となる。運動する際には原則があり,この原則に基づいて実施することで,呼吸循環器系や筋肉,脳への効果が得られる。

①過負荷の法則(オーバーロードの原則)

トレーニングは,ある一定以上の負荷で行うようにする。人間には適応能力があるため,トレーニングの継続により身体の機能が負荷に適応する。そのため適宜負荷を高める必要がある。

②漸進性の法則

トレーニングの負荷(質と量)は個人の能力に対して低すぎては効果が上がらず,高すぎては障害を起こす原因となる。負荷を高くする場合は,少しずつ増加させていくようにする。

③全面性の法則

体力には,筋力,持久力,瞬発力,敏捷性,平行性,柔軟性などさまざまな要素がある。これからの要素を偏りなく,バランスよくトレーニングしていく

④反復性の法則

　トレーニングの効果は，適度な間隔で反復，継続することによって得られる。少ない頻度でも長期間トレーニングを継続するようにする。週に3回程度が有効であると考えられている。

⑤個別性の法則

　年齢や性別，体力，体格，トレーニングの目的，経験などは個人によって異なる。したがって，トレーニングは，個人の特性を配慮した内容で行うようにする。

⑥意識性の法則

　目的や目標意識をもって実施することでトレーニング効果は高まる。トレーニングや練習を行う場合は，「なぜトレーニングをするのか」「どの筋肉を使っているのか」など，目的や目標意識をもつようにする。

⑦特異性の法則

　トレーニングの目的や目標によってトレーニングの内容は変化する。目的や目標を考え，その種目の特異性にあったトレーニングを行うようにする。

第3節　運動の実施による効果

(1) 呼吸循環器系への効果

　日常の生活の中で，階段を上ったり，電車に乗り遅れないようにと急いだりした時に心臓の拍動が激しくなり，心拍数が増加する。この時，心臓がその拍動を増加させることによって，エネルギーを大量に産生している。日常生活の中での活動や運動に必要なエネルギーは，三つのエネルギー系により産生され，供給されている（猪飼，1975，334-354頁）（図2-2）。

① ATP-PCr系

　ごく短時間，または瞬発的に強い動きをする際に利用される。スポーツでは，陸上競技の100m走やウエイトリフティングなど，短時間，高強度の運動に代表される。筋肉に存在するわずかなエネルギー（ATP：Adenosine Triphosphate）を利用するため，最大限に努力して運動をした場合はそのエネルギーが10秒以内で枯渇するが，酸素が供給されない状態でも速やかにエネルギーを発生できる。そのため，瞬発的な動きや激しい運動の際に重要な役割を果たす。

②解糖系

日常生活の中でほとんど体験することはないが，スポーツでは，陸上競技の400m走や自転車の短距離レースなど，30～90秒のあいだ最大努力を必要とする運動に代表される。この時，炭水化物を基質として乳酸ができる過程でつくられるエネルギーが利用される。乳酸は，蓄積されれば筋肉が硬直して疲労の原因となるが，上手く利用できれば貴重なエネルギー源としての利用が可能となる。

図2-2　エネルギー産生系

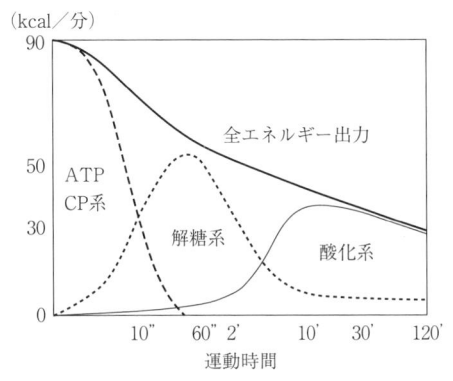

(出所) フォックス／渡辺訳，1982。

③有酸素系

日常の中でもよく利用されるエネルギー系であり，ランニングや自転車，水泳，トライアスロンなどに代表される。食事から得られる脂質を基質として大量のエネルギーをつくることで一定レベルの運動を長時間にわたって継続することができる。ランニングなど長時間運動によって，脂質を利用する能力が高まり，体脂肪を減量できれば，肥満を予防し，生活習慣病の予防に有効となる。

（2）筋肉への効果

筋肉への刺激は，アスリートのパフォーマンスの向上の他，ロコモティブシンドローム（locomotive syndrome）の予防など（後述），健康づくりのためにも重要な要素であり，近年，特に重視されるようになっている。呼吸循環器系によって運搬された酸素は，筋肉においてエネルギーをつくり出し，筋力として，力を発揮することが可能となる。筋力は，筋肉を動かさないで力を発揮する静

的運動（Isometric）と筋肉が長さを変えて力を発揮する動的運動（Concentric, Eccentric）に分類される。

　筋肉は，負荷（錘：おもり）の重さ，反復（繰り返し）回数，刺激のスピードなどを変えてトレーニングすることで，最大筋力の向上（Power up），筋肉の肥大（Bulk up），筋持久力の向上（Stamina up）など，筋肉の質と機能を向上させることができる。トレーニング後は十分な休養と栄養をとることによってインスリン等のホルモンの感受性等の機能が高まり，「超回復」が起こることで筋肉が強化される（川中，2002，467-474頁）。

（3）体脂肪の減量効果

　運動にはさまざまな種目があり，それぞれ特性がある。アスリートは種目の特性に対応させて専門的にトレーニングするが，一般の人が健康の維持と体力の向上を目的として運動する場合は最大努力を必要とする運動（100％強度の運動）に対して，50〜60％の強度の運動が体脂肪の減量に有効である（田中，2009，150-156頁）。100％強度の運動（最大運動）とは，心身の100％の努力を必要とする運動の強度であり，心臓の拍動（心拍数）が増加し，筋肉に負担がかかり，精神的にもストレスが大きい状態である。

　運動の強度は，客観的な指標として心拍数から算出した数値を利用することができる。50〜60％強度の運動は主観的には楽しくにこにことおしゃべりをしながら実施できる強度で，「ニコニコペース」として健康づくりに推奨されている。

　運動は継続してこそその効果を期待できるが，多くの人は運動に対し，「苦しい」「忍耐」というイメージを抱いてきた。「ニコニコペース」の運動であれば，運動の継続が可能となる人も多いと考えられる。

心拍数を利用する方法

最大に運動した時の心拍数(拍/分) ＝ 220 − 年齢

$$運動強度(\%) = \frac{運動時心拍数 - 安静時心拍数}{最大心拍数 - 安静時心拍数} \times 100$$

（4）脳への効果

身体活動中の脳のはたらきはどのようになっているのであろうか。

前頭連合野は，脳の前頭葉の前部に位置し，人間では大脳皮質の約30％であり（サルが約12％，猫が約7％），情動のコントロールや論理的な推論，将来

図2-3　ジョギングによる脳への効果

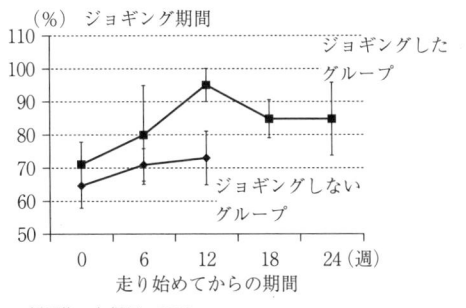

(出所)　久保田，2003。

の予測，判断，計画の立案など，哺乳動物の高度な脳の機能を行う部分である。運動による脳への効果を確認するためにジョギングする人とそうでない人を対象に，高度な知的能力を必要とする課題を課し，成績を比較したところ，ジョギングを継続した人はそうでない人と比較して成績がよく，その効果はジョギングをやめた後にも一定期間持続した（図2-3）。適度な運動は，脳の機能を活性化することが確認されている（Harada, 2001, p. 17）。

（5）精神面への効果

健康の保持増進や体力の向上，体脂肪の減量を目的として運動をする場合は，その成果のみならず，目標を達成したことによる達成感や自信の獲得，充実感，爽快感など，精神的な効果も期待できる。また，運動の実施中にはお互いに声を掛け合い，励まし合い，協力し，楽しさや嬉しさ，時に悔しさを経験する。これらは，コミュニケーションの恰好のツールとなり，人間関係が希薄になっている現代社会において，年齢を問わず運動に期待される効果である（橋本ほか，2009，69-77頁）。さらに，運動はその強度や種類によっては高齢者の認知機能やうつ病の改善など，脳に関係する疾病の改善にも有効であるとしてその効果が期待され，研究が進められている（兵頭・征矢，2012，194-199頁）。

第4節　運動不足による弊害

（1）生活習慣病とメタボリックシンドローム

　生活習慣病は，運動不足や栄養過多，大量の飲酒，また喫煙など，生活習慣が原因で起こる糖尿病や脳卒中，心臓病，脂質異常症，高血圧，心筋梗塞などの疾病である。以前は，加齢により危惧される疾病として「成人病」の名称が用いられていたが，その後，成人のみならず，発育発達期の児童や生徒であっても生活習慣が原因で発症し得るとして，「生活習慣病」と改名された（日本成人病予防協会，1996）。

　運動不足や食事の過剰摂取による肥満は，さまざまな疾病の原因となる。また，皮下に体脂肪が蓄積する皮下脂肪型肥満に対し，内臓に体脂肪が蓄積する内臓脂肪型肥満は，心臓や脳血管などの内臓疾病を誘発し，生活習慣病の危険性を高める（宮地，2009，475-487頁）。内臓脂肪型肥満は，ホルモンの特性で女性より男性に多い。

　一方，メタボリックシンドローム（内臓脂肪症候群）は，日本の医学を中心とした学会が考案し，基準が策定された。内臓脂肪型肥満の指標となる腹囲の周囲径に加えて，高血糖と高血圧，脂質異常のうち，いずれか二つ以上の異常を合わせもった状態で，糖尿病や脳卒中，心臓病，脂質異常症，高血圧，心筋梗塞などの生活習慣病の前段階である（表2-1）。運動は，エネルギー消費を増大させ，代謝を促進してホルモンのはたらきを刺激することにより，肥満を改善したり，予防する効果をもつ（田中茂穂，2009，1487-1492頁）。

　ところで，メタボリック症候群の診断基準の一つである腹囲の周囲径の基準値（男性85cm，女性90cm以上）は，内臓脂肪面積100 cm^2 に相当するウエスト周囲径で，健康障害にかかわる内臓脂肪の面積に対応する値として設定された。しかし，男性よりも女性の基準の方がゆるやかで，男性の2人に一人が腹囲の基準をクリアできない。実際，この基準の策定では心筋梗塞や脳卒中の発症との関係を直接調べているわけではない。

　2012（平成24）年，厚生労働省の研究班は，現在の診断基準を見直すため，

表2-1　メタボリックシンドロームの診断基準

内臓脂肪の蓄積	腹囲（へそ周り）	男性　85cm 以上	男女ともに，腹部CT検査の内臓脂肪面積が100cm^{2}以上に相当
		女性　90cm 以上	
高血糖	空腹時血糖値	110mg/dL 以上	
高血圧	最高（収縮期）血圧	130mmHg 以上	いずれかまたは両方
	最低（拡張期）血圧	85mmHg 以上	
脂質異常	中性脂肪	150mg/dL 以上	いずれかまたは両方
	HDL コレステロール	40mg/dL 未満	

　全国2万4000人を対象とした大規模調査を実施し，血圧や血糖値，コレステロール値，肥満度などについて，健康診断や人間ドックで「異常なし」と判定される新たな基準を策定することにした。また，日本人間ドック学会と健康保険組合連合会は「異常なし」と判定する血液検査の新たな基準範囲を策定する。新たに策定する基準の範囲は，「健康な人」の検査値であり，高血圧学会や糖尿病学会など，専門学会のこれまでの診断基準とは異なる値となる。例えば，肥満度を表すBMI（身長からみた体重の割合を示す体格指数）の現在基準値は，男女ともに25までであるが，男性は27.7まで，女性は26.1までに緩和される。

（2）ロコモティブシンドローム（locomotive syndrome）
　近年，ロコモティブシンドローム（ロコモ）の予防も必要になっている。ロコモは，2007（平成19）年に日本整形外科学会が提唱した運動器症候群のことである。
　加齢や運動不足に伴い，身体機能の低下や運動器疾患による痛みや，軽微な外傷による骨折などが起こる。これらの多様な要因が相互に影響し，体力やバランス能力の低下，移動能力の低下をきたす。その結果，起床や洗面，歩行や衣服の着脱，トイレや入浴，食事など，日常の最低限の生活動作（ADL：Activities of Daily Living）さえも自立して行えなくなる。ロコモティブシンドロームは，メタボリックシンドロームや認知症と並び，健康寿命の短縮や閉じこも

り，生活不活発病（安静状態が長期にわたって続くことによって起こる，さまざまな心身の機能低下等を指す），寝たきりなどの要介護状態の要因となると考えられる（中村，2012，393-401頁）。

また，筋肉量の減少に加え，筋力または身体能力の低下のいずれかが当てはまる場合にはサルコペニアと診断される（サルコペニアは，サルコ〔sarco：筋肉〕とペニア〔penia：減少・消失〕を意味するギリシャ語の造語）。サルコペニアは一般的に加齢に伴って起こると考えられるが，日常生活の中での身体活動量が減少している現状を考えれば，中年層，若年層であってもその危険性が危惧される。

○7つのチェック項目（日本整形外科学会）
1. 片脚立ちで靴下がはけない
2. 家の中でつまずいたりすべったりする
3. 階段を上がるのに手すりが必要である
4. 家のやや重い仕事が困難である
5. 2kg程度（1リットルの牛乳パック2個程度）の買い物をして持ち帰るのが困難である
6. 15分くらい続けて歩くことができない
7. 横断歩道を青信号で渡りきれない

○日常生活における簡易なロコモーショントレーニング（中村，2012，398頁）。
1. 転倒しないようつかまる物がある場所で行う。床に触れない程度に片足を上げる。難しい場合は両手を机などについて行う。片足を1分で両足を一日3回行うようにする。
2. 椅子に深く腰掛けるように，お尻をゆっくり下げる。膝は曲がっても90度以上曲がらないようにする。難しい場合は机などに手をついて行う。5～6回繰り返し，一日3回行うようにする。

筋力は成人（20歳前後）をピークとして加齢に伴って低下し，その低下は特に大腿四頭筋（股関節から膝にかけての前面部）で著しく，この部位の筋力の低下はつまずきや転倒，骨折の発症率を高め，寝たきりにつながる。筋力の低下

は生活の不活性化にもつながるため,「動かない―動けなくなる」の負の連鎖が起こりやすい。ロコモティブシンドロームの予防には,ダンベルなどの錘を利用して筋肉量を増やしたり,筋肉を刺激する筋力トレーニングの実施が有効である。また日常生活の中でも荷物を持ったり,階段の昇降による筋肉への刺激も有効であると考えられる。また,特に寝たきり等,介護が必要な人に対し,運動療法による筋肉への刺激は,サルコペニアの治療につながる(宮地,2011,51-54 頁)。

第5節　健康づくりに関する施策

　日本において,スポーツを含む身体運動は,学校教育の中で規律を守り,礼儀正しく,心身を鍛錬することを目的として国家主義的学校体育の授業から始まったが,その後民主的人間形成にも寄与するようになっている(「第7章　子どもの健康と学校教育」参照)。厚生労働省(旧厚生省)は,地域や職場における国民の健康づくりを推進し,文部科学省は,学校教育の中で児童・生徒の健康や体力づくりを推進する役割を担うが,これらを統一化してスポーツ庁を発足する動きもある。近年では,身体活動による生理的効果や精神的効果,社会的効果,コミュニティーの構築などの多様な効果が健康づくりに期待されるようになっている。ここでは,近年の各省庁等の身体活動に関する施策について考えてみる。

(1) 健康日本21 (21世紀における国民健康づくり運動)

　健康日本21は,日本の健康づくりのそれまでの実績(「国民健康づくり運動」第1次,第2次)や世界の公衆衛生活動の成果を踏まえ,高齢に達せずに死亡する早世と障害を減らし,人生の中で健康で障害のない期間(健康寿命)を延伸することを目的とし,国民と健康に関連するさまざまな団体に対する提言をまとめた健康施策で2000(平成12)年に始まった。厚生省(現厚生労働省)による「国民健康づくり運動」の第3次,第4次のことである。

　健康日本21では,社会のさまざまな健康関連グループが個人の異なる健康

観を配慮し，目的や目標とする健康づくりを支援し，健康の保持増進を実現することが理念とされた。その内容には，疾病による死亡，罹患，生活習慣上の危険因子などの健康に関わる具体的な目標が設定され，目標の達成のために十分な情報提供を行い，生活習慣の改善，および健康づくりに必要な環境整備を進めることが盛り込まれている。

【健康日本 21 の内容】
  (1)普及啓発の推進
  (2)推進体制整備，地方計画支援
  (3)保健事業の効率的・一体的推進
  (4)科学的根拠に基づく事業の推進

具体的には，①栄養・食生活，②身体活動・運動，③休養・こころの健康づくり，④たばこ，⑤アルコール，⑥歯の健康，⑦糖尿病，⑧循環器病，⑨がんの 9 分野，70 項目，100 指標にわたる目標数値が設定された。

この健康日本 21 は，当初 2010（平成 22）年までの 10 年の計画で推進される予定であった。しかし，医療費適正化計画などの関連する他の計画との整合性を図るため，2010 年度から最終評価を行い，その評価を 2013 年度以降の「国民健康づくり運動」の推進に反映させることになった。

2007（平成 19）年の中間評価では，健康日本 21 の 9 分野について，約 6 割が「目標値に達した」と「改善傾向にある」である一方，「悪化している」が約 15％であり，目標の達成状況は良好であるとは言い難い状況にあった。そこで産業界と連携をとりながら「食事バランスガイド」（栄養），「エクササイズガイド 2006」（運動），「禁煙支援マニュアル」（禁煙）といったツールを積極的に活用し，メタボリックシンドロームの概念や生活習慣病予防の基本的な考え方の普及が推進されることになった。またリスクの高い一部の人のみではなく，集団全体に対してアプローチし（ポピュレーションアプローチ），全体としてのリスクの減少を積極的に展開し，国民の健康増進や生活の質（QOL）の向上を目標とする必要性が明らかになった（「健康日本 21」中間評価報告書）。

結果として，健康日本 21 の全部が改正されることになり，2013（平成 25）年から 2022 年までの予定で現在「健康日本 21（第 2 次）」がすすめられている。

(2) 健康増進法

　健康増進法は，厚生労働省が「健康日本 21」を中核とする国民の健康づくりと疾病の予防をさらに積極的に推進するため，医療制度改革の一環として 2002（平成 14）年に制定された。1952（昭和 27）年に国民栄養改善を目的として制定された従来の「栄養改善法」に代わったものである。

　日本での急速な高齢化と疾病構造の変化に伴い，国民の健康の増進の重要性が著しく増大した。そのため，この法では，国民の健康の増進の総合的な推進に関した基本的な事項が定められた。国民の栄養の改善の他，栄養以外の要素からも健康の増進の総合的な推進に関した基本的な事項が定められ，国，および地方公共団体の責務についても盛り込まれている。健康増進法には，以下の内容が規定されている。

　①国民の健康の増進の総合的な推進を図るための基本方針の策定（厚生労働大臣）
　②都道府県，市町村における健康増進計画の策定
　③健康診査の実施等に関する指針の策定（厚生労働大臣）
　④国民健康・栄養調査の実施，保健指導，特定給食施設，受動喫煙の防止等

(3) 健康づくりのための指針とガイドライン

　①健康づくりのための運動指針 2006

　2006（平成 18）年に厚生労働省は，「健康づくりのための運動指針 2006」および「健康づくりのための運動基準 2006（エクササイズガイド 2006）」を策定した（下光，2006，615-620 頁）。

　この指針には，身体活動・運動が生活習慣病の発症に与える影響についての研究成果を踏まえ，生活習慣病の発症リスクが低くなる具体的な身体活動量と運動量の目標が示されている。また，現在の身体活動量や体力の評価と，それを踏まえた目標設定の方法，個人の身体特性および状況に応じた運動内容の選択，それらを達成するための方法への具体策が盛り込まれている。

　かつて，さまざまな疾病のリスクを高める肥満を予防するためには，エネルギー消費量を増大させて体脂肪を減量させる有酸素運動が有効であるとして，

ウォーキングやジョギング，水泳や自転車などが推奨されてきた。多くの研究により，有酸素運動は，血液循環をよくして酵素やホルモンの働きを活性化させ，糖尿病や循環器疾患等のリスクの軽減を期待できることも明らかになっている。「健康づくりのための指針」と「ガイドライン」では，有酸素運動に，呼吸循環器系，および筋肉を刺激するやや強い運動の必要性が加味された。また，子どもから高齢者までのライフステージに応じた健康づくりのための身体活動（生活活動・運動）が必要であり，その推進が期待された（田畑 2007，580-584 頁）。

②健康づくりのための身体活動基準 2013

「健康づくりのための運動指針 2006」および「健康づくりのための運動基準 2006（エクササイズガイド 2006）」の策定により，国民の身体活動の推進が期待され，日常の身体活動状況を手軽に把握することが可能な簡易な測定器も開発された。しかし，その認知度や活用度は高くなく，期待された運動の実施状況は芳しくならなかった（原田ほか，2006，737 頁）。

そこで，「健康づくりのための運動基準 2006」が改訂され，2013（平成 25）年に「健康づくりのための身体活動基準 2013」および「健康づくりのための身体活動指針（アクティブガイド）」が策定された。この基準では，運動の実施の他に，日常生活の中での階段の昇降や家事，育児，通勤や通学時の移動など身体活動の重要性が盛り込まれ，2006 年の「運動基準」が「身体活動基準」に改名された。また，厚生労働省は，今より 10 分多くからだを動かすことで，健康寿命をのばす「＋10 から始めよう」も推奨している（図 2-4）。現在の日本人の歩数から推定される 1 日の歩行時間 50 分に「＋10（プラス 10）」しようということで，日本人の平均値より少し高めに目標が設定されている（国立健康・栄養研究所，2014）。

身体活動の継続や生活の中での移動などは，それぞれの活動量は少量であってもその積み重ねは少なくない（高井，2003，774-778 頁）。身体活動量の増加により，糖尿病や循環器疾患等のリスクの軽減に加え，がんやロコモティブシンドローム，認知症のリスクの軽減も期待される。実現のためには，子どもから高齢者までのライフステージに応じて健康づくりを目的とした身体活動を推

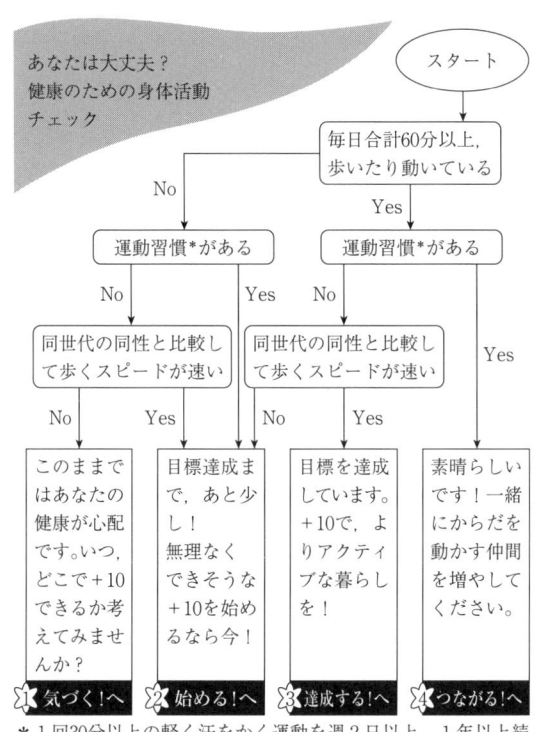

図2-4 アクティブガイド―健康づくりのための身体活動指針―

あなたは大丈夫？
健康のための身体活動
チェック

スタート
↓
毎日合計60分以上，歩いたり動いている
- No → 運動習慣*がある
  - No → 同世代の同性と比較して歩くスピードが速い
    - No → このままではあなたの健康が心配です。いつ，どこで+10できるか考えてみませんか？ ★①気づく！へ
    - Yes → 目標達成まで，あと少し！無理なくできそうな+10を始めるなら今！ ★②始める！へ
  - Yes → （②始める！へ）
- Yes → 運動習慣*がある
  - No → 同世代の同性と比較して歩くスピードが速い
    - No → （②始める！へ）
    - Yes → 目標を達成しています。+10で，よりアクティブな暮らしを！ ★③達成する！へ
  - Yes → 素晴らしいです！一緒にからだを動かす仲間を増やしてください。 ★④つながる！へ

＊1回30分以上の軽く汗をかく運動を週2日以上，1年以上続けて行っている。

（出所）厚生労働省「健康づくりのための身体活動指針」より抜粋。

進することが重要である。指針ではさらに，運動実施のためには，社会環境を重視し，健康づくりを可能とするまちづくりや職場づくりにおける保健事業の整備の必要性も紹介されている（尾島ほか，2013，304-311頁）。

（4）スポーツに関連する法
①スポーツ振興法
　戦後，先進諸国での経済成長に伴い，健康への回帰や精神的充足が求められるようになり，ヨーロッパの「みんなのスポーツ運動」に代表されるように，

日本においても人々のスポーツへの要求は高まりをみせた。

　スポーツ振興法は，戦後の生活水準の向上と産業の近代化による余暇時間の増大などによる国民のスポーツに対する関心の高まりや欲求の拡大を背景に，1964（昭和39）年の東京オリンピック開催を契機として，1961（昭和36）年に制定された。この法では，スポーツ振興の基本を定め，国民の心身の健全な発達と明るく豊かな国民生活の形成に寄与することが目的とされた。また，国および地方公共団体は，スポーツに関する自発的な活動に協力しつつ，広く国民があらゆる機会と場所において自主的にスポーツすることができる諸条件の整備についても定められた。

　ところで，この時代の「スポーツ」は，運動競技および身体運動（キャンプ活動その他の野外活動を含む）であり，心身の健全な発達を図るために「実施する」もので，現在のように，「支える」「観る」という概念はなかった。

②スポーツ基本法

　先進諸国において，スポーツの享受を人権の一つとして捉えようとする動きが起こった。日本においてもスポーツは，「心身の健全な発達，健康及び体力の保持増進，精神的な充足感の獲得，自律心その他の精神の涵養等を期待できる身体活動であり，幸福で豊かな生活を営むことに寄与する」と考えられるようになった（文部科学省）。

　今日，スポーツは多くの人にとって，生涯にわたり心身ともに健康で文化的な生活を営む上で不可欠のものとなっている。健康で文化的な生活を営むことは，国民の権利である（憲法25条）。現在，全ての国民がその自発性の下に日常的にスポーツに親しみ，スポーツを楽しみ，またはスポーツを支える活動に参画することのできる機会が確保されなければならならないと考えられるようになり，「実施する」他，「観る」「支える」もスポーツであると考えられるようになっている。

　また，スポーツは，次代を担う青少年にとっても重要な役割を担う。身体活動は体力を向上させるだけでなく，集団活動によって相手を尊重し，協同する精神を育むことを可能とする。また，スポーツ活動によるゲームの経験やルールの遵守が，公正さと規律を尊ぶ態度や克己心，思考力や判断力等の養成にな

り，人格の形成にも大きな影響を及ぼす。人と人，地域と地域との交流を促進し，活力を醸成するものである。特に人間関係が希薄化したと言われる現在においては，スポーツによるこれらの効果が地域社会の再生にも寄与することが期待される。

そのような背景の中，2011（平成23）年にスポーツ基本法が制定された。この法は，スポーツの果たす役割の重要性に鑑み，スポーツ立国の実現を目指すため，国家戦略として，スポーツに関する施策を総合的かつ計画的に推進するためのものであり，従来のスポーツ振興法（昭和36年法律第141号）の全部を50年ぶりに改正したものである。スポーツ基本法には国民が自主的にスポーツを行い，あらゆる場面においてスポーツを行う権利の確保が図られる必要があるとするスポーツ権について明記されている。また，基本理念の中には障害者のスポーツ活動についても盛り込まれている。

スポーツ基本法の基本的な施策として，以下の3点が掲げられている。

　　第一節　スポーツの推進のための基礎的条件の整備等（第11条－第20条）
　　第二節　多様なスポーツの機会の確保のための環境の整備（第21条－第24条）
　　第三節　競技水準の向上等（第25条－第29条）

③スポーツ基本計画

2012（平成24）年に「スポーツ基本法」に基づく「スポーツ基本計画」が策定された。この計画は，2011（平成23）年に制定された「スポーツ基本法」に示された理念の実現に向け，10年間のスポーツ推進の基本方針と5年間の施策が示されたものである。この計画は開始されたばかりであるが，かつてのスポーツに対する「苦しい」「厳しい」や「忍耐」「強靱」などのイメージが，「楽しい」「爽快」「おしゃれ」「かっこいい」などに変化しつつある現在，勝敗を競い，記録の更新などパフォーマンスを競うアスリート中心だった身体活動が健康づくりやレジャーの手段として一般の人にも身近なものになっている。

第6節　運動の実施状況と対策

　健康づくりのための身体活動を推進するため，またスポーツの振興により健康の保持増進を期待する法が制定された。法の制定に伴い具体的な計画が策定され，身体活動を促すための基本指針がつくられ，生理的効果について蓄積された理論をもとにガイドラインも作成されている。

　しかし，「健康日本21（第2次）の推進に関する参考資料」によれば，運動習慣のある者の割合は，男性で1997（平成9）年の28.6％から2009（平成21）年の32.2％へ，女性では24.6％から27.0％への微増にとどまり，目標の男性39％，女性35％を達成できていない。60歳以上の運動習慣者は増加しているが，60歳未満では増加がみられず，女性全体としては運動習慣者の減少もみられる。また，日常生活における歩数の目標である男性9200歩，女性8300歩も達成できていない。身体活動や運動の重要性を認識し，意欲的な人の割合は増加しているが，行動については必ずしも増加していない。

　2013（平成25）年の「健康づくりのための身体活動基準2013」および「健康づくりのための身体活動指針（アクティブガイド）」，また，2012（平成24）年の「スポーツ基本法」は，それぞれ身体活動による効果を期待し，推奨を進めることを意図したものではあるが，法やガイドラインの策定だけでは，スポーツの振興は難しい。

　実際，運動の効果を理解し，必要性を感じたとしても身体活動を好まない人も多く，「時間がない」「場所がない」「お金がかかる」「仲間がいない」「運動の仕方がわからない」などの理由から行動に至らない場合も多い（「第3章　運動と健康（2）」参照）。

　運動の実施，および身体活動量の増加は容易なことではない。近年，運動の実施の背景にある健康の社会的要因（social determinants of health）が着目されるようになり，健康をとらえるパラダイムの拡張，および社会的要因への介入が求められるようになっている（近藤，2008，842-847頁）。

　運動の効果を期待し，運動を実践するには，個人の運動経験や環境，嗜好，

図2-5　行動変容（運動の参加ステージ）の5段階

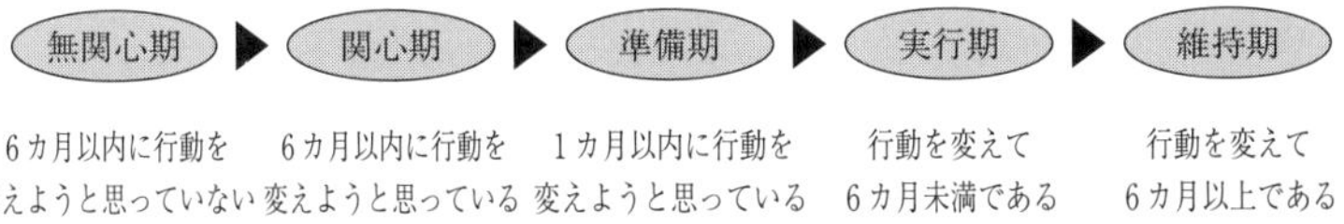

無関心期 ▶	関心期 ▶	準備期 ▶	実行期 ▶	維持期
6カ月以内に行動を変えようと思っていない	6カ月以内に行動を変えようと思っている	1カ月以内に行動を変えようと思っている	行動を変えて6カ月未満である	行動を変えて6カ月以上である

（出所）　岡（2000）より筆者作成。

ライフスタイルやライフコースを配慮し，行動変容を促す働きかけも必要である。

（1）行動変容

　厚生労働省が2007（平成19）年に発表した「標準的な健診・保健指導プログラム」では，運動習慣を推進する「行動変容ステージ」として，行動変容に対する準備段階を次の五つのステージに分け，それぞれのステージに対する働きかけを紹介している（図2-5）。行動変容は，常に「無関心期」から「維持期」に順調に進むとは限らず，前のステージに戻ってしまう「逆戻り」という現象も起こり得る（岡，2000，543-561頁）。
「行動変容ステージ」
　①無関心期（precontemplation）
　：6カ月以内に行動変容に向けた行動を起こす意思がない時期
　　知識の提供と利得の理解により，関心（気づき）への喚起（意識の高揚）が必要である。行動を変えないことで起こる悲惨な結果を考え，重篤な疾患に罹患した人の紹介，また，行動を変えないために生じる家族や友人への悪影響を考えさせる機会が必要である。この時期は，時に恐怖の感情を導き出すような感情的経験も効果的である。
　②関心期（contemplation）
　：6カ月以内に行動変容に向けた行動を起こす意思がある時期
　　無関心期での働きかけに加え，行動を変えない場合にどうなるか，また変えるとどう変化するかをイメージさせる。また，運動教室などで健康に役立つ情報を提供することも有効である。

③準備期（preparation）
：1カ月以内に行動変容に向けた行動を起こす意思がある時期
　ソーシャルサポートやトレーナーなどの周囲からの援助を信頼し，受諾し，また利用する。行動を変えることを周囲（家族，同僚）に公表，宣言することも有効である。また，玄関の目立つ所にウォーキングシューズを置いたり，おしゃれなウェアを購入したりと物理的環境を整える。運動の代わりとなる身体活動を日常的に行うことも有効である。

④実行期（action）
：明確な行動変容が観察されるが，その持続がまだ6カ月未満である時期
　この時期は，行動ステージまで変容した自分の「すばらしさ」に気づかせることが重要である。例えば，「3カ月運動が続いたら新しい服を買う」などの目標を立て，目標達成の際に褒美を与えたり，褒美をもらったりする。また，悪い行動の契機となる刺激を避け，良い行動の契機となる刺激を増加させる。

⑤維持期（maintenance）
：明確な行動変容が観察され，その期間が6カ月以上続いている時期
　運動の開始と実施に至るこれまでのプロセスを思い出し，自己を再評価し，実践者としての新しい自己のイメージを楽しませる。逆戻りの誘惑に抵抗する際には，これまでに役立った手段を思い出すようにする。

（2）セルフ・エフィカシー（自己効力感）
　自信は，人の心と行動を変える可能性をもつ。人がある行動をうまく行うことができるという「自信」を強く感じていると，その行動を行う可能性が高まり，その行動をするための努力を惜しまず，失敗や困難を伴っても諦めにくいと考えられる。セルフ・エフィカシー（self-efficacy：自己効力感）を高めるためには，「成功経験」と「モデリング」が効果的である（百々瀬ほか，2012，53-67頁）。
　運動へのセルフ・エフィカシーを高めるには，少しの努力で達成できそうな目標を立て，その目標をクリアすることで，運動への「自信」を高め，その後

少しずつ目標を上げていく。また、性や年齢、健康状態や生活状況などにおいて、自分と似ている「モデル」となる人が、ある行動をうまく行っているのを見たり聞いたりすることで、"自分にもうまくできそうだ"という「自信」を感じやすくしていく。

第7節　健康政策の具現化に向けて

　運動には身体的な効果（生理的効果）がある。また、ストレス解消などの精神的効果、他者とのコミュニケーションによる脳への刺激、近年では友人づくりや自信の獲得など社会的効果も期待されている（石井ほか、2010、115-125頁）。

　運動の実施を促す際には、実施者の行動変容を配慮し、無関心期、関心期、準備期、実行期、および維持期のステージを配慮することが必要であり、その時期に応じた仕掛けが必要である（野村、2008、617-627頁）。この時、運動行動に影響する要因として、教育レベルや所得、社会的な地位、運動の楽しさの実感、運動の実施により期待される恩恵への理解、運動を実施する意図、主観的な健康度、自己効力感、成人期の身体活動歴や食習慣、ソーシャルサポート（仲間、家族）などがあると考えられる（木村、2008、252-265頁）。一方、運動行動を阻害する要因として、年齢が高い、体重の過多、運動実施上の障害、ネガティブな気分状態（鬱など）、時間の不足、悪天候などがあげられている（西村、2003、87-101頁）。

　近年では、運動習慣の獲得には、スポーツイベントや運動教室等の企画、運営も奏功すると考えられるようになり、かつての勝敗や記録を競うスポーツイベントが、広く、多くの人が親しむものにも拡大しつつある。またスポーツを「実施する」他、「支える」「観る」も身体や精神への刺激となっている。例えば、中高年女性の運動習慣は良好ではないが、音楽や衣装への配慮や指導者の魅力、友人・仲間づくりであっても結果的に運動を実施するきっかけになる（次章第2節参照）。

　さらに、身体活動を推進するための社会環境整備を重視し、まちづくりや職

> コラム

英国におけるスポーツと健康事情

　2014（平成26）年7月厚生労働省は日本の平均寿命を発表，男性が80.21歳（世界8位）と初めて80歳を超え，女性も86.61歳と世界一となり長寿国の名を高めた。一方英国は男性78.8歳（15位），女性82.8歳（22位）と日本に比べるとやや低い。しかし健康年齢の観点からは日本が男性70.42歳，女性73.62歳に対し，EUROSTAT（EUの統計局）では，65歳以上の英国男性は10.1年（即ち75歳まで），65歳以上の女性がその後11.6年（76.6歳まで）健康に生きられるとしている。その背景にあるものは何か。

　まず第一に英国では健康とスポーツの政府機構が充実していること。

　健康を司るDepartment of Health（日本の厚労省）のうちNational Health Services（NHS：国民の疾病管理，治療，リハビリ，病院，医師等の管理機構）は揺り籠から墓場までといわれる原則無料の恩恵を国民に与えている。一方では健康を促進するためのスポーツの促進行政機関としてDCSM（Department of Culture, Sport and Media：文化，スポーツ，メディア省）が政府機関として積極的な国民のスポーツ行政を司っている。その予算額は2012/2013年度，Dept. of Healthが1300億ポンド（約22.1兆円），DCSCのうちスポーツ部門だけでロンドンオリンピック予算の8億ポンド（1365億円）以外に1.81億ポンド（約308億円）を計上し，グラスルートからプロまでのあらゆるスポーツをカバーしている。英国がスポーツ国家といわれる由縁でもある（170円／ポンドとして換算）。

　第二に国民がいつでも容易にスポーツを楽しめる環境があるということ。

　「家から徒歩10分以内にフットボール，ラグビー，クリケット等何でもできる広大な芝生の公園がある。（無料）」「スタジアムは駅から徒歩10分以内にある」「村々には老若男女を問わずいつでもスポーツを楽しめるスポーツクラブがある」。手軽にいつでもスポーツができる環境整備は世界一であろう。これらの施設建設費，管理費の一部はDCSM部門のスポーツ部門の下部組織であるSport EnglandおよびUK Sportから補助されている。こういったスポーツ環境があるからこそスポーツに熱中し，高齢者になってもできるボウリング，テニス，ゴルフ，スヌーカー等に熱中することができるのである。

　オリンピック種目の多くは英国発祥であり，健康はスポーツからという意識が高い国民だからこそ健康寿命も長くなっているのであろう。　　（伊藤庸夫）

場づくりにおける保健事業も展開されるようになってきた。ICTを利用し，行政と医療機関，運動教室が連携して健康づくりプログラムを開発し，成果を確認しながら市民一人一人が継続的かつ主体的に活動し得る取組みも試行されている（つくば市，2012, 42-44頁）。

　健康政策は，個人や地域の実情に合わせた多様な展開が必要である。今後企業や地域，学校，家庭でスポーツ活動の他，日常の生活活動の増加などさまざまな形で気軽に手軽に，そして何より楽しく実施できる健康づくりが期待される。

◆本章のテーマを学ぶ基本図書◆
久保田　競，2003，『ランニングで頭が良くなる』KKベストセラーズ。
　運動による脳への効果を示した書。脳科学者である久保田氏他の膨大な研究による科学的理論からランニングの効果について説明。
富樫健二編，2013，『はじめて学ぶ　健康・スポーツ科学シリーズ3　スポーツ生理学』化学同人。
　運動による身体と脳への効果について，自然科学的理論から解説。スポーツ・健康を学ぶ初期のテキスト的内容。

引用参考文献
猪飼道夫，1975，『身体運動の生理学』杏林書院。
石井香織・岡　浩一朗・井上　茂・下光輝一，2010，「日本人成人における健康増進に寄与する推奨身体活動の充足に関連する自宅近隣の環境要因」『日本健康教育学会誌』18(2)。
岡　浩一郎，2000，「行動変容のトランスセオレテイカル・モデルに基づく運動アドヒレンス研究の動向」『体育学研究』45。
尾島俊之・近藤克則・米澤淳子，2013，「健康づくりに必要な『社会環境の改善』『健康格差の縮小』にどう取り組むか」『保健師ジャーナル』69(4)。
川中健太郎，2002，「運動後の筋グリコーゲン再合成と超回復」『体育の科学』52(6)。
久保田　競，2013，『歩行・走行が脳に与える効果，大築立志ら，歩行と走行の脳・神経科学――その基礎から臨床まで』市村出版。
久保田　競，2003，『ランニングで頭がよくなる』ベストセラーズ。
健康増進法，平成14年8月2日公布（法律第103号）。平成15年5月1日施行。
厚生労働省，2013，「運動基準・運動指針の改定に関する検討会報告書」
　http://www.mhlw.go.jp/stf/houdou/2r9852000002xple-att/2r9852000002xpqt.pdf
厚生労働省，「健康づくりのための運動指針2006（エクササイズガイド2006）」
　http://www.mhlw.go.jp/bunya/kenkou/undou01/pdf/data.pdf
厚生労働省，「健康づくりのための身体活動指針（アクティブガイド）」
　http://www.mhlw.go.jp/stf/houdou/2r9852000002xple-att/2r9852000002xpr1.pdf
厚生労働省，2013，「平成23年国民健康・栄養調査報告第2部身体状況調査の結果」107-151頁。

第 I 部 「健康」に影響を与える要因

厚生労働省，2013，「平成 23 年国民健康・栄養調査報告第 3 部生活習慣調査の結果」154-188 頁。
厚生労働省，2007，「特定健康診査及び特定保健指導の実施に関する基準」厚生労働省令第 157 号。
近藤克則，2008，「健康を決定する要因――社会的要因とライフコース」『体育の科学』58(12) 842-847 頁。
独立行政法人国立健康・栄養研究所，2014，「厚生労働省のアクティブガイドの概要と認知度向上の試み」『第 11 回運動・スポーツ分科会 講演抄録』
http://www.kenkounippon21.gr.jp/kyogikai/4_info/pdf/140116sports.pdf
笹川スポーツ財団，2012，『スポーツライフ・データ 2012――スポーツライフに関する調査報告書』
http://www.ssf.or.jp/research/sldata/population.html（2014/5/18 閲覧）
下光輝一，2006，「健康作りのための運動指針 2006：生活習慣病予防のために～エクササイズガイド 2006～」『体育の科学』56(8)。
髙井和夫，2003，「身体活動の継続を支える要因とその方策」『体育の科学』53(10)，774-778 頁。
田中茂穂，2009，「運動によるメタボリックシンドローム解消法のエビデンス」『臨床スポーツ医学』26(12)。
田中宏暁，2009，「70％ VO2max 強度からにこにこペースへ（特集：常識を打ち破る運動生理学の新知見）」『体育の科学』59(3)。
田畑　泉，2007，「厚生労働行政における最近の身体活動・運動施策の変化」『体育の科学』57(8)。
つくば市保健福祉部健康増進課，2012，「健康づくりプログラム ICT 健康サポート事業（茨城県つくば市）特集：あなたが住む街の医療・健康・福祉情報への取り組み」Future 16，42-44 頁。
中村耕三，2012，「ロコモティブシンドローム（運動器症候群）」『日本老年医学会雑誌』49。
西村久美子・山口泰雄，2003，「運動・スポーツ非実施へいたるプロセス――中年期女性を事例として」『スポーツ社会学研究』11。
日本成人病協会，1996，「生活習慣病とは」http://www.japa.org/?page_id=3564
野村卓生・甲田宗嗣・重森健太・吉本好延・佐藤　厚，2008，「予防医学的観点からの運動行動変容への取り組みの知見の整理」『日本衛生学雑誌』63(3)，617-627 頁。
橋本公雄・堀田　亮・山崎将幸・甲木秀典・行寛鉄平，2009，「運動・スポーツ活動におけるメンタルヘルス効果の仮説モデル――心理・社会的要因を媒介変数として」『健康科学』31，69-77 頁。
原田和弘・髙泉佳苗・柴田　愛・岡　浩一朗・中村好男「健康づくりのための運動指針 2006 の認知状況と他の健康づくり施策の認知および人口統計学的変数との関連」56 巻『日本公衛誌』10，737。
兵頭和樹・征矢英昭，2012，「高齢者の認知機能を支える脳領域変化」『体育の科学』63(3)。
フォックス，E./渡辺和彦訳，1982，『スポーツ生理学』大修館書店。
宮地元彦，2009，「特定保健指導における運動指導の方法」『体育の科学』58(7)。
宮地元彦・安藤大介他，2011，「サルコペニアに対する治療の可能性――運動介入効果に関するシステマティックレビュー」『日本老年医学会雑誌』48(1)。
百々瀬いづみ・森谷　絜・清水真理他，2012，「運動実施の支援による体力の向上とメタボリックシンドロームの予防・改善の関係」『天使大学 紀要』12。
文部科学省，スポーツ・青少年局スポーツ振興課，「体力・スポーツに関する世論調査（平成 25 年 1 月調査）成人の週 1 回以上のスポーツ実施率の推移」
http://www.mext.go.jp/a_menu/sports/jisshi/_icsFiles/afieldfile/2014/03/17/1294610_1.pdf 2014 年 5 月 18 日アクセス。

文部科学省，スポーツ・青少年局スポーツ振興課，「体力・スポーツに関する世論調査（平成25年1月調査）調査の結果の概要」
http://www.mext.go.jp/component/b_menu/other/_icsFiles/afieldfile/2013/08/23/1338732_1.pdf
文部科学省，スポーツ基本法（平成23年法律第78号）（条文）
http://www.mext.go.jp/a_menu/sports/kihonhou/attach/1307658.htm
文部科学省，「スポーツ基本計画」
http://www.mext.go.jp/component/a_menu/sports/detail/_icsFiles/afieldfile/2012/10/16/1319399_2.pdf
HARADA T, OKAGAWA S, KUBOTA K, 2001, "Habitual Jogging improvees performance of prefrontal tests,". Soc Neurosci Abstr Vol 27 : program No. 311. 17
HARADA Taeko, OKAGAWA Satoru, KUBOTA Kisou, 2004, Jogging improved performance of a behavioral branching task : implications for prefrontal activation Neuroscience research : the official journal of the Japan Neuroscience Society, 49(3), pp. 325-337
Koechlin, E., Corrado, G., Pietrini, P., 86 Grafman, 2000, "The role of the anterior prefrontal cortex in human cognition," *Nature* 399(6732), pp. 148-151.

第3章 運動と健康（2）
―― 運動習慣の獲得に影響する社会的要因 ――

河合美香・岡野五郎・鄒　力

　運動による筋肉や骨，代謝への刺激など，身体への生理的効果が明らかになっている。また他に精神的効果，社会的効果も期待できる。健康の獲得のために運動は不可欠であると言っても過言ではないだろう。しかし，実際に運動の実施率は高くない。なぜか。運動の実施率を高めるためにはどのような対策が必要か。本章では，二つの調査研究から運動習慣の獲得に影響する要因，また阻害する要因について考えてみる。

Keyword▶ 行政職員，健康診断，行動変容，ニコニコペース，喫煙

第1節　行政職員を対象とした調査研究

　G市市役所の職員2129名（男子1544名，女性585名）を対象に運動の参加ステージ（運動の実施状況）とこれに影響すると考えられる生活習慣，社会・経済との関連を検討した。対象としたG市は人口41万5695人で，40から70歳までの人口が40.5％の中都市である（2014年5月1日現在）。

　調査は，運動の実施状況の把握のための運動の参加ステージの5段階（表3-1）とこれに影響すると考えられる生活習慣に関する項目，社会・経済に関連する項目，仕事での活動の程度（表3-2）と関連する項目，健康に関連する項目などの計22項目とし，運動の参加ステージに影響している要因について検討した。

（1）健康診断の受検率
　健康診断の受検率は98.5％で高く，調査票の回収率95.0％も高かった（表

表3-1 運動の参加ステージ5段階（行動変容）

	行動変容	運動の参加ステージ
無関心期（precontemplation）	6カ月以内に行動を変える意志がない	運動するつもりはない
関心期（contemplation）	6カ月以内に行動を変える意志がある	運動していないが，始めようと思っている
準備期（preparation）	1カ月以内に行動を変える意志がある	運動していないが，近々始めようと思っている
実行期（action）	行動を変えて6カ月以内である	週3日以上を6カ月以内
維持期（maintenance）	行動を変えて6カ月以上経過している	週3日以上を6カ月以上継続中

表3-2 仕事での活動量の分類

不活発	座った作業，または軽い手作業が主である（例：事務，会議，運転など）
ふつう	立った作業が多い（例：教員，機械操作など）
活動的	1日正味1時間位の重い筋作業がある（例：建設，配達，調理など）
非常に活動的	1日正味2時間位の重い筋作業がある（例：消防士，保育士など）

表3-3 調査の対象

正規職員の40歳以上	男性		女性		合計	
	（人）	（%）	（人）	（%）	（人）	（%）
年齢別総合健康診断を希望した職員（A）	1,544	72.5	585	27.5	2,129	100.0
健診受験者（B）	1,527	72.8	571	27.2	2,098	100.0
回収された調査票（C）	1,449	72.7	545	27.3	1,994	100.0
受検率（B/A）	98.9%		97.6%		98.5%	
回収率（C/A）	93.8%		93.2%		93.7%	
回収率（C/B）	94.9%		95.4%		95.0%	

3-3）。G市市役所では，職員厚生課の職員が健診の受検の必要性，重要性を啓蒙している。このことが検診の受検率，および本研究の調査票の回収率の高さに影響したと考えられる。

また，教育年数が短いほど「健康診断を受診したことがない」者の割合が高くなることが明らかになっている（松田ほか，2005，231-235頁）。本研究の対

象者は行政職員であるため，教育年数が長い者の割合が高いと予想され，これが受検率の高さにつながったとも考えられる。

近年，疾病の発症を早期発見して早期治療につなげる「二次予防」への認識が高まりつつある。今後，疾病が発症する前に運動の実施や食事への配慮，禁煙によって健康は自身で守る「一次予防」へと勤労者の認識の変化が期待される。

（2）年齢とBMIについて

年齢構成は男性では55〜59歳が最も多く，女性では50〜54歳が多かった（表3-4）。また，職種は男性では事務が最も多く，女性では保育が多かった（表3-5）。

男性の体格指数（BMI）は，「正常（18.5－25.0未満）」が68.2％で多く，肥満（25.0以上）の割合は3割近くであった（表3-6）。女性は男性と比較して「痩せ（18.5未満）」（7.4％）と「正常」（74.1％）の割合が高く，肥満の割合は低かった。女性で「痩せ」の割合が高く，「肥満」の割合が低いのは，女性の職種が保健医療と保育に多く，これらは専門の資格を必要とすることから教育年数が長い傾向にあり，健康教育を受けていること，また，職場で人と接する機会が多く，ストレスにさらされる環境にあることも影響していると推察された。

年齢でみた場合，男性の運動実施者（継続＋実施群）は21.3％で，2011（平成23）年度の国民健康・栄養調査報告の結果（男性32.2％）と比較して低かった（表3-7）。「痩せ」と「肥満」において運動の実施率が低かったのは，痩せの者には，運動実施の必要性が感じられない，または運動できない疾病や障害をもっているとも考えられた。肥満の者は，運動しないから肥満になる，または肥満であるから運動が億劫であるなどの理由が考えられる。しかし，本研究からはそれらの因果関係については明らかでなかった。

女性の運動実施者は7.8％で，国民健康・栄養調査報告の結果（27.5％）と比較して低かった（表3-8）。運動の参加ステージと年齢との間には差があり，運動実施者の割合は39〜49歳よりも50〜62歳で高かった。

表3-4　年齢構成

年齢	男性 (人)	(%)	女性 (人)	(%)	合計 (人)	(%)
44歳未満	312	21.6	113	20.8	425	21.4
45-49歳	237	16.4	121	22.2	358	18.0
50-54歳	368	25.5	160	29.4	528	26.6
55-59歳	460	31.9	132	24.3	592	29.8
60-64歳	65	4.5	18	3.3	83	4.2
合計	1,442	100.0	544	100.0	1,986	100.0

表3-5　職種

職種	男性 (人)	(%)	女性 (人)	(%)	合計 (人)	(%)
事務	530	37.3	92	17.1	622	31.7
技術	372	26.2	36	6.7	408	20.8
保健医療	48	3.4	140	26.0	188	9.6
保育	3	0.2	164	30.5	167	8.5
調理	3	0.2	69	12.8	72	3.7
消防	255	17.9	0	0.0	255	13.0
教員	9	0.6	12	2.2	21	1.1
清掃	140	9.8	0	0.0	140	7.1
その他	62	4.4	25	4.6	87	4.4
合計	1,422	100.0	538	100.0	1,960	100.0

表3-6　体格指数（BMI）

BMI	男性 (人)	(%)	女性 (人)	(%)	合計 (人)	(%)
18.5未満	40	2.9	40	7.4	80	4.1
18.5-25.0未満	956	68.2	398	74.1	1,354	69.8
25.0-30.0未満	363	25.9	89	16.6	452	23.3
30.0以上	43	3.1	10	1.9	53	2.7
合計	1,402	100.0	537	100.0	1,939	100.0

（3）運動の実施状況と運動の実施に影響する要因

　男性で，運動の実施と継続を阻害する因子（negativeな関連）は6項目で，「喫煙している」（オッズ比*：0.59），「運動が嫌い」（0.29），「家事が忙しく，時

表3-7 個人の特性と運動実施状況（男性）

	運動ステージ				全体		p値
	無関心＋関心＋準備群		継続＋実施群				
	(人)	(％)	(人)	(％)	(人)	(％)	
年齢							
39-49歳	438	80.7	105	19.3	543	100.0	
50-62歳	672	77.4	196	22.6	868	100.0	0.083
平均	1,110	78.7	301	21.3	1,411	100.0	
BMI							
18.5未満	39	97.5	1	2.5	40	100.0	
18.5-25.0未満	734	78.0	207	22.0	941	100.0	
25.0-30.0未満	272	76.6	83	23.4	355	100.0	0.023※
30.0以上	35	81.4	8	18.6	43	100.0	
平均	307	77.1	91	22.9	398	100.0	

※：p＜0.05

表3-8 個人の特性と運動実施状況（女性）

	運動ステージ				全体		p値
	無関心＋関心＋準備群		継続＋実施群				
	人数	(％)	人数	(％)	人数	(％)	
年齢							
39-49歳	217	94.8	12	5.2	229	100.0	
50-62歳	270	90.3	29	9.7	299	100.0	0.040※
平均	487	92.2	41	7.8	528		
BMI							
18.5未満	37	92.5	3	7.5	40	100.0	
18.5-25.0未満	355	92.0	31	8.0	386	100.0	
25.0-30.0未満	65	97.0	2	3.0	67	100.0	0.408
30.0以上	9	100.0	0	0.0	9	100.0	
平均	466	92.8	36	7.2	502	100.0	

※：p＜0.05

間がない」(0.39),「一緒に運動する仲間がいない」(0.40),「残業が週3-4日以上」(0.55),「休暇が月2-3日以下」(0.60)であった（**表3-9**）。逆に促進する因子（positiveな関連）は2項目で「健康への意識の高さ」(2.67),「仕事での身体活動量が多い」(1.63)であった。

　女性で，運動の実施と継続に関連した項目は3項目であり，運動の実施と継

表3-9 運動の実施と継続に関連する要因（男性）

	オッズ比*	95%信頼区間	p値
喫煙			
ずっと吸っていない	1.00	−	
以前は吸ったが止めた	0.76	0.52−1.12	0.168
吸っている	0.59	0.42−0.84	0.003
健康への意識の高さ			
弱い＋どちらでもない	1.00	−	
強い	2.67	1.93−3.68	<0.001
運動が嫌い			
いいえ	1.00	−	
はい	0.29	0.15−0.54	<0.001
家事が忙しく，時間がない			
いいえ	1.00	−	
はい	0.39	0.26−0.57	<0.001
一緒に運動する仲間がいない			
いいえ	1.00	−	
はい	0.40	0.23−0.70	0.001
仕事での身体活動			
不活発	1.00	−	
ふつう	1.01	0.69−1.48	0.976
活動的	1.63	1.13−2.35	0.009
残業			
ほとんどない	1.00	−	
週1−2日	0.70	0.47−1.04	0.079
週3−4日以上	0.55	0.36−0.85	0.006
休暇			
月9日以上	1.00	−	
月4−8日	0.64	0.46−0.90	0.009
月2−3日以下	0.60	0.30−1.21	0.154
自覚的健康感			
健康＋ふつう	1.00	−	
不健康	0.60	0.35−1.03	0.061
糖尿病			
ない	1.00	−	
ある	2.66	1.57−4.48	<0.001

（注）　* オッズ比の算出はステップワイズ多変量ロジスティック回帰分析（変数減少尤度法）による。投入された変数はBMI，喫煙，運動嫌い，家庭での多忙，運動仲間，仕事での活動度，残業，休暇，自覚健康感，糖尿病，抑うつ－など計15変数。

表 3-10　運動の実施と継続に関連する要因（女性）

	オッズ比[*]	95%信頼区間	p 値
生活リズム			
規則的	1.00	-	0.056
不規則	0.47	0.21-1.02	
健康への意識の高さ			
弱い＋どちらでもない	1.00	-	0.004
強い	3.29	1.46-7.40	
仕事が多忙で時間がない			
いいえ	1.00	-	0.014
はい	0.37	0.17-0.82	
仕事が多忙で疲労感が強い			
いいえ	1.00	-	0.027
はい	0.40	0.18-0.90	

（注）　* オッズ比の算出はステップワイズ多変量ロジスティック回帰分析（変数減少尤度法）による。

続を阻害する因子（negative な関連）は，「仕事が多忙で時間がない」（0.37）と「仕事が多忙で疲労」（0.40）の 2 項目であった（表 3-10）。positive な関連は，「健康への意識」（3.29）で，男性よりも強かった。

　男性で多かった事務職は一般的に仕事での身体活動量が少なく，消防，また女性で多かった保育や調理など，現場で勤務する職種は身体活動量が多いと予想される。一般に仕事での身体活動量が多い場合，運動の実施率は高くないと考えられるが，本研究では，男性で仕事での活動量が多いほど運動の実施率が高い傾向にあったことは興味深い。

　本研究では対象者の職種と年齢の人数に隔たりがあったためにこれらの検討はできていないが，行政職には多様な職種があり，職種による労働条件や環境の相違が運動の実施状況や精神的な疲労に影響している可能性がある。これらが生活習慣や運動の実施状況に大きく影響すると考えられた。また，年齢が高くなるにしたがって管理職の割合が多くなるため，仕事の現場で身体を動かす機会は減少するとも考えられた。

　さらに，対象としたG市役所が所在する地域は市街地にあり，周辺は山林を中心とした自然環境に恵まれている。したがって，職員の職場までの通勤手段

や時間，運動する環境，慣習など，多角的な要因が運動の実施に影響していると考えられた。

> * オッズ比：グループごとに効果や影響を比較検討する場合に用いる。オッズ比が1とは，グループへの効果や影響が同じということであり，1より大きい場合は高いことを意味する。逆に，オッズが1より小さい場合は，効果や影響が小さいことを示す（日本薬学会の薬学用語辞典より改変）。

（4）行動変容を促す取り組み

近年，運動の実施を促進するためには，運動の生理的効果を期待したプログラムの提供のみならず，運動の開始に至るまでの社会的要因や個人の背景について配慮し，自ら運動の必要性を感じ，自発的な行動変容を起こす取組みが必要であると考えられるようになっている。

本研究においても男女ともに自らの健康は自分の努力で築く，自己効力感（self-efficacy）（「第2章 運動と健康（1）」参照）が高い場合に，運動の実施者が増加していた。運動を開始し，継続を促進する（運動の参加ステージを高める）方策として，運動に対する行動変容を促す働きかけが重要であることが明らかになっている（岡，2000，543-561頁；野村，2008，617-627頁）。すなわち，健康づくりには当事者が自身の現状を把握する機会が必要であり，日常の身体活動量の不足と栄養の隔たり，喫煙や大量飲酒が身体に及ぼすさまざまな影響について認識し，これらの中止が生活習慣病の予防に奏功すること，また健康の獲得が健康寿命の遅延と医療保険費の削減につながることについて知る機会が必要であると考えられた。

（5）職場における身体活動量の増加

一般的に管理職と専門技術職，事務職は，生産，輸送，建築，労務職と比較して運動の実施状況が良好である。就労時間を調整しやすく，また，職場で身体を使うことが少ないために，運動実施の必要性を感じ，健康に対する意識が高いからである。

本研究の対象は行政職員であったため，勤務時間や条件等の労働環境，福利厚生等が一般企業の平均と比較して良好であると考えていたが，勤務時間や疲

労の程度は必ずしも良好であるとは言い難く，それが運動の実施に影響を及ぼしていた。近年の行政職員の労働環境が過去と比較して変化し，残業や休日出勤等が増加している可能性が示唆された。残業を減らして勤務時間を短縮することで，仕事による心身の疲労の蓄積を軽減させ，またプライベートの時間の確保が可能となり，仕事の効率を高めることが期待される。

　一方，女性は男性と比較して運動実施の割合が低く，休暇が多いこと（月9日以上）は運動の実施率を高めることにつながっていなかった。この要因として男性との職種の相違が考えられるが，女性は男性と比較して運動嫌いが多く，また休暇であっても家事で時間を費やすことが多く，自由に利用できる時間がないとも考えられる（山口，1997，674-680頁；西村・山口，2003，87-101頁）。女性に対してはこれらの背景を考慮し，女性の運動の実施と継続に有効な方策を講じる必要がある。

　近年では運動の実施による効果に加え，日常生活における身体活動量の増加が有効であることが明らかになり，2013（平成25）年に改定された「健康づくりのための身体活動指針（アクティブガイド）」では，運動の実施の他に日常生活の中での身体活動量の増加が推奨されている（高井，2003，774-778頁）。職場では，エレベーターの運転を停止させる日をつくって階段の利用に誘導したり，会議を立位で行ったりすることで，効率よく身体活動量を増やすことが可能である。また，休憩時間に運動できる場所を確保し，手軽に利用できる用具を常備することもできる。このように組織の中で運動を実施できる時間や空間を保証する制度や環境の整備が必要である。

（6）運動に対する意識改革の必要性

　運動非実施群では「運動が嫌い」と「家庭の事が忙しく，時間がない」，また，「一緒に運動する仲間がいない」割合が高かった。多くの人にとって運動は「苦しい」「疲れる」という認識が高く，特に女性は男性と比較して運動が好きでない割合が高い。本研究においても女性の運動嫌いの割合は運動非実施群で高かった。

　健康づくりを目的とした運動は，最大運動の50〜60％強度のニコニコしな

がら楽しく，無理なく実施できる程度が有効であるとして「ニコニコペース」（第2章3節参照）が推奨されている（田中，2006，40-43頁；2009，150-156頁）。中年期から運動嫌いを克服することは難しいかもしれないが，通勤時の歩行，通勤以外では体操やハイキング，山歩きなど，競争性をなくしたニュースポーツ（本章第2節参照）などの運動を推奨し，職場ではこれらの運動を健康づくりのイベントとして立案，運営することも必要である。近年ブームになっているランニングや山歩きは，一人でも気軽に行える運動であり，各地で大会やイベントが企画，運営されている。従来は，トップアスリートのみが参加可能であったこれらの大会やイベントが，現在では健康政策の一翼を担っている。

(7) 喫煙状況について

　喫煙と運動の実施はいずれもストレス解消の手段となり得る。しかし，喫煙が心肺機能や脳など，生理的にも社会的にも悪影響を及ぼすことは明らかである（四方，2012，27-29頁）。一方で，適度な運動の実施は生理的にも精神的にも有効である。職場においては，喫煙する時間を運動する時間に，また喫煙所を運動可能なスペースに変えることで予防医学の見地から健康政策を講じることが可能である（駒村，2008，847-852頁；山田，2013，356-358頁）。また，これらの政策は時間と空間の共有による勤労者のコミュニケーションの構築も期待できる。現在，公的機関の敷地内全面禁煙の対策の設定，および喫煙について条例を制定する地域が増加している（大和，2013a，464-468頁）。

(8) 今後の健康政策

　男性の運動の参加ステージは，仕事や家庭の環境，仲間，および喫煙など，多様な要因が影響していた。また女性では，そもそも運動嫌いの割合が高く，運動の参加ステージに影響する社会的な背景は男性と女性で異なった。

　本研究の対象は行政職員であるため，健康づくりに有効な運動実施に関係する社会的背景は一般より良好であると考えられたが実際にはそうではなかった。健康の獲得にはまず，自己効力感を高めることが必要であるがこれを喚起するためには職場の状況を把握し，身体活動量を増加させる環境，および制度の整

備が必要であると考えられた。何より、健康づくりのために運動するのではなく、気軽で手軽に、そして楽しく運動することが結果的に健康の獲得につながるよう、地域の健康づくりを担う行政職員にまず、健康であることを願う。

第2節　中高年女性を対象とした調査研究

　運動は男性が行うものであり、女性が行うものではないと考えられていた時代があった。近代五輪の創立者であるピエール・ド・クーベルタンは、女性のオリンピック大会参加への消極的な意見を表明している。これはクーベルタンが女性を蔑視したわけではなく、優しさや美しさの象徴として女性像を描き、スポーツ自体の情熱によって引き起こされる粗野・粗暴さは女性にとっては無縁な世界であり、大衆の面前で女性の競技を見せることは品位を下げると考えたからであるといわれる（ルーカス・スミス、1980、91-95頁）。しかし、時代が変わった現在、女性の社会進出もあり、女性が労働力を担うようになると、運動は、男女問わず、一次予防の見知からも健康づくりに有効であると考えられるようになっている。

　スポーツライフデータ2012（笹川スポーツ財団）の調査によれば、女性が今後最も行いたい運動・スポーツ種目は、散歩・ぶらぶら歩き（38.4％）、ウォーキング（25.8％）、体操（25.6％）と続く。これらは、「健康づくりのための身体活動基準2013」、および「健康づくりのための身体活動指針（アクティブガイド）」で推奨されている有酸素運動と強度の少し高い運動による筋肉への刺激を総合的に含む運動としては、呼吸循環器系や筋肉への刺激が不足し、適切な状況にあるとは言い難い。

　また、同調査によれば、女性の運動の実施率は男性よりも低い。習慣的な運動実践となる運動実施率（週2回以上）は、男性で47.2％、女性では51.4％であるが、運動を行わない女性は男性を上回り、女性の運動実施状況には二極分化が進んでいる。またこの傾向は年代の上昇に伴って拡大している。これには、男性と異なる女性の運動に対する意識や社会的背景があると考えられる（西村・山口、2003、87-101頁）。

写真3-1　太極柔力球（グループでも個人でも楽しむことができる）

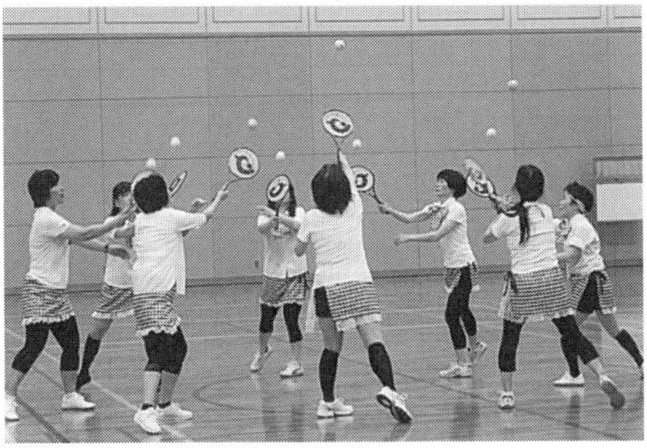

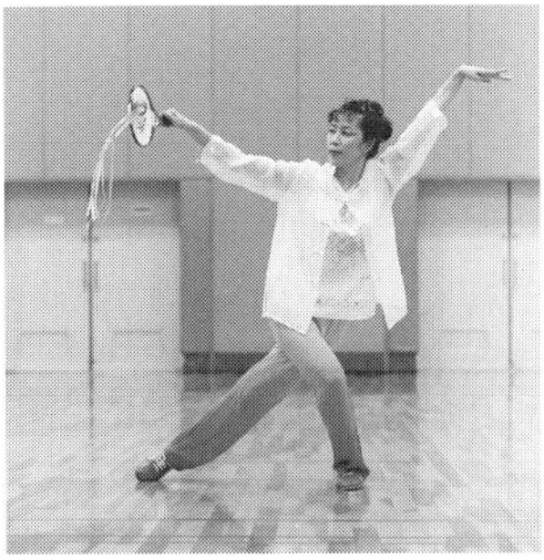

　そこで中高年女性の健康政策を構築するために，運動の実施を可能とする種目の特性，および運動を実施する環境について明らかにすることを目的として，ニュースポーツ（new sports）の一つである太極柔力球に注目した。

　ニュースポーツとは，1979（昭和54）年に最初に用いられた和製英語であり，日本において20世紀後半以降に新しく考案・紹介されたスポーツ群で，軽スポーツ，やわらかいスポーツ，レクリエーションスポーツとも呼ばれ，数百種類存在する。一般に，勝敗にこだわらず，レクリエーションの一環として気軽に楽しむことを主眼とした身体運動を指す。

　太極柔力球は，中国から伝来し，シリコン製のラケットと弾まないボールを用いて遠心力を利用し，太極拳を応用させた運動で，近年，中高年女性を中心に実施者を増加させている（写真3-1）。

（1）実施者とその特性

　NPO法人日本太極柔力球連盟に所属している女性412名を対象に，太極柔力球を始めた動機と目的，実施状況，実施による効果，日常生活の状況と健康状態，また運動の実施に影響する要因として，スポーツ・健康にかける費用と運動の実施を困難にしている要因，スポーツとの関わりについて調査を実施した。調査の結果は39歳以下と40-59歳，60-69歳，70歳以上に分類し，調査票の各項目との関連について分析した。

　実施者は50から70歳代の特に60代が多く，80代も4人いた（表3-11）。

表 3-11 対象者の年代と BMI

(単位：%)

BMI	10代 (4人)	20代 (9人)	30代 (9人)	40代 (20人)	50代 (68人)	60代 (213人)	70代 (77人)	80代 (4人)	合計 (404人)
～18.9	25.0	33.3	22.2	15.0	11.8	15.0	6.5	25.0	55
19.0～24.0	50.0	55.6	55.6	70.0	69.1	70.9	68.8	75.0	280
24.1～27.0	25.0	11.1	22.2	5.0	19.1	12.7	20.8	0.0	61
27.1～	0.0	0.0	0.0	10.0	0.0	1.4	3.9	0.0	8

p=0.295

表 3-12 対象者の身体組成

BMI	年代								
	39歳以下		40-59歳		60-69歳		70歳-		合計	
	(人)	(%)	(人)	(%)	(人)	(%)	(人)	(%)	(人)	(%)
～18.9	6	27.3	11	12.5	32	15.0	6	7.4	55	13.6
19.0～24.0	12	54.5	61	69.3	151	70.9	56	69.1	280	69.3
24.1～27.0	4	18.2	14	15.9	27	12.7	16	19.8	61	15.1
27.1～	0	0.0	2	2.3	3	1.4	3	3.7	8	2.0
合計	22	100.0	88	100.0	213	100.0	81	100.0	404	100.0

p=0.299

　BMI の平均は 21.8±2.4 で，19.0 から 24.0 まで（標準）の割合が高かった（69.3％）（表 3-12）。太極柔力球は，年齢が高く，標準体型であっても実施が可能であると考えられた。

　「運動する必要性を感じている」（94.9％）と「身体を動かすことが好きである」（80.7％）の割合が高かったが，「スポーツが得意である」（52.6％）と「スポーツを積極的に支えている」（29.7％）は高くなかった。「スポーツをよく観戦する」と「良く知っている」割合は，いずれも 60 歳以上で高かった。

　生活の状況と意識について，「自分の健康は自分で守り，良くする意識が高い」（93.2％）と「生活リズムが良好である」（89.0％），「全般的に健康状態は良い」（84.9％）の割合が高かった（表 3-13）。「健診・人間ドッグなどに積極的である」は 60 歳以上で高く，「飲酒」の割合は 39 歳以下で他の年代よりも高かった（33.3％）。

　運動の必要性を感じ，身体を動かすことが好きであることは運動の開始と継

表3-13 生活の状況と意識

項目	年代									p値
	39歳以下		40-59歳		60-69歳		70歳-		合計	
	(人)	(%)	(人)	(%)	(人)	(%)	(人)	(%)	(人)	(%)	
生活のリズムは毎日一定している	14	63.6	77	85.6	193	91.5	71	93.4	355	89.0	<0.001※
睡眠状態は良い	10	45.5	61	68.5	166	77.9	64	85.3	301	75.4	0.001※
自分の体力は同じ年齢の人より高い	9	42.9	56	64.4	126	66.3	59	78.7	250	67.0	0.015※
日常生活の中でストレスはない	3	14.3	35	39.3	128	61.8	50	66.7	216	55.1	<0.001※
お酒をよく飲む	7	33.3	22	24.7	29	14.2	8	10.7	66	17.0	0.012※
タバコをよく吸う	1	4.5	1	1.1	4	1.9	1	1.4	7	1.8	0.732
現在の経済状態に満足している	8	38.1	56	62.9	131	63.6	49	67.1	244	62.7	0.106
健康は自分で守り,良くする意識が強い	17	77.3	82	93.2	197	93.8	73	96.1	369	93.2	0.020※
気分が塞ぐことはない	11	52.4	58	64.4	145	69.0	53	70.7	267	67.4	0.371
全般的に健康状態は良い	18	85.7	75	83.3	182	86.7	62	81.6	337	84.9	0.718
10年後の健康に自信がある	9	45.0	37	42.5	81	44.8	28	42.4	155	43.8	0.980
健診・人間ドックなどに積極的である	6	27.3	47	52.8	133	64.3	52	67.5	238	60.3	0.002※

※：p<0.05

続に影響する。中高年女性にさまざまな特性をもつ多様なスポーツの紹介や周知が必要であると考えられた。健診や人間ドックはその機会の一つとなり得るかもしれない。

（2）太極柔力球を始めた動機と目的

　太極柔力球を始めた動機は，「身近に教室・クラブがある」（89.5％）と「指導者の魅力で」（83.5％），「面白そうだから」（83.4％）は，他の動機と比較して高かった（表3-14）。また，「健康診断の結果を見て」と「指導者の魅力で」，「周囲の勧めで」，「テレビや雑誌の影響で」，および「時間ができたから」は年代が高いほど高い割合を示した。

　「テレビや雑誌の影響で」（17.9％）の割合は，「健康診断の結果を見て」

表3-14 運動(太極柔力球)を始めた動機

項目	年代									p値
	39歳以下		40-59歳		60-69歳		70歳-		合計	
	(人)	(%)	(人)	(%)	(人)	(%)	(人)	(%)	(人) (%)	
体重体型を気にして	15	75.0	60	67.4	157	77.3	57	79.2	289 75.3	0.261
健康診断の結果を見て	5	26.3	40	46.0	130	65.7	48	68.6	223 59.6	<0.001※
指導者の魅力で	10	55.6	66	77.6	172	86.0	61	91.0	309 83.5	0.001※
身近に教室・クラブがある	14	77.8	75	87.2	182	91.5	63	90.0	334 89.5	0.266
気軽に参加できる大会がある	8	40.0	45	54.9	106	58.6	38	62.3	197 57.3	0.336
周囲の勧めで	3	15.0	28	32.6	79	41.4	30	46.2	140 38.7	0.042※
テレビや雑誌の影響で	1	5.0	9	10.5	42	22.6	10	18.5	62 17.9	0.041※
時間ができたから	6	35.3	48	55.8	142	73.2	40	65.6	236 65.9	0.001※
面白そうだから	15	78.9	70	80.5	165	87.3	51	77.3	301 83.4	0.197
お洒落だから	3	16.7	19	23.2	51	29.0	17	27.9	90 26.7	0.582
簡単そうだから	3	16.7	24	28.2	71	38.0	28	44.4	126 35.7	0.060
何となく	5	29.4	21	26.9	72	42.1	24	40.7	122 37.5	0.112

※:p<0.05

(59.6%)と「指導者の魅力で」(83.5%),「周囲の勧めで」(38.7%)と比較して高くなかったが,60～69歳では他の年代よりも高かった(22.6%)。これらの動機は,中高年女性,特に60歳以上の高い年代に運動の実施を促すための重要な要素となり得ると考えられた。

太極柔力球を実施する目的は,「体力・健康づくり」(97.5%)と「ストレス解消」(82.0%)が多かった(表3-15)。また,60歳以上で「友人づくり・つきあい」の割合が高かった(80%以上)。一方,39歳以下は他の年代と比較して「仕事や資格取得のため」の割合が高かった(31.6%)。教室への参加の動機が身体活動への効果の他にもあることが明らかになった。

(3) 太極柔力球を実施した効果

実施による効果として,「友人ができた」(87.9%)と「体力が向上した」(81.7%),「全体的に体調が良くなった」(79.4%)は他の効果と比較して割合

表3-15 運動を実施する目的

項 目	年代										p値
	39歳以下		40-59歳		60-69歳		70歳-		合 計		
	(人)	(%)	(人)	(%)	(人)	(%)	(人)	(%)	(人)	(%)	
記録更新・技術向上	10	50.0	44	49.4	77	39.5	27	40.3	158	42.6	0.381
体力・健康づくり	19	90.5	86	94.5	208	99.5	71	97.3	384	97.5	0.012※
ストレス解消	14	66.7	76	83.5	170	82.9	59	81.9	319	82.0	0.307
達成感の獲得	14	66.7	68	76.4	140	70.4	53	79.1	275	73.1	0.402
友人づくり・つきあい	11	55.0	69	77.5	165	80.5	62	84.9	307	79.3	0.030※
家族のため	1	5.3	18	20.2	58	29.1	19	30.6	96	26.0	0.057
仕事や資格取得のため	6	31.6	14	15.7	12	6.1	7	10.8	39	10.5	0.001※

※：p<0.05

表3-16 運動の実施による効果

項 目	年代										p値
	39歳以下		40-59歳		60-69歳		70歳-		合 計		
	(人)	(%)	(人)	(%)	(人)	(%)	(人)	(%)	(人)	(%)	
体力が向上した	14	73.7	75	88.2	159	79.1	60	83.3	308	81.7	0.233
柔軟性が高まった	14	73.7	61	71.8	151	75.5	53	75.7	279	74.6	0.919
姿勢が良くなった	8	47.1	61	70.9	157	78.5	54	80.6	280	75.7	0.016※
肩こりがなくなった	9	56.3	53	64.6	132	67.7	48	68.6	242	66.7	0.767
腰痛がなくなった	6	35.3	36	48.0	102	54.3	36	53.7	180	51.9	0.417
便秘・下痢がなくなった	5	31.3	44	57.9	96	52.5	42	64.6	187	55.0	0.078
体重・体脂肪量が良好になった	6	35.3	38	46.9	101	55.5	46	67.6	191	54.9	0.027※
全体的に体調が良くなった	12	70.6	57	74.0	159	81.5	58	81.7	286	79.4	0.400
視力が良くなった	1	5.9	10	12.7	36	20.2	20	31.7	67	19.9	0.016※
血圧が良好になった	5	41.7	30	41.7	85	47.8	35	55.6	155	47.7	0.426
食欲は良好になった	11	64.7	47	58.8	118	60.8	50	71.4	226	62.6	0.372
ストレスがなくなった	9	60.0	49	62.0	131	68.2	50	73.5	239	67.5	0.451
友人ができた	12	63.2	74	87.1	178	89.0	69	92.0	333	87.9	0.006※
自信ができた	12	70.6	48	59.3	128	66.0	48	69.6	236	65.4	0.550

※：p<0.05

が高かった（表3-16）。また，「姿勢が良くなった」と「体重・体脂肪量が良好になった」，「視力が良くなった」，および「友人ができた」は年代間で差が

あり，いずれも60歳以上の年代でその効果が顕著であった。

　これらの太極柔力球の効果は，高い年代，およびBMIが高い層においても受け入れられている要因であると推察された。特に高い年代において，体力の向上や体調が良好になる他，体重や体脂肪の減量，視力や姿勢の改善などの効果を実感していたことからも，これらの効果は運動の実施と継続を促す重要な要素であると考えられた。

　また，太極柔力球の実施は，腰，肩，および腕や指先などの全身と局所の筋肉を刺激し，これらの回旋と伸張によるストレッチ運動（柔軟性の強化）になると推察され，一連の動作の継続が呼吸循環器系も刺激する。したがって，健康づくりのための条件とされる有酸素運動とレジスタンス運動，ストレッチ運動を総合的に含む運動であると考えられる。

（4）運動実施に影響する要因

　「身近に利用しやすい運動施設・場所がない」（84.6％）と「運動を一緒に行う仲間がいない」（83.0％），「手軽に利用できる用具がない」（67.6％）割合は，他の要因と比較して高かった（表3-17）。また，仕事と家庭のことで「時間がない」「疲労が溜まっている」は，特に39歳以下で高かった。さらに，「運動することについて家族の理解を得られない」と「運動できない病気がある」は，70歳以上で他の年代と比較して高かった。「金銭的な余裕がない」は，39歳以下で他の年代と比較して高かったが（45.5％），この年代では「運動できない病気がある」者はいなかった。

　運動の実施状況は，家庭や職場の環境，施設や場所，用具，および仲間に影響されていた。すなわち，家庭や職場において時間の確保が難しく，また疲労がある場合は運動の実施を困難にする（石井ほか，2010，115-125頁）。女性は日常における時間のマネジメントが難しく，特に39歳以下においては妊娠や出産，子育て，また仕事に費やす時間が長い（女性の労働分析）。

　ところで，本研究の対象者において，「身近に利用しやすい運動施設や場所がない」と「手軽に利用できる用具がない」「運動を一緒に行う仲間がいない」の割合が高く，運動しているにもかかわらず運動する環境がよくないと感じて

表3-17 運動の実施を阻害する要因

項目	年代								合計		p値
	39歳以下		40-59歳		60-69歳		70歳-				
	(人)	(％)	(人)	(％)	(人)	(％)	(人)	(％)	(人)	(％)	
身近に利用しやすい運動施設・場所がない	17	81.0	71	81.6	184	88.5	58	78.4	330	84.6	0.145
手軽に利用できる用具がない	12	57.1	62	70.5	143	71.1	38	56.7	255	67.6	0.104
運動を一緒に行う仲間がいない	16	72.7	69	76.7	177	85.9	66	85.7	328	83.0	0.118
仕事が忙しく，時間がない	8	36.4	18	20.7	26	12.9	4	5.7	56	14.7	0.001※
仕事が忙しく，疲労がたまっている	11	52.4	26	29.9	21	10.4	5	7.0	63	16.5	<0.001※
家庭のこと（家事,介護など）で忙しく，時間がない	5	23.8	19	21.1	29	13.9	4	5.5	57	14.5	0.024※
家庭のことが忙しく,疲労が溜まっている	6	30.0	19	21.1	23	11.2	10	13.3	58	14.8	0.032※
運動することについて，家族の理解を得られない	0	0.0	4	4.4	18	8.7	12	16.7	34	8.7	0.020※
金銭的な余裕がない	10	45.5	17	19.3	30	14.6	14	19.4	71	18.3	0.005※
腰痛・膝痛などの関節痛がある	8	38.1	39	43.8	88	42.1	36	48.6	171	43.5	0.749
運動できない病気がある	0	0.0	1	1.1	7	3.4	9	11.8	17	4.3	0.003※

※：$p<0.05$

いる割合が高く，これは先行研究とは異なる結果であった（松下・松山，2004，156-163頁）。本研究の対象者は，運動する場所や用具，仲間に不足や必要性を感じているために，期待や要望が高くなっていると考えられた。運動したいと考え，運動する必要性を感じている者に対し，気軽に手軽に運動を可能とする環境の整備が必要であると考えられた。

（5）女性の運動実施

健康や体力への関心が高まる時期に本人が健康状態の現状を把握することは，運動を開始と継続の動機づけになる。特に中高年者に対しては，健康診断や人間ドックのときを利用して身体活動量の増加による効果を啓蒙し，具体的な運

動教室やイベントの紹介も一考である。この時，施設や場所，用具など，「運動する環境」，また「一緒に運動を実施する仲間」「コミュニケーションをとれる状況」「運動の実施や継続にかかる費用」「クラブ等の指導者の魅力」，および「周囲の勧め」も動機づけの要素となる。実際，運動そのものよりも指導者に魅かれて運動教室に通う人もいる。

一方，家事や仕事が忙しい環境は，運動の実施や継続を困難にする。これは先行研究を支持し，職場では運動を実施できる場所や時間を設定するなど，気軽に運動できる環境を整備したり仲間をつくること，家庭においては，家族の理解を得て家族と一緒に運動する発想の転換も必要であると考えられる。職場や家庭における運動する時間や場所の確保は，本人のみでは改善が難しいため，組織や家族による環境や制度の整備が必要である。

また，疲労があるときにこそ，運動の実施が血液の循環を良くし，ストレスの解消や体力を回復して，仕事や家事の効率を高める場合もある。運動は時間がなければできないものではない。時間がない時こそできる手軽で気軽に効果を期待できる運動の方法についての啓蒙も必要である。

（6）太極柔力球の可能性

近年の健康ブームに伴い，運動への関心が高まり，2007年の東京マラソン開催を機に，ランニングは実施人口を急増させている（笹川スポーツ財団, 2012）。しかし，ランニングは腕と脚を主とした動作の反復により，筋肉や関節への刺激が限定されるため，安易な実施や不適切な実施は膝や腰の障害や疲労の蓄積，また貧血症などの疾病の発症の原因となる危険性が，本研究の対象とした太極柔力球よりも高いと推察される。

本研究の対象とした太極柔力球のゆったりとした動きは，優雅でありながらも全身，および腕や指先などの局所の筋肉を刺激し，体力の向上や体調が良好になる他，体重や体脂肪の減量，視力や姿勢の改善などの効果があることが期待され（Michael, et al., 2011, pp.540-552），その効果は本研究でも明らかになった。また，美しい衣装を着用し，音楽に合わせて舞う「演舞」は女性に好まれやすく，得点を競い合う「競技」もあるため，体力レベルや趣向に合わせた選

> コラム

太極柔力球の特性と展望

　「太極柔力球」は，90年代に中国で考案されたスポーツである。本格的な普及活動は，2002年に中国老年人体育協会が中高齢者の健康法として太極柔力球推進プロジェクトを立ち上げた以後である。当時の中国老年人体育協会が主催した全国指導者セミナーに参加した人数は，1年間で200名未満，2007年まで太極柔力球の実施人口は増えなかった。

　しかし，2008年北京オリンピック開催を機に中国政府が国民に対して健康とスポーツへの関心を高めるよう呼び掛け，民族的なスポーツとして太極柔力球を推奨したのを機に，太極柔力球が広く知られるようになった。特にオリンピック後，中国政府がこれまで重視してきた競技スポーツから健康スポーツへの方針転向したことで，普及活動の環境が大きく変わった。2010年頃には太極柔力球人口が約600万人まで急増し，現在は1000万人を超えたというから驚きである。全国から集まる指導者研修には約450名が集まるが，その費用は，開催地方の行政からの補助金と企業からの寄付金で賄われている。

　中国の太極柔力球が大きく展開している背景には，国や地方行政と企業スポンサーが一体となって大会の開催や指導者の育成などを行い，街づくりや地域，また企業の知名度向上に関係しているからである。

　日本では，2002年に普及活動が始まった。中国とほぼ同じようなペースで進み，2005年に普及指導員育成を開講すると同時に日本太極柔力球連盟を立ち上げた。以降，毎年選手権大会を開催し，中国チームを招聘して研鑽と交流を深める一方，需要のスピードに指導員の育成が追い付かず，伸び悩む現状もある。現在，太極柔力球を多様化させることに焦点を置き，ルールの改正や4人制の競技柔力球を考案するに至っている。

　十数年間の普及活動を経て，太極柔力球を取り巻く社会的な環境や文化の影響で，普及の速さや楽しみ方，表現の仕方など，日本と中国の間で違いは生じている。しかし，それぞれの国の文化に馴染んできたのではないだろうか。今後，国や地域を超えて交流を深めていくと同時に，新しい健康法の一つとしてこのスポーツを確立し，人々の健康づくりに寄与することを期待したいと考える毎日である。

（鄒　　力）

択が可能である。「演舞」と「競技」のいずれにおいても多数の技術を有するためにこれらの技術を獲得する度に達成感を得ることもできる。さらに，屋内での狭いスペースにおいても実施が可能であるため，場所や天候等に影響されることはない。したがって，家庭や仕事で時間がなく，疲労を蓄積しがちな女性に有効な運動種目の一つであると考えられ，これら太極柔力球の種目の特性が，年齢が高く，BMIが高い層においても受け入れられている要因であると推察された。

すなわち，女性の運動の実施には，生理的な効果の他に，美しさや優雅さなども重要な要素となり得る。また，友人づくりも運動の実施に付随して期待されている要素であることが明らかになった。

（7）今後の展開

現在，日本以上に少子高齢化が急速に進み，国民の健康政策が深刻で喫緊の課題となっている中国において，太極柔力球の種目特性が注目され，2014年5月に中国広州で中国老年人体育協会柔力球選考委員会主催の「中国全国指導者研修」が開催されるなど，その実施人口を急速に増加させている。国家政策として健康づくりが推進されているのである。

国や地域を管轄する行政や労働力を担う企業では，国民や住民，労働者の健康の維持増進をサポートする責務がある。この時，特に女性は男性と異なる背景があることへの認識が必要であり，健康状態の把握のみならず，男性と異なる女性のライフサイクルとライフコース，多様な背景を配慮した方策を講じ，具現化することが必要となっている。

本研究で対象とした中国伝来の太極柔力球は，健康づくりを目的として展開されている数多くのスポーツ種目の一例に過ぎない。今後，運動種目の特性を検討し，女性の運動実施を促進する方策を考案していきたい。

◆本章のテーマを学ぶ基本図書◆
笹川スポーツ財団，2012，『スポーツライフ・データ2012――スポーツライフに関する調査報告書』。

日本人のスポーツライフについて，さまざまな視点から調査した報告書。経年の記録により，その変化と現状を把握するのに役立つ。
ルーカス，J. A.・スミス，R. A.／片岡暁夫編訳『現代アメリカスポーツ史』不昧堂出版。現在のアメリカのスポーツの歴史を示した書。女性のスポーツ参加についても知ることができる。

引用参考文献
石井香織・岡　浩一朗・井上　茂・下光輝一，2010，「日本人成人における健康増進に寄与する推奨身体活動の充足に関連する自宅近隣の環境要因」『日本健康教育学会誌』18(2)。
岡　浩一郎，2000，「行動変容のトランスセオレティカル・モデルに基づく運動アドヒレンス研究の動向」『体育学研究』45。
岡野五郎・薄衣志野・山下澄子，2004，「中高年女性の運動教室参加後の運動習慣形成度とその寄与因子」『北海道公衆衛生学会誌』18(2)。
木村美也子，2008，「ソーシャル・キャピタル——公衆衛生学分野への導入と欧米における議論より」『保健医療科学』57(3)。
公益法人日本生産性本部，2012，『震災後の余暇を考える』『2012年版　レジャー白書』。
厚生労働省，「健康づくりのための運動指針2006（エクササイズガイド2006）」。
厚生労働省，「健康づくりのための身体活動基準2013」及び「健康づくりのための身体活動指針（アクティブガイド）」
　　http://www.mhlw.go.jp/stf/houdou/2r9852000002xple-att/2r9852000002xpr1.pdf
厚生労働省：身体状況調査の結果．「平成23年国民健康・栄養調査報告第2部」107-151，2013
　　http://www.mhlw.go.jp/bunya/kenkou/eiyou/dl/h23-houkoku-05.pdf
厚生労働省，生活習慣調査の結果．「平成23年国民健康・栄養調査報告第3部」，154-188，
　　http://www.mhlw.go.jp/bunya/kenkou/eiyou/dl/h23-houkoku-06.pdf
駒村康平，2008，「少子高齢化社会における社会保障と健康づくり支援」『体育の科学』58(12)。
近藤克則，2008，「健康を決定する要因——社会的要因とライフコース」『体育の科学』58(12)。
笹川スポーツ財団，2012，『スポーツライフ・データ2012——スポーツライフに関する調査報告書』。
四方弘道，2012，「受動喫煙の防止等に関する条例の制定について（特集　市民の健康と自治体行政）」『地方自治職員研修』45(10)。
下光輝一，2006，「健康作りのための運動指針2006：生活習慣病予防のために——エクササイズガイド2006」『体育の科学』56(8)。
高井和夫，2003，「身体活動の継続を支える要因とその方策」『体育の科学』53(10)。
田中茂穂，2009，「運動によるメタボリックシンドローム解消法のエビデンス」『臨床スポーツ医学』26(12)。
田中宏暁，2006，「ニコニコペースの健康づくり」『日本歯科東洋医学会誌』25(1)，40-43頁。
田中宏暁，2009，「70% VO2max強度からにこにこペースへ（特集：常識を打ち破る運動生理学の新知見）」『体育の科学』59(3)。
田畑　泉，2007，「厚生労働行政における最近の身体活動・運動施策の変化」『体育の科学』57(8)。
つくば市保健福祉部健康増進課，2012，「健康づくりプログラム　ICT健康サポート事業（茨城県つくば市）特集：あなたが住む街の医療・健康・福祉情報への取り組み」『Future』16。
特定非営利活動法人日本太極柔力球連盟HP　http://www.tjrlq.jp/renmei/index.html
西村久美子・山口泰雄，2003，「運動・スポーツ非実施へいたるプロセス——中年期女性を事例と

して」『スポーツ社会学研究』11。
21世紀職業財団，2011，「女性の継続就業全員参加型の社会を目指して」『女性労働の分析2011年』。
野村卓生・甲田宗嗣・重森健太・吉本好延・佐藤　厚，2008，「予防医学的観点からの運動行動変容への取り組みの知見の整理」『日本衛生学雑誌』63(3)。
橋本公雄・堀田　亮・山崎将幸・甲木秀典・行寛鉄平，2009，「運動・スポーツ活動におけるメンタルヘルス効果の仮説モデル――心理・社会的要因を媒介変数として」『健康科学』31。
原田和弘，2013，「身体活動の促進に関する心理学研究の動向：行動変容のメカニズム，動機づけによる差異，環境要因の役割」『Research in exercise epidemiology』15(1)。
松下年子・松島英介，2004，「中高年齢者のQOL（Quality of life）と生活習慣の関連」『日本保健科学学会誌』7(3)。
松田亮三・平井　寛・近藤克則，2005，「日本の高齢者――介護予防に向けた社会疫学的大規模調査：高齢者の保健行動と転倒歴」『公衆衛生』69。
宮地元彦，2008，「特定保健指導における運動指導の方法」『体育の科学』58(7)。
文部科学省スポーツ・青少年局スポーツ振興課，「体力・スポーツに関する世論調査（平成25年1月調査）調査の結果の概要」。
http://www.mext.go.jp/component/b_menu/other/__icsFiles/afieldfile/2013/08/23/1338732_1.pdf
文部科学省，スポーツ・青少年局スポーツ振興課「体力・スポーツに関する世論調査（平成25年1月調査）成人の週1回以上のスポーツ実施率の推移」。
http://www.mext.go.jp/a_menu/sports/jisshi/__icsFiles/afieldfile/2014/03/17/1294610_1.pdf（2014/5/18閲覧）
大和　浩，2013a，「受動喫煙による障害と受動喫煙防止法・条例による効果（特集 喫煙と健康障害：禁煙支援の理解・普及から「脱タバコ社会」を目指して）（受動喫煙（副流煙）の影響）」『日本臨床』71(3)。
大和　浩，2013b，「職場における健康管理（第9回）職場における喫煙・受動喫煙対策」『保健の科学』55(9)。
山口泰雄，1997，「中高年者の運動実施――現状と課題（特集 高年者の運動――社会・心理的背景と身体能力）」『体育の科学』47(9)。
山田育弘，2013，「行政としての禁煙推進」『日本循環器学会専門医誌』21(3)。
J. A. ルーカス・R. A. スミス／片岡暁夫編訳，1980，『現代アメリカスポーツ史』不昧堂出版，92頁。
Michael Huen Sum Lam 1, Siu Yin Cheung, Bik Chu Chow, 2011, "The effects of Tai-Chi-Soft-Ball training on physical functional health of Chinese older adult," *Journal of Human Sport & Exercise*, 3(6), pp. 540-552.
Trost SG, Own N. Bauman AE., et al., 2002, "Correlates of adults 7 participartion in physical activity review and update," *Med Sci Sports Exer*, 34, pp. 1996-2001.

第4章　睡眠と健康
―― 快適な眠りへの生活習慣 ――

徳山薫平・萱場桃子

　食事・運動・睡眠が健康の3原則として認知されて久しく，厚生労働省の「健康日本21（21世紀における国民健康づくり運動）」でも国民の健康増進を図るため，「栄養・食生活」「身体活動・運動」「休養」に関する生活習慣の改善を含めた健康づくりを推進するための取り組みが実施されている。本章では，健康で快適な生活を送るために重要な役割を果たす睡眠について，食事や運動との関連や体内時計という視点も加えて紹介する（図4-1）。

Keyword▶睡眠，概日リズム，食事，運動，体内時計

第1節　睡眠の疫学

（1）睡眠時間

　現代社会では，多くの人が睡眠不足や不眠症，夜型の生活習慣といった睡眠に関連した問題を抱えている。日本人の睡眠について調べた大規模疫学調査として，5年ごとに行われているNHKの「国民生活時間調査」や総務省統計局の「社会生活基本調査」，毎年行われている厚生労働省の「国民健康・栄養調査」があげられる。

　「国民生活時間調査」によると，長期的にみて日本人の睡眠時間は減少しており，2010（平成22）年の結果（小林，2011，2-21頁）では，平日の男女40・50代の睡眠時間が6時間台と短い。この調査では，睡眠以外にも仕事や娯楽等の活動状況についても調べているが，平日では仕事時間が早まりそれに伴って有職者の起床時刻が早くなっていることや，平日23時台に就床している人の割合が減っており，その時間帯にインターネットやビデオ，テレビを視聴し

図4-1　健康に重要な三要素と体内時計

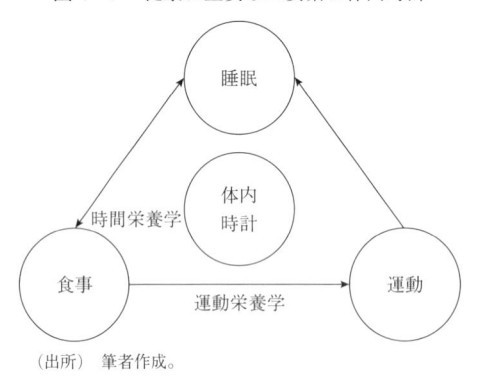

（睡眠―体内時計―食事―運動、時間栄養学、運動栄養学）

（出所）筆者作成。

ている人が増加していることから就床時刻が遅くなり，それにより睡眠時間が減少している。

2010（平成22）年の「社会生活基本調査」（総務省統計局，2011）では，最も睡眠時間が短い年齢階級は45～49歳で7時間3分であった。曜日別の睡眠時間では，日曜日＞土曜日＞平日の順に長く，「国民生活時間調査」と同様であり，平日の短い睡眠時間の睡眠負債を週末で補っていることが示されている。休日に遅寝遅起きをすることで体内時計のリズムが後ろに遅れ，週明けに元の生活リズムに戻れずに時差ぼけと同様の症状が起こる現象が「社会的な時差ぼけ（social jet lag）」として，これが飲酒，喫煙，うつ等と関連することから問題視されている。

2011（平成23）年の「国民健康・栄養調査」（厚生労働省，2013）では，1日の平均睡眠時間は男女とも「6時間以上7時間未満」と回答した者の割合が男性35.5％，女性37.7％で最も多かった。「5時間未満」との回答は，男女ともに40代で最も多く，男性9.0％，女性11.4％であった。調査対象や調査方法が異なることから，睡眠時間の結果は調査により数値が多少異なるが，三つの調査のいずれにおいても，40代の睡眠時間が最も短いという結果が一致している。

日本人の睡眠時間は諸外国と比較しても短い。OECD加盟18カ国を比較した報告書（OECD, 2009）によると，平均睡眠時間が最も長いのはフランス（530分）であり，アメリカ（518分），スペイン（514分）と続いた。日本は470分であり，下位から2番目であった。日本人では女性の方が男性よりも睡眠時間が短いが，諸外国における調査では睡眠時間に性差は認められない。日本人の睡眠時間にみられる男女差は生物学的な性差によるものではなく，朝食や弁当の準備といった家事を主に女性が担っている等，文化や社会的役割の違いが

関連していると考えられている。

睡眠は年齢によっても変化する。年齢と睡眠について調べたメタアナリシス研究[1]（Ohayon, 2004, pp. 1255-1273）では，脳波を測定した睡眠実験において，10歳までの子どもは睡眠時間が8時間を超えているが，睡眠時間は年齢が上がるにつれ徐々に減少し，45歳では約6時間，85歳では5時間を少し上回る結果であった。疫学調査で観察されている40代の睡眠時間の短さは加齢に伴う変化に加え，他の社会的要因も関与していることがうかがえる。また，この研究では，年齢により睡眠構築（睡眠の質）も異なり，若年者では睡眠初期に徐波睡眠（深い眠り）が多くみられるが，年齢が上がるとともに徐波睡眠は減少し浅い眠りが増え，中途覚醒が増加することが明らかになった。

（2）不眠症

日本における不眠症の有病割合は約20％と報告されているが，研究により不眠症の定義は異なる。睡眠医療の臨床現場で使われる不眠症の診断基準は，世界保健機構によるICD（国際疾病分類），アメリカ睡眠医学会による睡眠障害国際分類（ICSD），アメリカ精神医学会による精神障害の診断と統計の手引き（DSM）と複数存在する。睡眠の疫学調査でも定義は統一されておらず，独自に質問項目を作成し用いられていることが多い。そのため，国際比較や他の研究との比較ができないことが指摘されており睡眠研究の課題となっている。

国民健康・栄養調査では，睡眠の質について「ここ1カ月間，あなたは寝床に入っても，寝付きが悪い，途中で目が覚める，朝早く目覚める，熟睡できない等，眠れないことがありましたか。」と入眠困難・中途覚醒・早朝覚醒・熟睡感を同時に尋ね，「まったくない」から「頻繁にある」の4段階の選択肢で回答を得ている。2011（平成23）年の対象者全体の結果では，「ときどきある」「頻繁にある」と回答した有症割合は男性50.9％，女性56.0％であり，特に60歳以上の高齢者でその割合が男女ともに高いことが明らかになった。

（3）睡眠環境

質の良い睡眠を維持するには，音・温度・光等の環境を整備することも重要

である。騒音と睡眠に関する研究は20年以上前から数多く行われており，騒音が睡眠を妨害するという知見で一致している。交通騒音と睡眠に関する疫学調査（Kageyama, 1997, pp. 963-971）では，幹線道路の近くに住んでいる対象者の不眠症の有病割合と道路の交通騒音のレベルに関連がみられると報告されており，また，実験研究からは，40dB以上の騒音の曝露は主観的には影響は及ぼさないにも関わらず脳波上では徐波睡眠の減少やレム睡眠の減少を引き起こすことが明らかにされている（Kawada, 1995, pp. 932-938）。

　温度と睡眠に関する実験研究では，寒冷曝露（21℃）が睡眠を妨げることや，暑熱曝露（35℃）が29℃の条件下に比べて中途覚醒の増加や徐波睡眠の減少，睡眠効率の低下を引き起こすことが明らかになっている（Haskell, 1981, pp. 494-501）。夏季の暑さに対してはエアコンの使用が有効であり，間欠冷房（入眠後2時間冷房）より28～29℃で連続して冷房を行う方が高い質の睡眠を得られること（川島，2004，31-37頁）や，地域における研究でもエアコン設置が睡眠と関連があること（Kayaba, 2014a, pp. 556-564）が報告されている。

第2節　光と睡眠・概日リズム

　音と温度に加え，光は睡眠に影響を及ぼす睡眠環境の三大要因といわれている。睡眠覚醒は恒常性（ホメオスタシス）[2]と概日（サーカディアン）リズム[3]の両方に司られているが，光は概日リズムを同調させる役割をもち，睡眠や体内時計に影響を及ぼす。

（1）光環境の変遷

　人類は誕生以来，たき火やたいまつ，動植物油，石炭ガス，ロウソク，石油等を火で燃焼させて発光する明かりを利用してきた。1800年代，カーボンアーク灯の発明を発端に，電気エネルギーによる明かりの研究・開発が進んだ。1900年代に入り，白熱電球やハロゲン電球，蛍光ランプをはじめ，さまざまな種類の電燈の開発や実用化が進んだ。科学技術の発展とともに，今なお新しい照明の研究・開発が進んでおり，照明環境はここ数十年で劇的に変化してい

る。特に，1993年に高輝度青色LED（発光ダイオード）が開発されてからは，赤・緑・青の3色のLED素子を組み合わせる方法，また，青色LEDの青色とYAG蛍光体（YAG：Yttrium Aluminum Garnet）の黄色を合成する方法により，白色LEDが登場した。LEDの特徴としては，高輝度，低電圧始動，反応速度の速さ，長寿命，小型・軽量，耐衝撃性があり，各国で省エネルギー対策が進む中，白熱電球や蛍光灯に代わりLED電球の市場が急速に拡大している。EU加盟国では白熱電球の販売が廃止され，LED電球への切り替えが促進され，デンマークやスペインでは街灯や信号機をLEDに切り替えている。日本でも，東日本大震災による福島の原発事故後，節電に対する意識が高まり，2011年の5月には白熱電球の売り上げを初めて上回った。青色光は，防犯灯や駅ホームでの飛び込み自殺防止にも使用されている。また，照明電球以外にも，LEDはテレビやパソコン等の電子機器のディスプレイ素子としても利用されている。このように，現代社会では日没後もさまざまな人工光がわれわれの身の回りに存在している。

（2）光と概日リズム

　睡眠の調節には，恒常性と概日リズムが協調して働いている。恒常性による睡眠の調節は，覚醒している時間が長くなるにつれ睡眠欲求が高まり睡眠の不足量を埋めるように睡眠の量も質も変化するという補償的な機構である。一方，概日リズムは，光や食事，運動，仕事や学校等の社会的要因といった外部からの刺激により体内時計を外部環境に同調させリズムの維持を図っている。体内時計を外部環境にうまく同調できないと概日リズムや睡眠に障害が起こり，日中の眠気や集中力低下等社会生活に支障をきたす。概日リズムが乱れることの典型例として，時差ぼけがある。時差ぼけは，時差がある地域へ移動した際に体内時計と外的環境の時刻にずれが生じることによって起こる身体の不調であり，睡眠障害や胃腸障害，倦怠感，吐き気，頭痛等の症状が出現する。体内時計のリズムは進める（位相の前進）よりも遅らせる（位相の後退）ほうが適応しやすい。東行きへの移動が西行きへの移動に比べ，時差ボケの症状が重くなりやすいのもこのためである。

睡眠・覚醒リズムには季節変動があり，日照時間や日長時間が影響している。夏季に比べて日の出時刻が遅い冬季では，起床時刻が遅くなり睡眠時間が長くなる傾向がある。北欧諸国等，夜も太陽が沈まない白夜が起こる地域では，自然光により概日リズムを同調させることが難しく，不眠症に季節の影響があることが知られている。また，睡眠相前進症候群や睡眠相後退症候群等の概日リズム睡眠障害の治療の一つとして，高照度光療法が行われている。このように，光は概日リズムを維持する上で重要な役割を担っている。

（3）光が睡眠や概日リズムに及ぼす影響

概日リズムの位相を変化させる同調因子の中でも，光（明暗サイクル）の働きは最も大きい。脳の松果体から分泌されるメラトニンは睡眠ホルモンとして知られており，通常，夜に分泌されて睡眠を促すが，本来暗いはずの夜に光を浴びると，メラトニン分泌が抑制される。夜間の光曝露はメラトニン分泌を抑制し，覚醒水準を上昇させるが，特に短波長光にこの作用が強いことが2001年に報告された（Brainard, 2001, pp.6405-6412）。筆者らは夜間の短波長光曝露が就寝中や翌日のエネルギー代謝に及ぼす影響を検討するため実験を行った。新聞が読めないほどの弱い光であっても，就寝前に2時間短波長光を曝露すると，翌朝の午前中にうとうとしてしまう現象を見出している（Kayaba, 2014b, pp.354-361）。翌朝の覚醒していなくてはいけない時間帯に浅睡眠に相当する脳波が長時間観察された。また朝食摂取後のエネルギー消費の増大から推定された食後熱産生も低下していた。光が概日リズムに及ぼす影響は光を浴びる時間帯によっても異なり，朝浴びる光は体内時計を進め，深夜に浴びる光は体内時計を遅らせる。光がエネルギー代謝に及ぼす影響も光を浴びる時間帯の違いによって異なる可能性が大きいが，未だ検討は進んでいない。

第3節　短時間睡眠や概日リズムの乱れは生活習慣病のリスク要因

睡眠不足や睡眠障害は心身の健康にも大きく影響する。短時間の睡眠は肥満，糖尿病等の内分泌疾患，心疾患，高血圧，動脈硬化，脳血管障害の発症のリス

ク因子であることや高い死亡率と関連があることが知られている。アメリカで100万人以上を追跡した大規模疫学研究では，睡眠時間が7時間の人の死亡リスクが最も低く，睡眠時間が3時間台や4時間台の人ではリスクが15%以上も上昇することが報告された（Kripke, 2002, pp. 131-136）。

（1）睡眠と代謝内分泌疾患

睡眠時間と肥満の関係について，数々の疫学研究が行われているが，子どもを対象とした19の研究と成人を対象とした26の研究についてまとめたメタアナリシス研究（Cappuccio, 2008, pp. 619-626）によると，短時間睡眠（10時間未満）の子どもが肥満になるリスクは1.89倍，短時間睡眠（5時間未満）の大人が肥満になるリスクは1.55倍であると報告された。睡眠時間と2型糖尿病の関連についても，メタアナリシス研究が行われており，短時間睡眠（5時間以下）におけるリスクは1.28倍であった（Cappuccio, 2010a, pp. 414-420）。不眠症状と2型糖尿病にも関連がみられ，リスクは入眠困難で1.57倍，睡眠維持困難で1.84倍であった。6日間の短時間睡眠（4時間）を行った実験（Spiegel, 1999, pp. 1435-1439）では，短時間睡眠が耐糖能を低下させるが，長期的にそのような影響が続くと糖尿病につながる恐れが示唆されている。また睡眠の質も代謝内分泌機能に影響するという報告もある。徐波睡眠時の脳波にはδ（デルタ）波が多くみられるが，δ波が出現したら被験者の耳元で音を流すという方法で徐波睡眠を選択的に制限した実験では，徐波睡眠制限3日後にインスリン感受性が25%低下した（Tasali, 2008, pp. 1044-1049）。

（2）睡眠と循環器疾患

睡眠時間と心血管障害また脳血管障害の発症との関連について調べたメタアナリシス研究では，短時間睡眠における心血管障害の発症リスクは1.48倍，脳血管障害による死亡リスクは1.15倍であった（Cappuccio, 2011, pp. 1484-1492）。循環器疾患の発症については，睡眠不足が交感神経系の睡眠中の過剰亢進を促し，循環器系全般に影響を及ぼすことが原因と考えられている。睡眠時無呼吸症候群で高血圧を呈することが知られており，また，中年期の人

において 5 時間未満の短時間睡眠は高血圧の発症を 60％増加させるという報告もされている（Gangwisch, 2006, pp. 833-839）。短時間睡眠の群と 7 時間睡眠の群を比較した研究では，男性では関連はみられなかったが，女性では短時間睡眠群の高血圧のリスクが 1.72 倍であり，性差も指摘されている（Cappuccio, 2007, pp. 694-701）。睡眠時間と血中コレステロールとの関連についての研究では，男性では関連はみられなかったが，女性では短時間睡眠が血中トリグリセリドの高値や HDL コレステロールの低値と関連がみられることが明らかになった（Kaneita, 2008, pp. 645-652）。このことは，短時間睡眠の女性が循環器疾患の発症リスクが高いこととも整合する。

（3）概日リズムの乱れの長期的な影響：交代制勤務と健康

現代社会は 24 時間社会とも呼ばれ，夜勤労働者や不規則なシフトで働く交代制勤務者も多い。「2012（平成 24）年労働者健康状況調査」によると，日本では全体として 11.6％，20 代では 23.1％が夜勤労働や交代制勤務に従事していると報告されている（厚生労働省，2014）。生活様式が多様化する中，夜型の生活をする人も多く存在する。単純な睡眠不足とは独立して，睡眠・覚醒リズムの乱れも数々の疾患の発症と関係する。概日リズムの同調がうまくいかずに体内時計にずれが生じることをサーカディアンミスアライメント（circadian misalignment）という。夜勤労働者を含む交代制勤務者は活動・休養のタイミングが不規則であり，日常的にサーカディアンミスアライメントの状態に置かれていると考えられる集団となる。

交代制勤務者では不眠症の有症割合が高いことや慢性的な睡眠障害のリスクが高い。日中の覚醒時の過度の眠気や日中に睡眠をとる際に不眠症状を呈することがあり，睡眠障害の診断基準である睡眠障害国際分類では，交代制勤務障害（Shift work Disorder）という項目が設けられている。疾患ごとに見てみると，交代制勤務者では 2 型糖尿病の発症リスクや胃・十二指腸潰瘍の発症リスク，乳がん，大腸がん，前立腺がん，子宮がんの発症リスクが高いことが知られている（Cappuccio, 2010b, pp. 325-354）。最近，世界保健機関（WHO）の国際がん研究機関（IARC）による発がん性リスク要因にも「交代制勤務（Shift-work that involves circadian disruption)」の項目が追加された。循環器疾患についても，交代制勤務者の発症リスクは高いが，交代制勤務者では喫煙者が多いといった他の要因が指摘されており，交代制勤務に従事すること自体が直接の原因になるかどうかは不明である。

第4節　食と運動の疫学

　社会環境の変化を受けてヒトの睡眠は大きな変化を遂げた。同様に食と運動も大きな変化を遂げてきた。

（1）糖，脂肪，塩
　飽食といわれていたが，わが国のエネルギー摂取の推移は1975（昭和50）年の2226 kcalを境に減少し続けている。したがって，最近40年間に増加した肥満の原因はエネルギー消費の大きな減少にあると推察されている。わが国の肥満増加は，この点において，未だにエネルギー摂取が増大しつづけている米国とは事情が異なっている。生活習慣病の増大の原因は運動不足に加えて，食の質の変化によるものと推測されているが，脂肪，飽和脂肪，精製された糖質の摂取過多あるいは多価不飽和脂肪酸の摂取不足等の可能性がある。かつては貴重品であった砂糖の摂取は劇的に増大し，その推移は糖尿病等の生活習慣病の増加と並行している。糖の消費量増大には安価なトウモロコシから工業的に生産される果糖ブドウ糖液糖が拍車をかけており，単に甘味のみならず，食品加工の多様な用途（防腐，パン食感調整等）に糖が用いられている。糖，脂肪および塩は脳に快感を与えて過剰摂取を誘発する性質があり，これらの性質を駆使して加工食品開発が進められている様子が最近出版された本に記載されている（モス，2014）。

（2）運動不足
　自動車の普及と生活習慣病の相関等からエネルギー消費の低下が肥満や生活習慣病の原因であると示唆されてきた。「健康日本21（第1次）」では，成人の

一日当たりの歩数を1000歩増加する目標が掲げられたが,「健康日本21」の最終段階では,男性が8220歩から7243歩,女性が7282歩から6431歩と,目標達成どころかおよそ1000歩減少していることが明らかとなりさらなる運動不足が懸念されている。

　運動不足は過食の原因にもなる。室内で座業していると,午後3時や夕食前の空腹時に間食を摂ることがあっても,同じ時間帯にスポーツをしていると空腹を忘れていることが多い。胃から分泌されるグレリンには食欲を促す作用があるが,運動中および運動後にはこのホルモン分泌が抑制されることが確認されており,運動が食欲を抑制する仕組みも明らかになりつつある(Broom, 2009, pp. R29-R35)。

第5節　睡眠と生活習慣

(1) 睡眠が食に及ぼす影響

　睡眠中には食事ができないので,睡眠中に使うエネルギーも覚醒時に摂取するよう食欲が調節されている。したがって,夜更かしをすると,覚醒時のプログラムが作動し続けるので空腹感を覚えるが,夜遅くでも食事ができる最近の生活環境(冷蔵庫,電子レンジ,加工食品,24時間営業のコンビニエンス・ストアの普及等)は夜更かしに伴う過食を誘発しやすい。

　睡眠不足が食欲を刺激する仕組みも次第に明らかになってきており,睡眠の制御とエネルギー代謝調節はその分子機構を共有していることがその背景にあると考えられている。食欲(orexis)を促すという意味を込めてオレキシンと命名された神経ペプチドには覚醒作用や基礎代謝を低下させる作用のあることが後になって明らかになったが,動物が巣から出て餌を探すというリスクのある行動はしっかりと目覚めた状態で行うという仕掛けの一端を担っている。一方,満腹になった後は巣に戻って隠れるという行動への切り替えはインスリンやレプチンが担っている。食後の血糖上昇に伴い膵臓から分泌されるインスリンは末梢組織において血糖低下作用を発揮することに加えて,中枢神経に作用して睡眠を促し,食欲を抑制する。食事や肥満に伴って血中濃度が上昇するレ

プチンという脂肪組織から分泌されるホルモンも睡眠を促し，食欲を抑制する。さらに，食欲を抑制（刺激）する分子は同時にエネルギー消費を増大（抑制）させる作用を発揮するよう視床下部のおける情報処理がプログラムされて，体内のエネルギー貯蔵が管理されている。したがって，満腹時には体づくり等の仕事にエネルギーを使い，空腹時にはエネルギー節約モードになる（Nicolaidis, 2006, pp.24-29）。

　睡眠時間と血中ホルモンとの関連を調べた疫学研究では，短時間睡眠で血中レプチン値が低く，血中グレリン値が高いという結果が得られている。摂食を促すホルモン（グレリン）の上昇と食欲を抑制するホルモン（レプチン）の低下は，短時間睡眠が摂食に関連したホルモン分泌の変化を介して食行動を変容させ，その長期的な影響が肥満につながると機序を示している。健常人を対象に2日間の睡眠制限（4時間）を行った実験（Spiegel, 2009, pp.253-261）では，血中グレリンの上昇とレプチンの低下が観察され，また空腹感や食欲も亢進し，特に炭水化物を多く含みカロリーが高い食品に対する食欲が上昇したと報告されている。

（2）食が睡眠に及ぼす影響

　食が睡眠に及ぼす影響は，睡眠によい食品や睡眠を妨げる食品としてよく知られている。アルコールは脳の機能に抑制的に作用するため入眠に促進的な働きをするが，アルコールは代謝が速く，中間代謝産物であるアセトアルデヒドの働きにより，睡眠の後半ではレム睡眠の反跳増加や浅い眠り・中途覚醒の増加を起こし睡眠を妨げ，また，耐性が形成されることから，寝酒は不眠の悪化やアルコール依存症の発症にもつながる恐れがある（大井田, 2013）。飲酒は不眠症状を引き起こすだけでなく，いびきや睡眠時無呼吸症候群を増悪させるという点でも睡眠に負の影響を与える可能性がある。

　喫煙者には短時間睡眠や入眠困難，日中の眠気，不眠感，中途覚醒，早朝覚醒の訴えが多く，喫煙が入眠潜時（臥床してから眠りにつくまでの時間）を延長し，徐波睡眠と睡眠時間を短縮することも実験研究で報告されており，要因として，ニコチンによる覚醒作用や離脱症状が考えられている（大井田, 2013）。

しかし，喫煙と不眠の間には不安やストレス，カフェイン摂取や飲酒習慣等の他の要因が存在する可能性も指摘されているため，喫煙自体の睡眠への影響は未だ完全には解明されていない。ここで注目すべきは，前述の糖，脂肪，塩に加えて，飲酒と喫煙が脳に快感を与えて過剰摂取を促すという共通項である。

睡眠に直接影響を及ぼす食品成分としては，コーヒーやお茶に含まれるカフェインが眠気を促すアデノシンの受容体に結合し覚醒を維持させる。一方，牛乳等に含まれるトリプトファンが代謝されてセロトニンやメラトニンになり眠気を誘発することが一般的に知られている。この効果を就寝時に活用するにはトリプトファンやトリプトファンの作用を増強する炭水化物を4時間程前に摂取する必要がある（Afaghi, 2007, pp. 426-430）。また睡眠に直接作用するのではなく，体内時計に作用して生体リズム変える作用を食品に求める研究も行われており，カフェイン（体内時計の遅れ），糖や塩（体内時計を進める）等にそのような効果がある可能性が示唆されている（Oike, 2014, pp. 204-212）。

（3）睡眠と運動

運動は睡眠に好影響を及ぼす。メタアナリシス研究によると，急性的な運動では入眠潜時の短縮や徐波睡眠の増加，レム潜時の延長，総睡眠時間の延長をもたらすこと，長期的な運動習慣では入眠潜時の短縮，徐波睡眠の増加，レム睡眠時間の短縮，総睡眠時間の延長，起床時刻の前進をもたらすことが確認されており，急性的な運動よりも運動習慣の効果量が高いという結果であった（Karla, 1996, pp. 277-291）。運動がこのように睡眠へ好影響を及ぼす仕組みについて，疲労により睡眠欲求が高まることや運動時の深部体温の上昇が就寝時の深部体温降下を促進させることが考えられている。運動が習慣化するとさらによく眠れるようになることは興味深いところであるが，その仕組みは解明されていない。

睡眠が記憶の固定を促し，運動の習得にとっても十分な睡眠が好結果をもたらすようだ。記憶には言葉で人に伝えることが可能な宣言記憶（英単語を覚える etc.）と，言葉で人に伝えることが困難な手続記憶（泳げるようになる，自転車に乗れるようになる etc.）とがあり，運動技術の習得は後者に分類される。宣

言記憶と手続記憶のいずれにおいても学習効果を上げるためには，学習後に睡眠をとった方がよく，スタンフォード大学のバスケットボール部員に5～7週間にわたって10時間以上の睡眠をとるようにさせた研究では，3ポイントシュート等のパフォーマンスの向上があったと報告されて新聞等でも注目を集めた（Mah, 2011, pp. 943-950）。

第6節　体内時計

（1）環境に適応するための予測システム

　環境の変化を予測して行動することは生物にとっては大切で，動物は餌を探すために，あるいは捕食されるリスクを少なくするために，動物固有の一日の行動パターンを守って生活する。太古にはヒトも大型肉食動物の捕食の対象であり，危険を回避するためには，いつ行動を起こすかが重要であった（ハート, 2007）。一日の時間の流れを測る体内時計が視床下部の視交差上核にあり，体内時計のズレは毎日目から入る光によって調整されている。一日中光の強さが変化しない環境で飼育されたネズミはこの体内時計の働きでほぼ24時間の周期（概日周期）を保って行動するが，視交差上核を破壊してしまうと，概日周期がみられないメリハリのない活動になってしまう。最近の分子生物学の進歩はこの体内時計の分子機構を明らかにし，さらに同じ分子機構が肝臓や脂肪組織等の末梢組織にもあって機能していることを突き止めている。視交差上核にある親時計が末梢組織にある子時計を調節しながら全身でまとまりのある時間管理をしている。これらの仕組みの解明に至るまでにはさまざまな動物実験が重ねられてきているが，例えば，脂肪組織の時計遺伝子を破壊されたネズミは太ることが見出され，体内時計と代謝が連携する仕組みが次第に明らかになってきている（Paschos, 2012, pp. 1768-1777）。

（2）食事や運動の時間の多様化

　国民生活時間調査によると，夕食の時間が遅くなっており（NHK放送文化研究所, 2006），遅い時刻の夕食は食後高血糖の原因にもなる（Sato, 2011, pp.

e220-e228)。また昼夜逆転して餌を与える極端な条件を設定した実験では動物の体脂肪が増加することも報告されており，不自然な時間帯の食事は生活習慣病の誘因となると考えられている。

　最高のパフォーマンスが発揮される時間帯を体内時計が決めていることを示すために，9時間間隔で200mの競泳自由形のタイムトライアルを繰り返した実験がある。睡眠と食事を小刻みにとり続けることによりその影響を消して（睡眠1時間と覚醒3時間を交互に繰り返す），体内時計の影響のみをみている。体温も体内時計とリンクして概日周期を示すが，体温の高い昼から夕方にかけての時間帯において競泳の成績がよいことが示された（Kline, 2007, pp. 641-649）。ライフスタイルの多様化に伴って，運動する時間帯も多様化しているが（総務省統計局，2012），早朝や終業後に運動している人は，この運動パフォーマンスがピークとなるゴールデン・タイムを外して運動していることになる。

　体内時計との相性が悪いと競技成績が好ましくないことを示す例として，アメリカンフットボールの過去40年間の100ゲームを解析した研究がある。アメリカの東部時間と太平洋時間では3時間の時差があるが，東海岸を拠点にするチームは西海岸でのナイトゲーム（太平洋時間午後8時）の成績が悪く，体内時計がすでにパフォーマンスのピークが低下しはじめる真夜中（東部時間午後11時）となっていることが原因だと考察されている。その証拠として，同じ対戦でも太平洋時間の昼に開始された試合では東海岸のチームも善戦していることがあげられている（Smith, 2013, pp. 1999-2001）。

（3）運動や食事による体内時計の調節

　視交差上核にある親時計を破壊されたネズミは昼夜の区別がないメリハリのない生活を送るようになるが，毎日決まった時刻に餌を与えて飼育すると，肝臓の時計が正しい時刻を発信し始めて，行動の概日周期が復活する。食事が体内時計をリセットする働きについて，ネズミに異なる時刻で食事を摂取させて調べた実験では，長い絶食の後の最初の食事（正にbreakfast）に体内時計のズレをリセットする大きな効果がある（Oike, 2014, pp. 204-212）。朝食の重要性を示唆する興味深い動物実験であるが，ヒトの肥満と朝食欠食の関連の有無につ

いての疫学調査結果は一致していない（Rampersaud, 2005, pp. 743-760）。朝食欠食と肥満の間に関連を認めた調査では，朝食欠食者が昼食，夕食および間食で大量のエネルギーを摂取する食習慣をもっていることを原因にあげている（Ma, 2003, pp. 85-92）。

　運動も体内時計の調整に一役買っていることを示唆する実験がある。体内時計の指標として血中のメラトニン濃度のリズムを測定した実験では，夕方に運動すると体内時計が30分進み，真夜中に運動すると50分遅れたと報告されている（Buxton, 2003, pp. 714-724）。また，運動が体内時計を調節する作用は，強い光を浴びての運動か薄暗い室内での運動かによっても違いがあるようだ。運動を明るい光を浴びながらすることが必須で，薄暗い部屋で同じ運動をしても体内時計を調節する作用はない。明るい光と運動の組み合わせがなぜ有効なのかという仕組みは完全には解明されていないが，運動が交感神経系を活性化した結果，瞳孔が開いて明るい光の影響を強く受けることが考えられている。この実験で行われた運動は最大心拍数の65〜75％の強度で15分間続け，15分の休憩を挟んで4回繰り返すというもので，息が少し上がる程度の運動であった（Yamanaka, 2014, pp. 546-557 ; Yamanaka, 2010, pp. 681-691）。

　これまでの体内時計の研究は体温や血中メラトニン濃度の概日リズムを体内時計の指標として研究されることが多かったが，時計遺伝子が末梢組織にも存在することが明らかになると，毛髪や口腔内皮細胞等を検体としてヒトの実験においても時計遺伝子の発現から体内時計を調べる研究が始まっており，この手法を用いた研究も増えると予想される（Okamoto, 2013, pp. 10-14）。

第7節　食・運動・睡眠の連携

（1）早寝早起き朝ご飯

　響きのよいキャッチ・コピー「早寝早起き朝ご飯」に反論することは難しい。しかし，日の出とともに起床してすぐに活動的な生活ができるようヒトの体がプログラムされているかは議論が分かれる。前述したように，起床直後は運動のパフォーマンスには最適な時間帯ではなく，同じ運動を昼に行った場合に比

べて"きつく"感じる。一方，決まった時間にしか餌を食べることができないネズミは餌の時間に合わせて予知行動をとり，消化酵素を活性化した状態で食事時間を迎える。またヒトでも起床2時間程前から体温が上昇し，あたかも起きる前からウォーミングアップをしているかの反応を示す一面もある。

　体内時計からの制御に加えて，朝食前は夜間の絶食後という事情もあり最高のパフォーマンス発揮のための最適な時間帯ではないようだが，最近の研究では筋グリコーゲンが枯渇した早朝空腹時のトレーニングには筋持久力を増大させる効果や（Maughan, 2011, pp. 131-149），24時間で燃焼する脂肪の量を増大させる効果が大きいことが示唆されている（Shimada, 2013, pp. 793-800）。また，夕刻以降の運動には体脂肪の燃焼には効果が少ないが，睡眠を促す効果が大きいとの指摘もある（Martinmäki, 2011, pp. 146-153）。トレーニング中のアスリートにおいて，体脂肪を減らす，あるいは睡眠を改善するといった目的次第では運動のゴールデン・タイムが異なることもありそうだ。

（2）食・運動・睡眠・体内時計

　多くの発明が運動不足と睡眠不足をもたらしたという見方がある。交通手段の発達や普及と生活習慣病の発症の相関は有名な例であるが，テレビの視聴時間は生活習慣病のリスクであり（Hu, 2003, pp. 1785-1791），椅子の発明が人類に肥満や腰痛等をもたらしたとの主張まである（Lieberman, 2013）。照明器具の発達が夜を短くしたが，青色LEDの普及という形で現在も光環境の変化が進行していることは本章でも解説した。これらに加えて，最近は国際化という視点から都市機能の24時間化が提案されている。われわれは"運動不足"と"飽食"に加えて，"24時間社会の到来に伴う睡眠不足"という相互に影響し合う健康上の難題を抱えており，連立方程式を解くように，食事・運動・睡眠の相互作用について理解する視点が必要だろうという観点から議論を展開した。

　食は脳に働きかけて快い感覚をもたらすが，これが暴走すると依存症の定義を満たす状態（渇望，過食，禁断症状等）にまで至る。糖，脂肪および塩はこの依存状態を引き起こす力が強く，この依存状態から抜け出すにはヘロインやコカインよりも長い期間かかってしまうとの報告（Epstein, 2010, pp. 529-531）も

コラム

シニアサッカーを楽しんで

　高齢者人口が増加し，マスターズ大会など，高齢者スポーツが盛んになってきた。サッカーは激しいスポーツだと思われているかもしれないが，高齢者の間でも盛んに行われているスポーツである。サッカー愛好者たちは各地で仲間を募ってチームをつくり，お互いに交流ゲームを楽しんでいる。各地のチームを組織化し，地域や地域間での交流大会の運営や，怪我のないようにゲームを進行させるためのルールなどを整えてきたのが西日本OBサッカー連盟である（OB連盟）。OB連盟の活動は1970年代の初めから続いている。京都でも暁フットボールクラブ（暁FC）がほぼ同じ時期に発足し，OB連盟に加盟して，活発に交流試合や練習会を展開している。

　筆者は現在72歳，2015年の正月で73歳となる。国立大学での研究生活を離れて10年目の年金生活者であるが，60歳になる頃，大学時代のサッカー仲間にシニアサッカーに誘われて以来，サッカーの楽しみに取りつかれている。

　シニアサッカーでプレーしてすぐに気づいたことは，大学時代のサッカー経験が随分財産になっているということである。その時代は関西1部リーグに所属はしていたが，2部チームとの入れ替え戦の常連でサッカー部の目的はいかに1部の地位を確保して後輩へ引き継ぐかということであった。そのための工夫と努力を傾注してリーグ戦に備えたことを今では懐かしく思い出す。当時のライバル校のプレーヤーと同じチームでプレーするし，交流試合ではリーグ戦の対戦相手と出会うことも多い。お互いに脚力，筋力は年齢相応に衰えているが，学生時代のプレースタイルそのままなのが面白い。その相手とゲーム後の懇親会などで親しく話し，新しい仲間と出会い交流が広がるのも楽しい。

　シニアのサッカーゲームでは，個人のスキル，チームとしてのタクティクス（戦略）も一応考えるが，楽しむことがまず第一である。もちろん，ゲーム中は勝敗にはこだわるが，結果は受け入れる。学生時代と違って，ストレスのかかるゲームはなく，余裕のあるプレーもできるようになった。この歳でサッカーが上達したと感じられるのも嬉しい。しかし，私にとって最大の収穫は，このような楽しみを続けるためには自分自身の健康だけでなく，家族全体の健康と家族それぞれが楽しめる趣味をもつことの大切さを実感できたことであろう。

（川野眞治）

あるので侮れない。糖，脂肪および塩が脳に快い感覚を呼び起こす中枢神経系内の部位は，酒，タバコおよび薬剤（有機溶剤，コカイン，ヘロイン等）が作用する部位と重複している。このために，一つの刺激物に対して依存状態になると，他の刺激物に対する依存症になりやすくなる（ゲートウェイ効果）という連鎖が生じる。このドミノ倒しが睡眠不足から始まる可能性が次のような仕組みから想定される。就寝時刻が遅い夜型の生活を送る者は朝型の生活を送る者に比べて喫煙，飲酒およびカフェイン含有飲料の摂取が多く（Wittmann, 2006, pp. 497-509），一方，これらの摂取は睡眠に悪影響を及ぼし，嗜好品と睡眠の間で悪循環が成立するので，これが常態化すると，食品にたいする依存症にも陥りやすくなる。したがって，食や睡眠の問題に個別に対応するのではなく，生活習慣全体を俯瞰して問題解決に臨む必要がある。

　運動に好ましい食事を考えるという視点に立つ「運動栄養学」はすでに認知されているが，運動が食に及ぼす影響を考える視点は未だ認知されていない。また，近年は体内時計が食事に及ぼす影響として「時間栄養学」という概念が脚光を浴びているが，食事や運動が睡眠や体内時計を調節する作用を示す言葉はまだないようだ。本章の冒頭に示した食事・運動・睡眠・体内時計の全体像を捉える視点が今ようやく確立されようとしている。

◆本章のテーマを学ぶ基本図書◆
三島和夫・川端裕人，2014，『8時間睡眠のウソ』日経BP社。
　多くのデータから睡眠の大切さを解説する入門書。適切な睡眠時間には個人差があるので，一律に8時間の睡眠を取らなければならないと考えてはいけないと説いている。
トーベス，G./太田喜義訳，2013，『ヒトはなぜ太るのか?』メディカルトリビューン。
　精製された炭水化物の過剰摂取と肥満の関連を説明している。さらに詳しく勉強したいのならば，同じ著者の『Good Calories, Bad Calories, 2008』を勧める。
モス，M./本間徳訳，2014，『フードトラップ』日経BP社。
　食品に仕掛けられた至福の罠（塩，砂糖，脂肪の絶妙なバランス）を駆使して，"癖になるおいしさ"を追求する加工食品メーカーでの開発の様子が描かれている。
Pollan M, 2009, *In Defense of Food : An Eater's Manifesto*, Penguin Books.
　文化や健康の視点から現代の食を見直す主張が展開されている。この著者の著作には翻訳されたものも多いが，原著を読むならばこの1冊がお勧め。
Lieberman, D., 2013, *The Story of the Human Body : Evolution, Health, and Disease,*

Penguin Books.
　現在の生活習慣（食，運動，睡眠，読書など）を人類進化の観点から論じている。著者は「裸足で走る方が足への負担は軽い」という議論を巻き起こしたハーバード大学の人類学者。大著なので，読み通すには覚悟が必要。

注
(1) 複数の研究のデータを収集・統合して解析した系統的総説。
(2) 生物の生理状態が一定するように調節される性質。
(3) 約24時間を周期とする内因性のリズム。

引用参考文献
NHK放送文化研究所，2006，「2005年国民生活時間調査報告書」
　　https://www.nhk.or.jp/bunken/summary/yoron/lifetime/pdf/060202.pdf　2014年12月9日アクセス
大井田隆，2013，『睡眠公衆衛生学』日本公衆衛生協会。
川島　庸，2004，「夏期の睡眠における最適な冷房条件に関する実験的研究」『人間と生活環境』11。
厚生労働省，2013，「平成23年国民健康・栄養調査」
　　http://www.mhlw.go.jp/bunya/kenkou/eiyou/dl/h23-houkoku.pdf　2014年8月27日アクセス
厚生労働省，2014，「平成24年労働者健康状況調査」
　　http://www.mhlw.go.jp/toukei/list/h24-46-50.html　2014年8月27日アクセス
小林利行，2011，「日本人生活時間2010——減少を続ける睡眠時間，増える男性の家事」『放送研究と調査』61。
照明学会，2012，『照明工学』オーム社。
総務省統計局，2011，「平成23年社会生活基本調査」
　　http://www.stat.go.jp/data/shakai/2011/　2014年8月27日アクセス
総務省統計局，2012，「平成23年社会生活基本調査」
　　http://www.e-stat.go.jp/SG1/estat/List.do?bid=000001040661&cycode=0　2014年12月9日アクセス
ドナ，H.／伊藤伸子訳，2007，『ヒトは食べられて進化した』化学同人。
モス，M.／本間徳訳，2014，『フードトラップ』日経BP社。
Afaghi, A., 2007, "High-glycemic-index carbohydrate meals shorten sleep onset," *Am J Clin Nutr*, 85(2).
Broom, R. D., 2009, "Influence of resistance and aerobic exercise on hunger, circulating levels of acylated ghrelin and peptide YY in healthy males", *Am. J. Physiol*, 296(1).
Brainard, G. C., 2001, "Action spectrum for melatonin regulation in humans: evidence for a novel circadian photoreceptor", *J Neurosci*, 21(16).
Buxton, O. M., 2003, "Exercise elicits phase shifts and acute alterations of melatonin that vary with circadian phase", *Am J Physiol*, Vol. 284.
Cappuccio, F. P., 2007, "Gender-specific associations of short sleep duration with prevalence and incident hypertension. The Whitehall II Study", *Hypertension*, 50(4).
Cappuccio, F. P., 2008, "Meta-analysis of short sleep duration and obesity in children, adolescents and adults", *Sleep*, 31(5).
Cappuccio, F. P., 2010a, "Quantity and quality of sleep and incidence of type 2 diabetes: a systematic

review and meta-analysis", *Diabetes Care*, Vol. 33.
Cappuccio, F. P., 2010b, *Sleep, Health, and Society From aetiology to public health*, Oxford University Press.
Cappuccio, F. P., 2011, "Sleep duration predicts cardiovascular outcomes : a systematic review and meta-analysis of prospective studies", *Eur Heart J*, 32(12).
Epstein, 2010, "Cheesecake-eating rats and the question of food addiction", *Nat Neurosci*, 13(5).
Gangwisch, J. E., 2006, "Short sleep duration as a risk factor for hypertension : analyses of the first National Health and Nutrition Examination Survey", *Hypertension*, 47(5).
Hu, F. B., 2003, "Television Watching and Other Sedentary Behaviors in Relation to Risk of Obesity and Type 2 Diabetes Mellitus in Women", *JAMA*, Vol. 289.
Kageyama, T., 1997, "A population study on risk factors for insomnia among adult Japanese women : a possible effect of road traffic volume", *Sleep*, 20(11).
Kaneita, Y., 2008, "Associations of usual sleep duration with serum lipid and lipoprotein levels", *Sleep*, 31(5).
Karla, A., 1996, "The effects of acute and chronic exercise on sleep", *Sports Medicine* Vol. 21.
Kawada, T., 1995, "Effects of traffic noise on sleep : a review", *Nihon Eiseigaku Zasshi*, 50(5).
Kayaba, M., 2014a, "Association between sleep and residential environments in the summertime in Japan", *Sleep Med*, Vol. 15.
Kayaba, M., 2014b, "The effect of nocturnal blue light exposure from light-emitting diodes on wakefulness and energy metabolism the following morning", *Environ Health Prev Med*, Vol. 19.
Kline, C. E., 2007, "Circadian variation in swim performance", *J Appl Physiol*. Vol. 102.
Kripke, D. F., 2002, "Mortality associated with sleep duration and insomnia", *Arch Gen Psychiatry*, 59(2).
Lieberman, D., 2013, *The story of the human body. Evolution, health & disease*, Penguin Books Ltd.
Mah, C. D., 2011, "The effects of sleep extension on the athletic performance of collegiate basketball players", *Sleep*, 34(7).
Ma, Y., 2003, "Association between eating patterns and obesity in a free-living US adult population", *Am J Epidemiol*, 158(1).
Martinmäki K., 2011, "Effects of vigorous late-night exercise on sleep quality and cardiac autonomic activity", *J Sleep Res*, Vol. 20.
Maughan, R. J., 2011, "Practical nutritional recommendations for the athletes," *Sports nutrition : More than just calories-triggers for adaptation*, KARGER.
Nicolaidis, 2006, "Metabolic mechanism of wakefulness (and hunger) and sleep (and satiety)", *Metabolism*, Vol. 55.
OECD, 2009, "Society at a Glance 2009 OECD Social Indicators (OECDiLibrary)" http://www.oecd-ilibrary.org/social-issues-migration-health/society-at-a-glance-2009_sos_glance-2008-en. 2014年8月27日アクセス
Ohayon, M. M., 2004, "Meta-analysis of quantitative sleep parameters from childhood to old age in healthy individuals : developing normative sleep values across the human lifespan", *Sleep*, 27(7).
Oike H, 2014, "Nutrients clock genes, and chrononutrition", *Curr Nutr Rev*, Vol. 3.
Okamoto, 2013, "An out-of-lab trial : a case example for the effect of intensive exercise on rhythms of human clock gene expression", *J Circadian Rhythms*, Vol. 11.
Paschos G. K., 2012, "Obesity in mice with adipocyte-specific deletion of clock component Arntl",

Nature Medicine, Vol. 18.

Rampersaud, G. C., 2005, "Breakfast habits, nutritional status, body weight, and academic performance in children and adolescents", *J Am Diet Assoc*, 105(5).

Sato M., 2011, "Acute effect of late evening meal on diurnal variation of blood glucose and energy metabolism", *Obesity Research and Clinical Practice*, Vol. 5.

Shimada, K., 2013, "Effect of exercise performed before or after breakfast on 24h fat oxidation", *Metabolism*, Vol. 62.

Smith, R. S., 2013, "The impact of circadian misalignment on athletic performance in professional football players", *Sleep*, 36(12).

Spiegel, K., 1999, "Impact of sleep debt on metabolic and endocrine function", *Lancet*, Vol. 354.

Spiegel, K., 2009, "Effects of poor and short sleep on glucose metabolism and obesity risk", *Nature Review Endocrinology*, Vol. 5.

Tasali, E., 2008, "Slow-wave sleep and the risk of type 2 diabetes in humans", *Proc Natl Acad Sci USA*, Vol. 105.

Wittmann, M., 2006, "Social jetlag : misalignment of biological and social time", *Chronobiol Int*, Vol. 23.

Yamanaka,Y., 2010, "Physical exercise accelerates reentrainment of human sleep-wake cycle but not of plasma melatonin rhythm to 8-h phase-advanced sleep schedule", *Am J Physiol*. Vol. 298.

Yamanaka, Y., 2014, "Differential regulation of circadian melatonin rhythm and sleep-wake cycle by bright lights and non-photic time cues in humans", *Am J Physiol*, 307(5).

第Ⅱ部

「健康」を支える社会・教育基盤

第5章 経済状況と健康
―― 暮らし向きの心身への影響 ――

河合美香・岡野五郎

　経済の発展のためには競争が必要であり，競争なくして発展は難しいと考えられる。しかし，競争による勝敗と序列は格差を生む。格差は時に必要であるが，その格差の程度は許容できるものであるのだろうか。近年，経済状況により生じるさまざまな格差が直接，また間接的に健康に影響すると考えられるようになっている。経済的状況を示す指標として，国内総生産，世帯状況，所得，雇用形態などがあげられる。ここでは経済の観点から健康について考えてみる。

Keyword▶ GDP，ジニ係数，高齢者，貧困，所得，暮らし向き，日常生活動作能（ADL）

第1節　日本の経済の状況

（1）日本の実質 GDP の推移と所得

　国の豊かさを示す指標の一つとして，国内総生産（GDP）がある。GDP とは，国内の生産活動による商品，サービスの産出額から材料などの中間投入額を控除した付加価値の総額のことである。また，実質 GDP は当年の物価変動の影響を除いたものである。

　日本円による GDP は 1980（昭和 55）年度から上昇傾向にあり，世界の中で豊かな国であると考えることができる（図 5-1）。しかし，現在のグローバル化を反映してドルで GDP をみた場合，近年は，停滞，またはマイナス成長であるという見方もできる（「平成 25 年版労働経済の分析」6頁）。

　所得はどうであろう。1960 年代の高度経済成長の時期を経て，1970 年代に国民に「国民総中流」の意識が完成されたと考えられている（「国民生活に関す

第Ⅱ部 「健康」を支える社会・教育基盤

図5-1　実質 GDP と名目 GDP

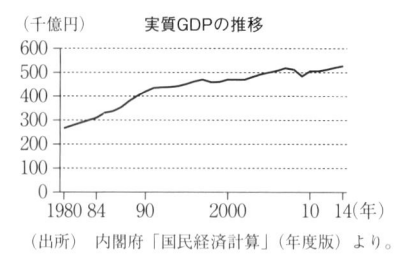

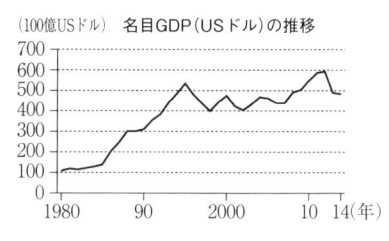

（出所）　内閣府「国民経済計算」（年度版）より。

る世論調査」）。その後，依然として中流意識の割合は高いものの（2013年の同調査），1990年以降にバブルが崩壊し，人事面では能力主義や成果主義が導入されて終身雇用が崩壊し，非正規雇用の普及などにより，所得格差が生じている。同じ仕事をしていても所得の格差が生じるのであればストレスを感じる者も増加し，就業意欲に影響する。

「全世帯」の所得は1994（平成6）年の664万2000円をピークに減少し，「児童のいる世帯」の所得も1996（平成8）年の781万6000円をピークにその後，減少しているが，「高齢者世帯」では，1998（平成10）年のピーク時から大きな変化はない（「平成25年度国民生活基礎調査」）（図5-2）。1世帯当たり平均所得金額は，「全世帯」では537万2000円であるが，中央値（所得を低いものから高いものへと順に並べて2等分する境界値）は432万円で，平均所得金額以下の世帯は60.8％となっている（図5-3）。しかし，高所得者ほど所得を過小評価していたり，実際の所得について正確に把握していない場合もある。したがって，一部の世帯の所得が多いが，他の多くの世帯の所得は平均以下であれば，貧困層が増加することになり，その貧困の程度が深刻になっていると考えられる。この割合は母子世帯（95.5％）と高齢者世帯（90.1％）で高い。

一方，所得を生活の豊かさの指標とすることに疑問もある。所得を増やすよりも積極的に消費することで生活を活性化し，楽しみたいという人もいる（橘木，1998，84-85頁）。所得をさまざまな収入と支出のトータルの結果であると考えれば，所得が同じであっても収入と消費のそれぞれの大きさは，生活の質を示すと考えられる。さまざまな手段により収入を得る一方で，教育や娯楽に

第 5 章　経済状況と健康

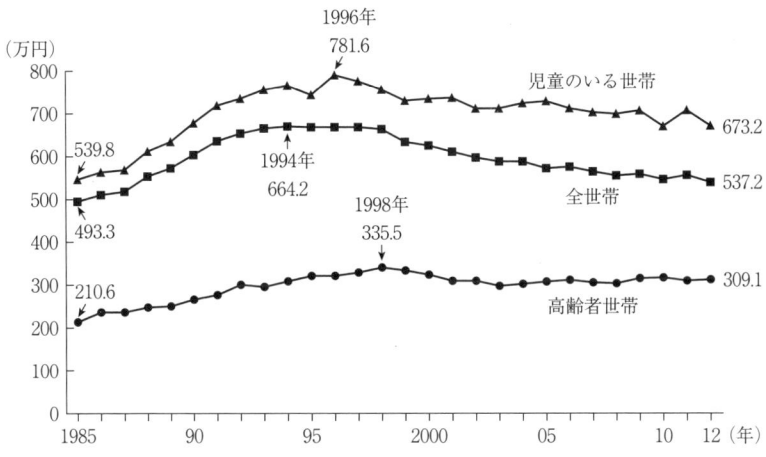

図 5-2　1 世帯当たり平均所得金額の年次推移

(注)　1：1994年の数値は，兵庫県を除いたものである。
　　　2：2010年の数値は，岩手県，宮城県および福島県を除いたものである。
　　　3：2011年の数値は，福島県を除いたものである。
(出所)　厚生労働省「平成25年国民生活基礎調査Ⅱ」。

図 5-3　世帯数の所得金額階級別相対度数分布

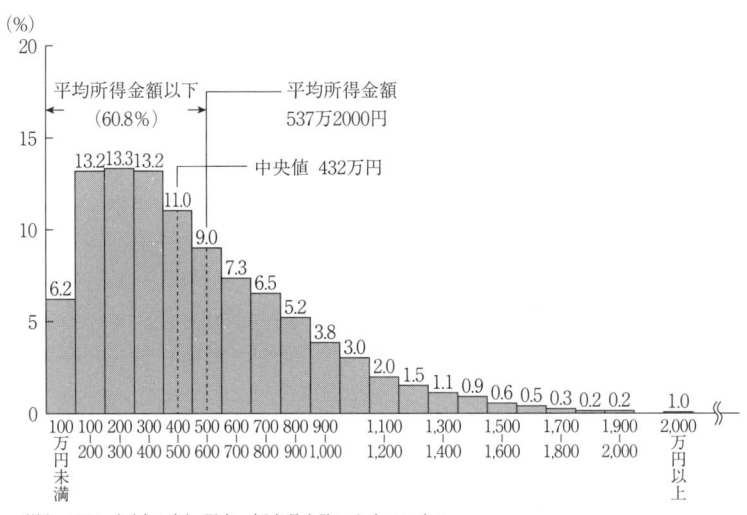

(注)　2013（平成25年）調査。福島県を除いたものである。
(出所)　厚生労働省「平成25年国民生活基礎調査Ⅱ」。

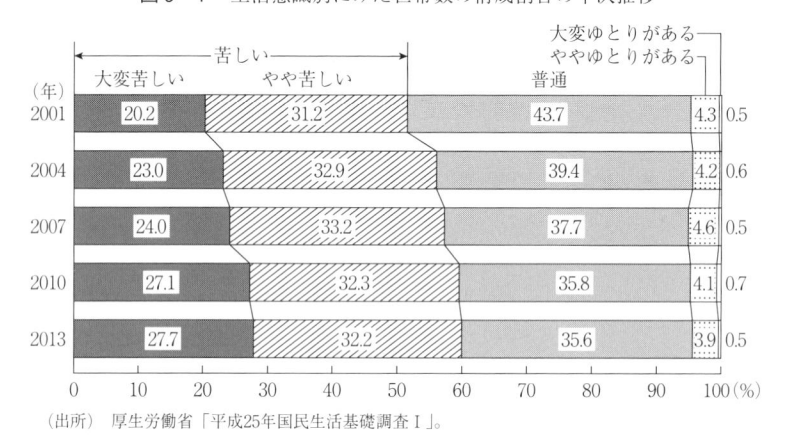

図5-4 生活意識別にみた世帯数の構成割合の年次推移

(年)	大変苦しい	やや苦しい	普通	ややゆとりがある	大変ゆとりがある
2001	20.2	31.2	43.7	4.3	0.5
2004	23.0	32.9	39.4	4.2	0.6
2007	24.0	33.2	37.7	4.6	0.5
2010	27.1	32.3	35.8	4.1	0.7
2013	27.7	32.2	35.6	3.9	0.5

(出所) 厚生労働省「平成25年国民生活基礎調査Ⅰ」。

資金を投入するような生活を送っていれば，所得が少なくても豊かであると考えることもできる。

2013（平成25）年の日本の平均の2人以上の世帯の1世帯当たり貯蓄現在高（平均値）は1739万円で，世界的にみれば将来や万が一の事態に備える人が多い（総務庁，2013）。これは，1973（昭和48）年の福祉元年までは社会保障制度が充実しておらず，公的年金制度や医療保険制度が不完全であったために不時の際や引退後の備えが必要であったこと，遺産動機が強いこと，住宅の購入や子どもの養育費，結婚などのように目標を決めて貯蓄をする傾向が強いことによる（橘木，1998，129-134頁）。しかし，近年では所得に格差が生じ，貯蓄が不可能である世帯が増え，豊かさを実感している割合が減少している。生活が苦しいと感じる人の割合が増加しているのである（図5-4）。

（2）世帯の状況

「国民生活基礎調査」の世帯数と平均世帯人員の年次推移によれば，2013（平成25）年の全国の世帯数は5011万世帯を超える数となっているが，世帯人数は，平均して2.51人と1953（昭和28）年の5.00人から比較すると2分の1に減少し，家族の人数，および兄弟姉妹の人数が減少している（図5-5）。

第5章 経済状況と健康

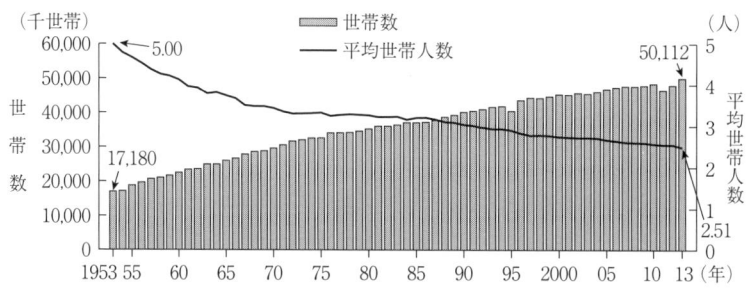

図5-5 世帯数と平均世帯人員の年次推移

(注) 1：1995年の数値は，兵庫県を除いたものである。
　　 2：2011年の数値は，岩手県，宮城県および福島県を除いたものである。
　　 3：2012年の数値は，福島県を除いたものである。
(出所) 厚生労働省「平成25年国民生活基礎調査Ⅰ」。

図5-6 世帯構造別にみた65歳以上の者のいる世帯数の構成割合の年次推移

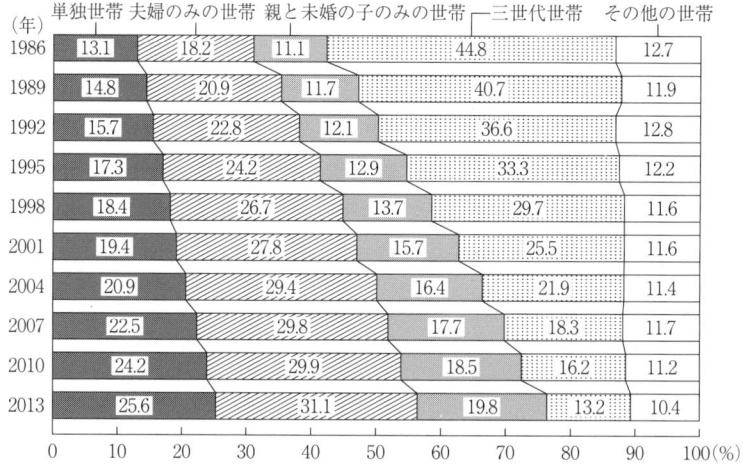

年	単独世帯	夫婦のみの世帯	親と未婚の子のみの世帯	三世代世帯	その他の世帯
1986	13.1	18.2	11.1	44.8	12.7
1989	14.8	20.9	11.7	40.7	11.9
1992	15.7	22.8	12.1	36.6	12.8
1995	17.3	24.2	12.9	33.3	12.2
1998	18.4	26.7	13.7	29.7	11.6
2001	19.4	27.8	15.7	25.5	11.6
2004	20.9	29.4	16.4	21.9	11.4
2007	22.5	29.8	17.7	18.3	11.7
2010	24.2	29.9	18.5	16.2	11.2
2013	25.6	31.1	19.8	13.2	10.4

(注) 1：1995年の数値は，兵庫県を除いたものである。
　　 2：「親と未婚の子のみの世帯」とは，「夫婦と未婚の子のみの世帯」「ひとり親と未婚の子のみの世帯」をいう。
(出所) 厚生労働省「平成25年国民生活基礎調査Ⅰ」。

また，祖父母と親，そして子という三世代世帯は，1986（昭和61）年の44.8％から減少し続け（図5-6），代わって単独世帯と夫婦のみの世帯，親と未婚の子のみの世帯が増加している。

65歳以上の者の家族形態は,「単独」が1986(昭和61)年は10.1％であったがその後増加している。「夫婦のみの世帯」も増加しているが,「子と同居」の割合は減少している。また「子と同居」の場合であっても「配偶者のいない子と同居」は1986(昭和61)年の17.6％から2013(平成25)年には26.1％に増加し,「子夫婦と同居」は46.7％から13.9％に減少している。高齢者において,自立が難しいにもかかわらず,独居せざるを得ない状況にあるのであれば,生活保護の受給者の増加や孤独死の増加につながる。また,所得分配の不平等化は,高齢単身者の増加が一つの要因になっている(橘木,1998,107-110頁)。

また,児童のいない世帯の割合は,1986(昭和61)年は53.8％であったが,その後の増加は,単独世帯や高齢者のみの世帯の増加に影響されていると考えられる。これらの結果から三世代世帯が多かった家族形態が変化し,核家族化と高齢化,そして少子化の現状がうかがえる。

(3) 雇用形態の変化

雇用者を雇用形態別にみると,正規の職員・従業員は減少し,非正規の職員・従業員が増加している(「平成25年労働力調査年報」)。一般に正規の職員・従業員は非正規と比較して,福利厚生や給与面で安定していると考えられる。

非正規の職員・従業員について,現職の雇用形態についた主な理由で最も割合が高いものは,男性では「正規の職員・従業員の仕事がないから」で,女性では「自分の都合のよい時間に働きたいから」である。1990年代半ば以降,パート,派遣,契約社員など正規の職員・従業員以外の割合は上昇してきた。2009(平成21)年には法改正による派遣社員の減少などの影響により,数字上は正規の職員・従業員以外の割合は低下し,正規の職員・従業員の割合は上昇しているが,実態は不明瞭である。また,正規雇用であっても組織の中での勝ち負けや順位があり,常に競争にさらされている場合がある。社内での業務量や裁量権に差があり,他者からの評価が低かったり,成果に見合う報酬を得られないことがあれば,現状に満足しているとは考えられない。また,1986(昭和61)年の男女雇用機会均等法の制定により,制度上は男女の雇用機会が平等

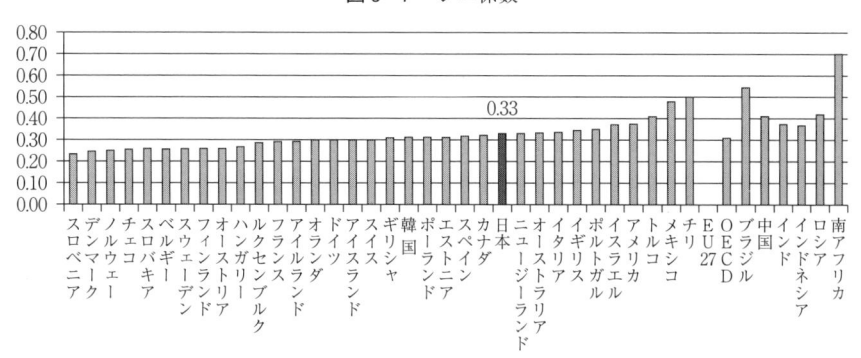

図5-7　ジニ係数

0.80
0.70
0.60
0.50
0.40
0.33
0.30
0.20
0.10
0.00

スロベニア　デンマーク　チェコ　ノルウェー　ベルギー　スロバキア　フィンランド　オーストリア　ハンガリー　フランス　アイスランド　アイルランド　オランダ　ドイツ　スイス　ギリシャ　韓国　ポーランド　エストニア　スペイン　カナダ　日本　ニュージーランド　オーストラリア　イタリア　イギリス　ポルトガル　アメリカ　トルコ　メキシコ　OECD27　ブラジル　中国　インド　インドネシア　ロシア　南アフリカ

（出所）　OECD Factbook 2013 : Economic, Environmental and Social Statistics（http://www.oecd-ilibrary.org/sites/factbook-2013-en/03/02/01/index.html?itemId = /content/chapter/factbook-2013-25-en）

になったが，現状はそうではない場合も多い。制度があっても実際に女性が能力を発揮し，活躍を評価される職場は多くない（厚生労働省，2013，37-66頁）。

（4）貧困の状況（貧困率）

　ジニ係数は，所得や資産の分布の不平等度を表す指標の一つでイタリアの統計学者ジニ（Gini, C., 1884-1965）が考案した。係数は0と1の間の値で示され，完全に平等なときに最小値0をとり，不平等度が大きいほど1に近づく。

　日本のジニ係数は過去と比較して近年，数値が高くなり，OECDの調査によれば，日本のジニ係数は0.33で世界の中でも不平等度が大きい国であることがわかる（図5-7）。しかし，世界の国々をみると所得の格差の小さい国ほど格差意識が高いという負の相関も認められ，格差に対する意識と格差の実態とは必ずしも相関せず，場合によっては逆説的なこともある（図5-8）。例えば，主要8カ国の所得格差の意識と実際の関係を比較した調査によれば，米国では，所得の格差が15倍を超えるが，格差が大きいと考える比率は30％で，他の国より低い。まさに格差があるからこそ意欲的になれるアメリカンドリームを享受している人が多いと考えられる。一方，フランスは，所得格差が日本と同じ程度で10倍に満たないが，格差が大きすぎると考えている比率は日本の40％超程度に対し70％程度である（治安への不安度と実際の犯罪率について

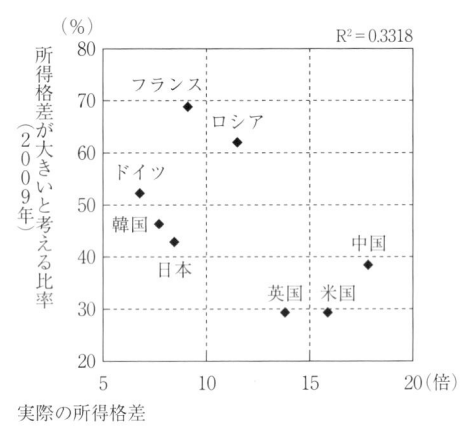

図5-8　所得格差の意識と実際の関係（主要8カ国）

縦軸：所得格差が大きいと考える比率（2009年）（％）
横軸：実際の所得格差（上位10％の所得÷下位10％の所得，1995〜2010年）

$R^2 = 0.3318$

(出所)　http://www2.ttcn.ne.jp/honkawa/4677.html
(資料)　ISSP 国際比較調査「社会的不平等」より。

も，犯罪が多い国ほど治安への不安度が高い訳ではない。日本は世界の中では犯罪が少なく，安全な国として知られるが，治安への不安度はかなり高い）。

　貧困線とは，貧困の程度を示す指標の一つであり，世帯人員数を調整して算出する等価可処分所得の中央値の半分を示す。貧困線に満たない世帯員の割合（相対的貧困率）は，2013（平成25）年16.1％で，大人が一人の家庭（母子家庭，または父子家庭）において50％を超えて高くなっている。また近年では，生活意識が苦しい（大変苦しい，やや苦しい）の割合も増え（図5-9），特に母子世帯でその割合が高い（「国民生活基礎調査」）。

①子どもの状況

　相対的貧困率は1990年代半ば頃から上昇傾向にあり，2012（平成24）年には16.3％となっている。子どもがいる現役世帯のうち，大人が1人の世帯の相対的貧困率が50％を超え，大人が2人以上いる世帯に比べて非常に高い水準となっている（図5-10）。その結果，就学援助を受けている小学生・中学生の割合も上昇傾向にある。日本は，世界の国の中でも子どもの貧困が深刻な国なのである（図5-11）。

第5章 経済状況と健康

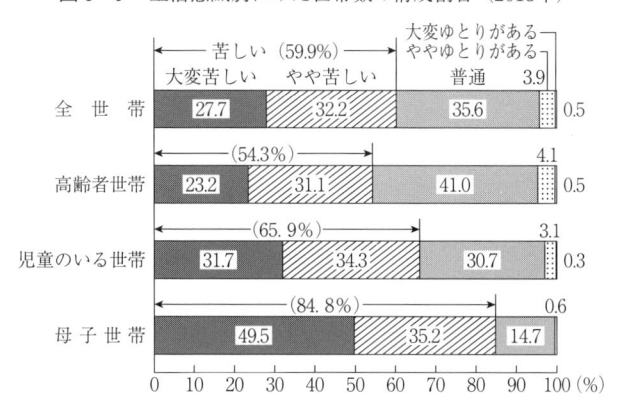

図5-9 生活意識別にみた世帯数の構成割合（2013年）

	苦しい (59.9%)		大変ゆとりがある ややゆとりがある	
	大変苦しい	やや苦しい	普通	3.9
全世帯	27.7	32.2	35.6	0.5
高齢者世帯	(54.3%) 23.2	31.1	41.0	4.1 / 0.5
児童のいる世帯	(65.9%) 31.7	34.3	30.7	3.1 / 0.3
母子世帯	(84.8%) 49.5	35.2	14.7	0.6

（注）福島県を除いたものである。
（出所）厚生労働省「平成25年国民生活基礎調査Ⅱ」。

図5-10 子どもがいる現役世帯の貧困率の推移

（注）1：1994年の数値は，兵庫県を除いたものである。
2：貧困率は，OECDの作成基準に基づいて算出している。
3：大人とは18歳以上の者，子どもとは17歳以下の者をいい，現役世帯とは世帯主が18歳以上65歳未満の世帯をいう。
4：等価可処分所得金額不詳の世帯員は除く。
（出所）厚生労働省「平成25年国民生活基礎調査Ⅱ」。

図5-11 子どもの相対的貧困率

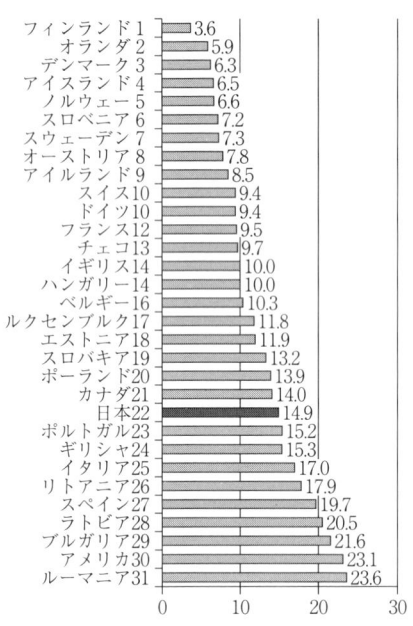

順位	国名	値
1	フィンランド	3.6
2	オランダ	5.9
3	デンマーク	6.3
4	アイスランド	6.5
5	ノルウェー	6.6
6	スロベニア	7.2
7	スウェーデン	7.3
8	オーストリア	7.8
9	アイルランド	8.5
10	スイス	9.4
10	ドイツ	9.4
12	フランス	9.5
13	チェコ	9.7
14	イギリス	10.0
14	ハンガリー	10.0
16	ベルギー	10.3
17	ルクセンブルク	11.8
18	エストニア	11.9
19	スロバキア	13.2
20	ポーランド	13.9
21	カナダ	14.0
22	日本	14.9
23	ポルトガル	15.2
24	ギリシャ	15.3
25	イタリア	17.0
26	リトアニア	17.9
27	スペイン	19.7
28	ラトビア	20.5
29	ブルガリア	21.6
30	アメリカ	23.1
31	ルーマニア	23.6

(出所)「先進国における子どもの幸福度」国立社会保障・人口問題研究所(http://www.unicef.or.jp/library/pdf/labo_rc11ja.pdf)

子どもの貧困は学校生活や人間関係にも影響し,自己肯定感を低下させる。貧困により遠足などの学校行事に参加する費用や給食費の支払いが難しく,流行のゲームや遊びに参加することも難しくなる。

子どもの貧困は母子家庭に多い。女性がいったん正社員を辞めるとその後の社会復帰が難しい現状がある。また,女性は男性よりも非正規社員が多く,全体の57％を占める。これは収入が少なく,福利厚生が十分でないことを示す(「平成24年労働力調査」)。子どもの将来がその生まれ育った環境によって左右されることのないよう,また特に発育発達期は心身が健やかに育成されるよう,環境を整備し,教育の機会均等を図るため,子どもの貧困対策を推進する必要がある。

2013(平成25)年に子どもの貧困対策を総合的に推進することを目的として「子どもの貧困対策の推進に関する法律」が制定された。この法では,国等の責務を明らかにし,子どもの貧困対策の基本となる事項が定められている。子どもの将来は環境に大きく影響される。将来を担う子どもの貧困対策と政策の推進が喫緊に必要である。

②高齢者の状況

高齢者世帯は所得のうち公的年金や恩給の割合が6割近くと高く,他の方法で所得を得られる人の割合は少ない。年金のみで生活することが難しい高齢者も多く,生活の苦しさは周囲とのコミュニケーションを難しくするため,孤立しやすい。高齢化が急速に進む現在,医療費の増大に加え,公的年金や恩給な

どの増加に伴い，国の財政の見直しが必要になっている（本書第6章参照）。

また，日本は，長寿国として世界に知られるが，平均寿命と健康寿命の差が大きく，特に女性は男性よりも長寿であり，この差が10年近くあるといわれる。要介護者の年齢を年次推移でみると，年齢が高い階級が占める割合が増加している。2013（平成25）年の要介護者等の年齢を性別にみると，男性は「80〜84歳」の25.4％，女性は「85〜89歳」の26.8％が最も多い。

現在，わが国において，高齢化社会に向けた健康づくりが課題となっているが，高齢者の周囲を取り巻く経済状況や世帯状況，人間関係など，環境への配慮が必要である。スポーツ活動やイベントなどの社会参加は，コミュニケーションの機会となり，人間関係の構築も推進する（本書第2章，第3章参照）。

第2節　経済状況と健康

近年，ヒトの健康に教育歴や所得，職業階層（管理職，専門職，一般職，現業など），就業形態（正規，非正規雇用，失業）などの社会経済的因子が直接，また間接的に大きく関わることが指摘されている（近藤，2005, 4-14頁）。一般的に健康な人ほど，仕事や学業に精力的になることができ，競争的な環境において，勝ち組として選ばれる有利な条件となり得る。その結果，健康な人が高い社会階層に上り詰める可能性は高いと考えられる。一方，病気のために欠勤が多くなれば解雇されたり，仕事がつらくなって自己都合で退職したりする人が増える。経済的な弱者は，そうでない者と比較して健康状態が良好な状況にない割合が高いのである（図5-12）。

例えば，生活習慣病の危険性を高める肥満度の割合は，世帯の所得に影響され，特に女性ではその影響が大きく，600万円以上の所得のある人が13.2％であるのに対し，200万円未満の所得の場合は25.6％である。また，600万円以上の所得のある人は，朝食の欠食状況が低く，野菜の摂取状況は高い。運動習慣や喫煙状況も良好である（平成22年国民栄養調査）。不眠の人の割合は，年収が400万円以上の人と比較して200万円未満の人で高く，教育を受けた年数が13年以上の人と比較して6年未満の人でも高い。また，うつ状態の割合

第Ⅱ部 「健康」を支える社会・教育基盤

図5-12 所得と健康状態

所得水準による肥満度のちがい（2010年）

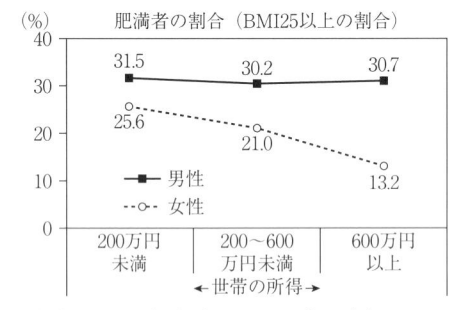

肥満者の割合（BMI25以上の割合）

男性: 200万円未満 31.5、200〜600万円未満 30.2、600万円以上 30.7
女性: 200万円未満 25.6、200〜600万円未満 21.0、600万円以上 13.2

←世帯の所得→

所得水準による生活習慣のちがい（2010年）

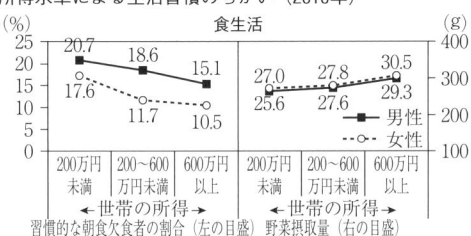

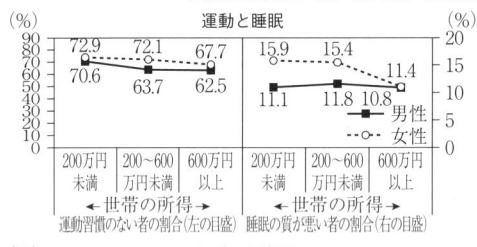

食生活

習慣的な朝食欠食者の割合（左の目盛）
男性: 20.7、18.6、15.1
女性: 17.6、11.7、10.5

野菜摂取量（右の目盛）(g)
男性: 25.6、27.6、29.3
女性: 27.0、27.8、30.5

運動と睡眠

運動習慣のない者の割合（左の目盛）
男性: 72.9、72.1、67.7
女性: 70.6、63.7、62.5

睡眠の質が悪い者の割合（右の目盛）
男性: 11.1、11.8、10.8
女性: 15.9、15.4、11.4

睡眠の質が悪い者：「ここ1カ月間，あなたは寝床に入っても，寝付きが悪い，途中で目が覚める，朝早く目覚める，熟睡できないなど，眠れないことがありましたか。」という問に「頻繁にある」と回答した者。

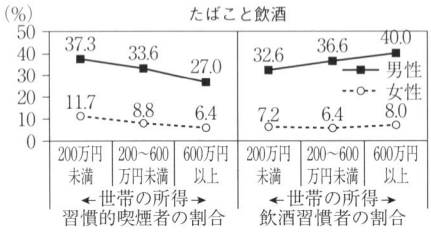

たばこと飲酒

習慣的な喫煙者の割合
男性: 37.3、33.6、27.0
女性: 11.7、8.8、6.4

飲酒習慣者の割合
男性: 32.6、36.6、40.0
女性: 7.2、6.4、8.0

飲酒習慣者：「週に3日以上飲酒し，飲酒日1日当たり1合以上を飲酒する」と回答した者。

（注） 20歳以上。解析対象は3189世帯，うち200万円未満733世帯，200〜600万円1787世帯，600万円以上669世帯。図の中の各項目のデータは年齢と世帯員数で調整した値。
（資料） 厚生労働省「平成22年国民健康・栄養調査」。

は所得が低いほど高く、年収が400万円以上の人が2.3％であるのに対し、100万円以下の低所得の人では15.8％で高くなる。所得の高い人は死亡率が少なく、男性においては所得の格差が寝たきりや認知症の発症率に影響しているという結果もある（近藤、2010、18-34頁）。

　高齢者についても同様である。所得の高い人は低い人に比べて骨折の割合が低く、不眠を訴える者、うつ、要介護になる者、死亡率もそれぞれ低い。所得が高ければ、季節や環境に応じた衣服を購入することができ、日当りや風通しがよく、設備の整った見晴らしのよい住居に住むことが可能である。日々の生活に心配する必要はなく、バランスのとれた食事を摂ることができる。衣食住が充実した状態にあることは、生活にゆとりを与え、心を豊かにする。この状況は心身の健康に大きく影響すると考えることができる。

　経済の発展のために格差が生まれるが、この格差は、健康にも影響する。健康は、すべての人が望むものであり、自己責任ですまされるものではない。

　また、生まれた時に貧困の環境にあれば、その後の教育を受ける権利が制限される。低所得や低学歴、低い職業階層など、低い社会経済状態の者ほど、運動不足やジャンクフードの摂取によるカロリーの摂りすぎが原因で起こる肥満や喫煙など、好ましくないライフスタイルがみられることが明らかになっている。かつては、貧困の環境にあっても教育を受ける機会は均等にあり、就学の機会が与えられ、努力により高い職業階層を得ることが可能であった。しかし、現代社会において、高学歴を得ようとすれば学校教育以外に塾に通い、家庭教師によりさらに受験勉強に励む必要が生じる。この時の経済的な負担は少なくない。大学の入学金や授業料が高まっている現在は、大学に入学してからの修学の継続が難しい場合もある。

　経済的な格差が、教育を受ける機会に格差を生じ、教育を受ける機会がなければ、健康教育を受けることも難しくなる。健康を脅かす要因となる格差についてさまざまな視点から考える必要がある。

第3節　地域高齢者の暮らし向きと健康の関係

わが国の高齢化率は，1980年代までは先進国中下位にあった。しかし，2005（平成17）年には最も高い水準となり，現在，世界一の超高齢化社会を迎えている。また長期の不況により，近年わが国では所得格差も広がっている。

高齢者では所得格差が大きいことを示すデータがある。年齢階級別のジニ係数（不平等度を測る指標）をみると，高齢者のジニ係数は他の年齢階層のそれに比べて高い（「平成20年所得再配分調査報告書」）。また，高齢者での生活保護受給者は2000（平成12）年（約38万人）に比べて2010（平成22）年（約74万人）には2倍近くまでになり，現在も増え続けている（国立社会保障・人口問題研究所）。

従来，健康疫学の分野ではライフスタイルと健康の関係を検討した研究が多いが，それらは高齢者を含めて，喫煙，飲酒，運動，睡眠，栄養（体型）などの良否が疾病の発生や身体機能，寿命に影響を及ぼすと指摘している（Belloc & Breslow, 1972, pp409-421）。

こうした中で，近年，ヒトの健康と社会経済的要因（学歴，所得，職業，人間関係）の関係を扱う研究がみられる（近藤，2005，70-82頁）。これらの研究によって，ヒトの健康は従来型のライフスタイルに影響されるだけでなく，社会経済学的要因に強く左右されることが明らかになりつつある。

（1）北海道N町での調査

所得格差が大きい高齢者に注目し，暮らし向き（家計）と健康度，および健康度に影響する因子の関係について検討を加えた。

対象は北海道N町在住の65〜85歳の全高齢者1735名（施設入所者54名を除く）である。この内，調査票に回答した1296名（男600名，女696名）を分析の対象とした。N町は石狩平野の南に位置し，人口9564人，第1次，第2次および第3次産業就業者の割合はそれぞれ21.2％，19.9％，54.4％である（「平成17年度国勢調査」）。2011（平成23）年での高齢化率は23.2％で，農業中

は所得が低いほど高く，年収が400万円以上の人が2.3％であるのに対し，100万円以下の低所得の人では15.8％で高くなる。所得の高い人は死亡率が少なく，男性においては所得の格差が寝たきりや認知症の発症率に影響しているという結果もある（近藤，2010，18-34頁）。

　高齢者についても同様である。所得の高い人は低い人に比べて骨折の割合が低く，不眠を訴える者，うつ，要介護になる者，死亡率もそれぞれ低い。所得が高ければ，季節や環境に応じた衣服を購入することができ，日当りや風通しがよく，設備の整った見晴らしのよい住居に住むことが可能である。日々の生活に心配する必要はなく，バランスのとれた食事を摂ることができる。衣食住が充実した状態にあることは，生活にゆとりを与え，心を豊かにする。この状況は心身の健康に大きく影響すると考えることができる。

　経済の発展のために格差が生まれるが，この格差は，健康にも影響する。健康は，すべての人が望むものであり，自己責任ですまされるものではない。

　また，生まれた時に貧困の環境にあれば，その後の教育を受ける権利が制限される。低所得や低学歴，低い職業階層など，低い社会経済状態の者ほど，運動不足やジャンクフードの摂取によるカロリーの摂りすぎが原因で起こる肥満や喫煙など，好ましくないライフスタイルがみられることが明らかになっている。かつては，貧困の環境にあっても教育を受ける機会は均等にあり，就学の機会が与えられ，努力により高い職業階層を得ることが可能であった。しかし，現代社会において，高学歴を得ようとすれば学校教育以外に塾に通い，家庭教師によりさらに受験勉強に励む必要が生じる。この時の経済的な負担は少なくない。大学の入学金や授業料が高まっている現在は，大学に入学してからの修学の継続が難しい場合もある。

　経済的な格差が，教育を受ける機会に格差を生じ，教育を受ける機会がなければ，健康教育を受けることも難しくなる。健康を脅やかす要因となる格差についてさまざまな視点から考える必要がある。

第Ⅱ部 「健康」を支える社会・教育基盤

第3節　地域高齢者の暮らし向きと健康の関係

　わが国の高齢化率は，1980年代までは先進国中下位にあった。しかし，2005（平成17）年には最も高い水準となり，現在，世界一の超高齢化社会を迎えている。また長期の不況により，近年わが国では所得格差も広がっている。

　高齢者では所得格差が大きいことを示すデータがある。年齢階級別のジニ係数（不平等度を測る指標）をみると，高齢者のジニ係数は他の年齢階層のそれに比べて高い（「平成20年所得再配分調査報告書」）。また，高齢者での生活保護受給者は2000（平成12）年（約38万人）に比べて2010（平成22）年（約74万人）には2倍近くまでになり，現在も増え続けている（国立社会保障・人口問題研究所）。

　従来，健康疫学の分野ではライフスタイルと健康の関係を検討した研究が多いが，それらは高齢者を含めて，喫煙，飲酒，運動，睡眠，栄養（体型）などの良否が疾病の発生や身体機能，寿命に影響を及ぼすと指摘している（Belloc & Breslow, 1972, pp409-421）。

　こうした中で，近年，ヒトの健康と社会経済的要因（学歴，所得，職業，人間関係）の関係を扱う研究がみられる（近藤，2005，70-82頁）。これらの研究によって，ヒトの健康は従来型のライフスタイルに影響されるだけでなく，社会経済学的要因に強く左右されることが明らかになりつつある。

（1）北海道N町での調査

　所得格差が大きい高齢者に注目し，暮らし向き（家計）と健康度，および健康度に影響する因子の関係について検討を加えた。

　対象は北海道N町在住の65～85歳の全高齢者1735名（施設入所者54名を除く）である。この内，調査票に回答した1296名（男600名，女696名）を分析の対象とした。N町は石狩平野の南に位置し，人口9564人，第1次，第2次および第3次産業就業者の割合はそれぞれ21.2％，19.9％，54.4％である（「平成17年度国勢調査」）。2011（平成23）年での高齢化率は23.2％で，農業中

心の古くからの住民に，新興住宅地に移り住んできた比較的若い住民が加わった町である。

(2) 調査の内容
①暮らし向き（経済的状況）

所得を具体的な金額で尋ねるのが困難であったため，主観的な経済状況を把握した。なお，この主観的経済状況の把握法は家族の人数，財産，借金などを加味して判断されるため，単なる所得金額よりも，現実の家庭の経済状況をより反映すると思われる。

②健康度

自覚的健康感と日常生活動作能（ADL：Activities of Daily Living）を調査した。自覚的健康感は主観的なものだが，高齢者の寿命を予測する確かな疫学的因子であると確証されている。日常生活動作能については，主に運動能力を評価し達成するのがやや難しい項目からなる出村法（出村，2000，375-384頁）と，主に日常生活での軽作業を評価する老研式の2種類の方法で評価した（古谷野ほか，1987，109-114頁）。

③ライフスタイル

喫煙，飲酒，運動・スポーツ，睡眠，栄養（体型）の項目について調査した。運動・スポーツについては，1回当たり20分以上実施している運動・スポーツの週当たりの頻度を，夏期（非積雪期）と冬期（積雪期）に分けて尋ねた。その際，歩行，庭・畑仕事および手作業による除雪を運動・スポーツに含めた。

④ソーシャル・サポート

相談相手の有無，外出頻度，家族形態について尋ねた。外出頻度が週1回以下の者を閉じこもりの状況にあるとした。

⑤生活満足感

生きがい，孤独感，幸福感，老いへの認識，抑うつの有無について調査した。老いへの認識の評価はLevyらによる方法で行った（Levy et al., 2002, pp. 261-270）。また，抑うつの有無の判定はWeeksらの短縮版（GDS-5）を用いた（Weeks et al., 2003, pp. 133-137）。

表5-1　N町高齢者の暮らし向き

	ゆとりがある	ふつう	苦しい	人数
全体(%)	12.7	67.6	19.7	1,296
年齢(%)				
65-74歳	12.3	68.6	19.2	767
75-85歳	13.4	66.2	20.4	529
性(%)				
男	13.8	64.3	21.8	600
女	11.8	70.4	17.8	696

表5-2　暮らし向きと自覚的健康感および日常生活動作能（ADL）

	ゆとりがある	ふつう	苦しい	P値
自覚健康感（%）				
健康	35.8	19.5	15.7	0.000
ふつう	52.7	66.3	52.9	
不健康	11.5	14.1	31.4	
日常生活動作能（得点）*				
出村法（36点満点）	27.3±5.8	26.6±5.9	25.1±6.6[#,$]	0.001
老研式（13点満点）	11.5±2.4	11.2±2.5	10.5±3.0[#,$]	0.000

　*　3群の比較はKruskal-Wallis法による。
　　 3群間の多重比較はBonferroniによる（#P＜0.05 vs ゆとりがある；$p＜0.05 vs ふつう）。

（3）調査の結果

①暮らし向き

　N町高齢者の暮らし向きの状況を表5-1に示した。対象者を全体でみると，「ゆとりがある」が13％，「ふつう」が68％，「苦しい」が20％であった。この様子は年齢別（前期高齢者〔65～74歳〕vs.後期高齢者〔75～85歳〕），および男女別にみてもほぼ同じであった。

②暮らし向きと健康度

　自覚的健康感は，暮らし向きに「ゆとりがある」群と「苦しい」群で大きな差がみられ（表5-2），不健康と答える者の割合は，「ゆとりがある」群の12％に対して，「苦しい」群では31％と3倍近く高かった。

　ADL得点は出村法と老研式の二つの評価法とも，暮らし向きが「苦しい」群で「ふつう」「ゆとりがある」群に比べて有意に低い得点を示した（表5-

表5-3 暮らし向きとライフスタイルの関係

	ゆとりがある	ふつう	苦しい	P値
喫煙（％）				
喫煙歴なし	63.5	65.7	53.0	0.001
喫煙歴あり	36.5	34.3	47.0	
飲酒（％）				
飲まない	55.0	62.5	66.1	0.104
月数回〜週1−2日	13.8	13.9	14.3	
週3−4日以上	31.3	23.7	19.5	
運動・スポーツ（夏期）（％）				
週3日以上	57.2	49.1	46.5	0.172
週1−2日	15.1	17.2	14.8	
月数回＋しない	27.6	33.7	38.7	
運動・スポーツ（冬期）（％）				
週3日以上	45.0	42.5	43.7	0.417
週1−2日	24.2	22.0	17.6	
月数回＋しない	30.8	35.5	38.7	
睡眠（％）				
よく眠れる	58.5	49.0	37.0	0.000
ほどほど眠れる	32.3	41.0	41.3	
あまりよく眠れない＋眠れなくて困る	9.1	10.0	21.7	
BMI（％）				
18.5未満	7.5	5.3	4.8	0.760
18.5-24.9	66.5	65.6	66.8	
25以上	26.1	29.1	28.4	

2）。特に，「苦しい」群と「ゆとりがある」群での差が大きかった。

③暮らし向きとライフスタイル

　身体的な健康への影響が大きいとされる喫煙，飲酒，運動・スポーツ，睡眠，栄養（体型）と暮らし向きに有意差がみられた項目は喫煙と睡眠の2項目であった（表5-3）。「ゆとりがある」群に比べて「苦しい」群では，喫煙経験者が10％程度多かった。両群で差が大きいのは睡眠についてであり，「ゆとりがある」群ではよく眠れる59％，眠れない9％であるが，「苦しい」群ではよく眠れる37％，眠れない22％と，睡眠に不満をもつ者が多かった。

④暮らし向きとソーシャル・サポート（表5-4）

　暮らし向きと有意に関係したのは相談相手の有無，外出の状況であった。暮

表5-4 暮らし向きとソーシャル・サポートの関係

	ゆとりがある	ふつう	苦しい	P値
悩みの相談相手（％）				
いる	73.8	67.5	59.1	0.005
いない	26.2	32.5	40.9	
外出（％）				
閉じこもり（週1回以下）	23.0	26.3	39.9	0.000
非閉じこもり（2～3日に1回以上）	77.0	73.7	60.1	
家族形態（％）				
夫婦だけ＋子供と同居	86.2	86.4	83.9	0.104
非同居（近くに子供がいる）	6.9	4.9	3.2	
一人暮らし	6.9	8.7	12.9	

らし向きに「ゆとりがある」群で相談相手がいないは26％，閉じこもりが23％である。一方，「苦しい」群では相談相手がいないが41％，閉じこもりが40％であった。すなわち，暮らし向きが「苦しい」群ではストレス，不満，不安を吐き出す機会が少なく，これらが蓄積しやすい状況にある。

⑤暮らし向きと生活への満足感

いずれの項目でも，暮らし向きが悪くなると，状況が悪化する様子が認められた（表5-5）。「ゆとりがある」群では生きがいがある92％，孤独感はほぼない83％，幸福感が高い98％であった。これに対して，「苦しい」群では「生きがいがある」69％，「孤独感はほぼない」55％，「幸福感が高い」66％と，生活への満足感が低い様子にあった。

また，老いをどのように認識するかを尋ねたところ，悲観的に答える者の割合は暮らし向きが苦しい者ほど高かった。すなわち，「ゆとりがある」群では「物事は悪くなる一方」36％，「若い時思っていたより今の状況は悪い」20％で少なく，「昨年と同じくらい元気」81％，「若い時と同じくらい幸せ」82％と多く，老いを肯定的に捉える者の割合が高い。これに対して，「苦しい」群では「物事は悪くなる一方」73％，「若い時思っていたより今の状況は悪い」60％と多く，「昨年と同じくらい元気」57％，「若い時と同じくらい幸せ」37％と少ない。つまり，老いを悲観的に捉える者の割合が高かった。

以上の項目における満たされない状況はうつ病の発症の原因となる。抑うつ

第5章　経済状況と健康

表5-5　暮らし向きと生活への満足感

	ゆとりがある	ふつう	苦しい	P値
いきがい（％）				
おおいにある+ある	91.5	81.1	68.8	0.000
あまりない+ない	8.5	18.9	31.2	
孤独感を感じるか（％）				
ほぼない	82.9	73.5	54.8	0.000
時々+よくある	17.1	26.5	45.2	
幸福と思うか（％）				
全く+ある程度そうだ	97.5	91.3	66.1	0.000
あまり+全くそうではない	2.5	9.7	33.9	
老いに対する認識（％）				
物事は悪くなる一方だ				
いいえ	64.2	50.3	27.4	0.004
はい	35.8	49.7	72.6	
昨年と同じくらい元気だ				
はい	80.6	68.0	57.0	0.000
いいえ	19.4	32.0	43.0	
役立たずになる				
いいえ	70.0	62.2	54.6	0.009
はい	30.0	37.8	45.4	
若い時と同じくらい今も幸せ				
はい	81.7	66.9	36.6	0.000
いいえ	18.3	33.1	63.4	
若い時に想像したのに比較して，今の状況はどうか				
思っていたよりも良い	35.6	20.7	12.6	0.000
思っていたとおり	44.4	47.1	27.2	
思っていたよりも悪い	20.0	32.2	60.2	
抑うつ症状（GDS 2点以上）（％）				
なし	81.6	68.5	45.1	0.000
あり	18.4	31.5	54.9	

の有無をGDS-5で評価した。GDS-5では5症状のうち二つ以上をもつ者を「抑うつ」保有者と判定する。「抑うつ」保有者の割合は暮らし向きに「ゆとりがある」群では18％であったが，「苦しい」群では55％と3倍も高かった。

（4）結果のまとめと解釈

　本研究では，自覚的健康感（高齢者の寿命を予測する疫学的因子）と日常生活動作能（ADL）を健康指標として，暮らし向き（所得）との関連を検討した。

その結果，暮らし向きの悪い群では良い群に比べて，二つの健康指標はともに成績が悪い状況にあった。経済状況が悪い高齢者は健康度も低いと指摘されているが，本調査の結果はこれと一致している。

暮らし向きの悪い高齢者で健康度が低い原因は何か。これにはいくつかの原因が考えられる。例えば，暮らし向きの悪い群では①ライフスタイル（喫煙，飲酒，運動，睡眠，栄養（体型），間食，朝食）の状況が悪い，②他者との接触が少なくソーシャル・サポートを受ける体制に乏しい，あるいは，③生きがいや幸福感が乏しい，孤独感やうつ度が高い，すなわち心理的ストレスが大きいことが原因として考えられる

ライフスタイル（喫煙，飲酒，運動，睡眠，栄養〔体型〕，間食，朝食）がヒトの健康に影響することは，アラメダ郡研究をはじめ多くの研究から示されてきた（Belloc & Breslow, 1972, pp. 409-421 ; Belloc, 1973, pp. 67-81 ; LaCroix et al., 1993, pp. 858-869）。したがって，本研究でみられた暮らし向きの悪い群での健康悪化（自覚健康感とADLが低い）がライフスタイルの悪さに起因すると考えられる。しかし，本研究で暮らし向きとの間に有意な関係がみられたのは喫煙と睡眠の2項目だけであることから，暮らし向きの悪い群での健康悪化には他の要因も関与していると考えられる。

人は一人では生きていけず，集団の中に存在し，他者と相互扶助の関係で生きている。他者と接触し，ソーシャル・サポートを適切に受けられるか否かはヒトの健康を左右する（Berkman & Syme, 1979, pp. 186-204 ; 安梅，1999, 127-132頁）。

このことから，本研究では悩みの相談相手の有無，外出の頻度（閉じこもりの有無），家族形態（同居，独居）と暮らし向きの関係を検討したところ，暮らし向きの悪い群では悩みの相談相手がいない，閉じこもりの者が多かった。つまり，ソーシャル・サポートを適切に享受できない者の割合が高い可能性が大きかった。

ヒトの健康を考える上で，精神的健康と身体的健康を切り離して考えることはできない。両者は相互に影響しあって，ヒトの全体の健康状態をつくり上げている。身体的に不健康（例えば病気）であればそれは精神的健康に影響する

であろうし，逆に精神的に不健康であれば自律神経活動やホルモン分泌のバランスをくずす，あるいはストレスが免疫機能を低下させる，などして身体的健康にも悪影響を及ぼす。

　生きがい，生活満足感（孤独感，幸福感，老いへの不安，抑うつの状況）から精神的健康を捉え，暮らし向きとの関係を検討したところ，暮らし向きの悪い群で，生きがいや幸福感が低い，孤独感や老いへの不安が強い，そして抑うつをもつ者が多い，などの状況がみられた。つまり，暮らし向きの悪い群では生活上の不満，不安が大きく，それが心理的ストレスとなり，精神的健康度のレベルを低下させていると示唆される。

　本研究で，暮らし向きは高齢者の健康度を左右し，その原因として，ライフスタイルの悪化，ソーシャル・サポートの不足，さらに生活不安からくる心理的ストレスの増大が関与すると考えられた。従来，ヒトの健康度を向上させる方策はライフスタイルの改善に力点が置かれてきた。しかし，増税，年金や生活保護費の減額など高齢者間の所得格差が広がりつつある今日，格差の是正など社会経済的因子の改善にも目を向けた健康政策が必要と考えられる。因果の確立を示すため，今後，縦断的研究が必要である。

◆本章のテーマを学ぶ基本図書◆
岸上伸啓，2012，『格差の世界地図』丸善出版。
　世界の格差について，所得，経済，医療保険，教育などのさまざまな角度から視覚的に紹介。
飯島裕一，2009，『健康不安社会を生きる』岩波新書。
　健康への関心が高まっている現在，さまざまな取組みが逆に健康不安を招く結果になっている現状に一石を投じている興味深い書。
近藤克則，2010，『「健康格差社会」を生き抜く』朝日新聞出版。
　健康が所得やソーシャルサポート，雇用などさまざまな要因に直接，間接的に影響されることについて解説された書。
21世紀職業財団『女性の労働の分析〈2011年〉女性の継続就業　全員参加型の社会を目指して』21世紀職業財団。
　先進国の中で女性の社会的地位が低い日本の女性の労働状況について，さまざまな資料を基に知ることのできる書。

参考文献

安梅勅江・島田千穂,1999,「高齢者の社会関連性評価と生命余後　社会関連性指標と5年後の死亡率の関係」『日本公衆衛雑誌』47, 127-132頁.

岡野五郎・服部正明・河合美香,2013,「地域高齢者の暮らし向きと健康度の関係」『龍谷大学社会科学年報』43, 174-181頁.

岡野五郎・服部正明・河合美香・谷藤朋代・北田雅子・森　満,2009,「高齢者の歩行能力と過去の健康行動の関係」『北海道公衆衛生学会誌』22(2), 54-61頁.

岡野五郎・岡部哲子・長谷川めぐみ・河合美香・谷藤朋代・森　満,2007,「余暇時間の身体活動の季節または最近10年での状況と日常生活動作能の関係——南幌町在住高齢者を対象とした研究」『北海道公衆衛生学雑誌』20(2), 58-64頁.

岡野五郎・岡部哲子・河合美香・谷藤朋代・三浦早苗・森　満,2007,「地域高齢者の日常生活作能の現状——加齢変化,男女差および動作制限保有者数の推定」『北海道公衆衛生学雑誌』20(2), 65-71頁.

厚生労働省,平成25年国民生活基礎調査Ⅰ:世帯数と世帯人数の状況
　http://www.mhlw.go.jp/toukei/saikin/hw/k-tyosa/k-tyosa13/dl/02.pdf

厚生労働省,平成25年国民生活基礎調査Ⅱ:各種世帯の所得等の状況
　http://www.mhlw.go.jp/toukei/saikin/hw/k-tyosa/k-tyosa13/dl/03.pdf

厚生労働省,国民健康・栄養調査148-159
　http://www.mhlw.go.jp/bunya/kenkou/eiyou/dl/h24-houkoku-06.pdf

厚生労働省,平成23年版労働経済の分析,労働経済の推移と特徴5-7
　http://www.mhlw.go.jp/stf/houdou/2r9852000001i3eg-att/2r9852000001i3fx.pdf

厚生労働省,2013,働く女性に関する対策の概況『平成25年版働く女性の実情』
　http://www.mhlw.go.jp/bunya/koyoukintou/josei-jitsujo/13.html

厚生労働省,平成25年版労働経済の分析
　http://www.mhlw.go.jp/wp/hakusyo/roudou/13/dl/13-1-3_01.pdf

厚生労働省,平成20年所得再配分調査報告書.

国立社会保障・人口問題研究所,「年齢階級別被保護人員と保護率の年次推移(平成22年)」.

古谷野亘・柴田　博・中里克治他,1987,「地域老人における活動能力の測定——労研式活動能力指標の開発」『日本公衛誌』34, 109-114頁.

近藤克則,2005,『健康格差社会——何が心と健康を蝕むのか』医学書院.

近藤克則,2007,『検証「健康格差社会」——介護予防に向けた社会疫学的大規模調査』医学書院.

近藤克則,2010,『「健康格差社会」を生き抜く』朝日新聞出版.

総務庁,2013,家計調査年報(貯蓄・負債編)平成25年(2013年)
　http://www.stat.go.jp/data/sav/2013np/gaikyou.htm

総務庁,2013,平成25年労働力調査年報:就業状態の動向1-19
　http://www.stat.go.jp/data/roudou/report/2013/pdf/summary1.pdf

橘木俊詔,1998,『日本の経済格差』岩波新書.

橘木俊詔,2006,『格差社会 何が問題なのか』岩波新書.

出村慎一・佐藤　進・南　雅樹他,2000,「在宅高齢者の日常生活動作能力調査票の作成」『体力科学』49.

内閣府,国民経済計算
　http://www.esri.cao.go.jp/jp/sna/menu.html

Belloc, N.B., Breslow L., 1972, "Relationship of physical health status and health practices",

Preventive Med, 1, pp. 409-421.
Belloc, N. B., 1973, "Relationship of physical health practices on mortality", *Preventive Med*, 2, pp. 67-81.
Berkman, L. F., Syme, S. L., "Social networks, host resistance, and mortality : A nine-year follow-up study of Alameda County residents", *Am J Epidemiol*, 1979 ; 109 : 186-204.
LaCroix, A. Z., Guralnik, J. M., Berkman, L. F., Wallace, et al., 1993, "Maintaining Mobility in late life II. Smoking, Alcohol consumption, physical activity, and body mass index", *Am J Epidemiol*, 137, pp. 858-869.
Levy, B. R., Slade, M. D., Kunkel, S. R., Kasl, S. V., 2002, "Longevity increased by positive self-perceptions of aging". *J Personal Soc Psychol*, 83, pp. 261-270.
Rotevatn, S., Akslen, L. A., "Lifestyle and mortality among Norwegian men". *Med*. 1989 ; 18, pp. 433-443.
Weeks, S. K., McGann, P. E., Michael, T. K., Pennink *B WJH*. 2003, "Comparinig various short-form geriatrics depression scales leads to the GDS-5/15", *J Nurs Scholar*, 35, pp. 133-137.

第6章 社会保障と健康
―― 制度から支える国民の健康 ――

李　態妍

　本章では，社会保障制度（医療保険制度）と健康についてみていく。社会保障制度（医療保険制度）の仕組みやその運用によって国民の健康も影響を受けることから日本の健康関連の諸制度の現状や課題を明らかにする。特に，日本の医療保険制度と健康づくり対策に焦点をおいて，高齢化社会が進む環境で，健康寿命を延伸するための，制度のあり方について考える。

Keyword▶ 社会保障制度，医療保険制度，健康寿命，健康格差，健康日本21，ソーシャル・キャピタル，ハイリスクアプローチ，ポピュレーションアプローチ

第1節　健康と社会制度

　これまでの章で，健康は，行動様式，遺伝要因，環境要因，社会環境，社会制度などのさまざまな要因によって決定づけられることをみてきた。本章では，特に社会制度に焦点を置き，制度（主に社会保障制度）と健康についてみていく。制度やその運用によって国民の健康も影響を受けることから健康関連の諸制度の現状や課題を明らかにし，制度のあり方について考察する必要がある。

　現在，日本では高齢化や経済格差の拡大などの経済社会環境の変化に伴って，適切な医療を受けることができない人が生じ，「健康格差」をもたらしている。特に，非正規雇用者，女性，高齢者など社会的弱者への影響が大きく，さらに保険料の未納により子どもが医療にアクセスできず，次の世代への負の連鎖が指摘されている。

　このような社会問題を解決するための社会保障制度には，公的扶助（生活保

護など），社会保険（年金保険，医療保険，介護保険など），社会福祉（障害者，児童，労働者など社会的に援護が必要される者に対する），公衆衛生（国民の健康の維持増進）の四つの柱で構成されている。それらの諸制度や公的サービスは，最低限度の生活「ナショナルミニマム」を保障するため，またリスク分散やリスク軽減するための手段であるが，明確にその機能が制度によって分かれているわけではない。[1]

本章では，日本の社会保障制度の中で，健康に関連するリスク分散（社会保険）やリスク軽減（公衆衛生）に関連する制度，つまり医療保険制度と健康づくり対策に焦点をおいて，高齢化社会が進む環境で，健康寿命を延伸するための，制度のあり方について考察を行う。

まず，第2節では，健康状態と所得および健康関連支出などのデータを用いて，その関係をみていく。その際，同じ制度を実施しているにもかかわらず地域格差が生じる背景などをみていく。第3節では，日本の社会保障制度，特に医療保険制度と健康づくり対策の現状と課題をみていく。その際，制度の形成過程を簡単に紹介し，制度の運用状況を財政などからみていく。第4節では，「健康寿命」を延伸し，地域格差を縮小するための健康医療制度のあり方について論じる。第5節では本章の結論をまとめる。

第2節　日本の健康格差：医療費の違い

（1）日本の「健康」の現状

現在，日本を含む多くの国では，急速に進む高齢化が問題になっている。2013（平成25）年の世界人口は約71.6億人，そのうち65歳以上の人口の割合（高齢化率）は12％となっている。[2]さらに，2050年では世界人口が95.5億になるのに対して，高齢化率は21％になると推計されている。特に，先進国では高齢化率が2013年23％から2015（平成27）年には31％まで高くなる。日本の高齢化率は，先進国平均よりやや高く，2013年25％から2050年には38.8％まで上昇し，10人のうち4人が65歳以上の人になるとされている。このように急速に高齢社会が進む日本では，医療・介護，経済的負担，高齢者の

社会的孤立などの社会問題などへの対応が課題となっている。しかし，高齢社会が進むとしても健康で長生きできる仕組みを構築できれば，上記で取り上げた問題の回避または縮小に繋がる。

　そこで，「健康」を表わす指標の一つである「平均寿命」を用いて日本の「健康」状況をみると，1985（昭和60）年に世界一の長寿国となり，その後も1位か2位の地位を維持しており，世界的には「健康」状態が良い国とされている。その背景には，日本の保健医療制度が他の国と比べ充実し，またそれが有効に運営されている成果とされ，その取組みも注目されている。しかし，平均寿命が長くても延命治療や介護で長生きした場合は，必ずしも健康・幸福とはいえない。そこで，「日常生活に制限のない期間」として「健康寿命」という指標が用いられるが，それによると，健康寿命が女性の場合約12年，男性の場合9年平均寿命より短くなっている。つまり，平均寿命と健康寿命の差が大きくなれば，個人の生活の質が低下するだけではなく，医療や介護の需要期間が長くなり，費用も増大することする。

　厚生労働省の「2013（平成25）年度　医療費の動向」（2014年8月26日発表）によると，2013年度の医療費（公費と医療保険適用の合計）が39兆3000億円となり，前年度比2.2％増加している。一人当たり医療費をみると，30万8000円となり，高齢人口の増加などにより，11年続いて医療費が増加している。また，同日発表している「医療費の地域差分析　2012（平成24）年度」では，2012年度の都道府県別一人当たり実質医療費が，市町村国民健康保険制度では全国平均30万1000円であるのに対して，75歳以上を対象とした後期高齢者医療制度では，90万5000円となっており，高齢者医療費が約3倍になっている。両制度の下では，全国平均が48万7000円であるのに対して，最も高い高知県では62万5000円，最も低い千葉県では40万1000と1.5倍の開きがあった。このような医療費の地域格差は，地域の健康格差をもたらす可能性がある。

　以上にみたように，日本の「健康」は高い医療費に支えられてきたが，それでも地域の格差があった。しかし，将来の人口が減少される中，人口の約4割を占める高齢者を支えることが可能だろうか。厚生労働省の「社会保障に係る

費用の将来推計：医療費（保険料・公費負担額の将来予測）」によると，2012（平成24）年GDPにおける医療費は，7.3％であるが，2020年には8.4％となるとしている。今までの制度では，財政的・人的制約などから制度自体が持続できでなくなる可能性がある。次項では，健康医療制度と健康の関係を理解し，「健康」な生活を支える持続可能な制度設計を摸索するため，これまでの研究をみていく。

（2）健康・医療制度と健康に関連する先行研究

まず，健康格差をもたらす要因に関する先行研究をみていく。健康・医療制度の表れである「保健医療支出」の関係を国際的に比較した研究によると，正の相関関係があることが示された。それによると，日本は保健医療支出が高く，健康寿命をサポートしていると推測される。

WHO「世界健康レポート2004」のデータを用いて，世界各国の健康寿命と保健医療支出の関係を分析した結果によると，健康の指標として用いられている「平均寿命」と「健康寿命」には正の関係があるものの，平均寿命が伸びれば障害をかかえて生活する期間が長くなるとしている（八谷他，2008）。一方，人間開発指数（HDI）と健康寿命の関係を分析するため，三つのグループに分けて分析した結果によると，HDI係数が中低国（開発途上国，後発開発途上国）では，平均寿命が増えれば障害を抱えて生活する期間を延長してしまうが，高い国（先進国）ではその逆の結果が示されている。この結果は先進国ほど社会制度の整備が行われ，福祉や良質の医療によるものと考えられる。

欧州28カ国と日本の医療費の将来推計を比較すると，医療費の対GDP比の伸び率は日本が最も大きいという結果が得られた（太田・中澤，2013）。その分析では，いくつかのシナリオを分析しており，健康状態を維持して健康寿命を延伸する健康シナリオでは医療費の伸びを抑えられるとした。また，日本の医療保険制度の健康効果についての検討によると，GDPに占める医療費の割合がOECD諸国より低く，低い医療コストで，平均寿命が世界一長いことや幼児死亡率が低いことから医療保険制度は効率的であったとしている（小山，1997）。しかしながら，人口の高齢化と共に医療費の支出が増加していること

や，現在の医療保険制度では患者の自己負担が定額になっており過剰需要が発生しやすい欠陥があると指摘し，制度の改正が必要としている（小山，1997）。また，健康格差を縮小させるためには，健康格差の社会的要因の見える化，ソーシャル・キャピタルなどの「社会環境の質」の見える化を進める必要があるとしている（近藤・JAGESプロジェクト，2014）。

一方，医療制度によって良質の医療を提供してもその効果は小さく，疾病の発生予防が大事で，特に一次予防，つまり健康づくりの効果が高いとしている（相田・近藤，2014）。アメリカのデータで検証した結果によると，良質医療が無料でも早期死亡を10％減らすのみで[6]，疾病治療の二次予防が中心である医療に対して，疾病の発生予防が大事であるとしている（McGinnis et al., 2002 ; Schroeder, 2007）。

（3）医療費支出と健康寿命の関係

医療費支出と寿命の間に正の関係があることがわかった。2010（平成22）年度の都道府県別の一人当たり医療保険料をみると，全国平均が約8万1000円となっている。栃木県が約8万8516円と最も高く，沖縄県が約5万1524円で一番安く，その差は約3万7000円となっている。では，このような医療保険料の違いは，日常生活に制限のない期間（健康寿命）の差を説明できるだろうか。日本の医療支出と寿命が正の関係にあるか否かをみていく。

まず，平均寿命について，2001（平成13）年と2010（平成22）年を比べると，男性は78.1年から79.6年へと1.5年，女性は84.9年から86.3年へと1.4年延びている。一方，健康寿命をみると，同期間で，男性は69.4年から70.42年へと1.02年，女性は72.65年から73.62年と0.97年延びている。男女ともに平均寿命と健康寿命が延びているが，平均寿命の延びが大きい。これは，日常生活に制限がある期間（女性：12.7年，男性：9.1年）が長くなるので，何らかのサポートを受ける必要があることを意味する。また，高齢化と共にサポートを必要とする人が増加し，またその期間も長くなることが推察される。

次に，都道府県別平均寿命を見てみると，男女ともに，長野県（男性：80.9，女性：87.2）が最も長く，青森県（男性：77.3，女性：85.3）が一番短い（表6-

第6章 社会保障と健康

表6-1 都道府県別平均寿命と健康寿命の平均（上・下位5位, 2011年）

順位	平均寿命				健康寿命			
	男		女		男		女	
	都道府県	歳	都道府県	歳	都道府県	歳	都道府県	歳
…	全 国	79.59	全 国	86.35	全 国	70.42	全 国	73.75
1	長 野	80.88	長 野	87.18	愛 知	71.74	静 岡	75.32
2	滋 賀	80.58	島 根	87.07	静 岡	71.68	群 馬	75.27
3	福 井	80.47	沖 縄	87.02	千 葉	71.62	愛 知	74.93
4	熊 本	80.29	熊 本	86.98	茨 城	71.32	沖 縄	74.86
5	神奈川	80.25	新 潟	86.96	山 梨	71.20	栃 木	74.86
43	長 崎	78.88	岩 手	85.86	岩 手	69.43	徳 島	72.73
44	福 島	78.84	茨 城	85.83	大 阪	69.39	福 岡	72.72
45	岩 手	78.53	和歌山	85.69	長 崎	69.14	大 阪	72.55
46	秋 田	78.22	栃 木	85.66	高 知	69.12	広 島	72.49
47	青 森	77.28	青 森	85.34	青 森	68.95	滋 賀	72.37

（出所）厚生労働省「2010（平成22）年都道府県別生命表の概況」および「健康日本21（第2次）の推進に関する参考資料」より抜粋。

1）。都道府県における平均寿命の差は，男性は3.6年に対して，女性は1.8年となっており，僅かでありながら格差が生じている。また，健康寿命をみると，男性では愛知が71.7年で最も長く，青森が約69年と最も短くなっている。女性では静岡が75.3年と最も長く，滋賀が72.4年と最も短い。最長と最短の差は，男性は約2.8年，女性は約3年と男女では大差はない。

最後に，医療費と健康寿命の関係をみると，図6-1でみるように，一人当たり保険料とは正の関係がみられるが，医療費とは正の相関があるとはいえない。健康寿命において，男性では最高の愛知県と最低の青森県，女性では静岡県と滋賀県の間，ほぼ同じような医療費を支出している。すなわち，医療費だけでは健康格差を説明できない。このように，同じ健康医療制度や医療費の下で，なぜこのような地域間格差が生じるのか。一人当たり所得と健康寿命の関係をも調べたが，正の関係がみられるが，一番所得が高い東京都の健康寿命は平均よりやや低い。保険料，医療費や所得以外の因子にも注目し，明らかにする必要がある。また，その要因分析の下で，健康寿命を長くするためには，個人のみではなく社会全体で支えられる体制を作る必要がある。そこで，現在の

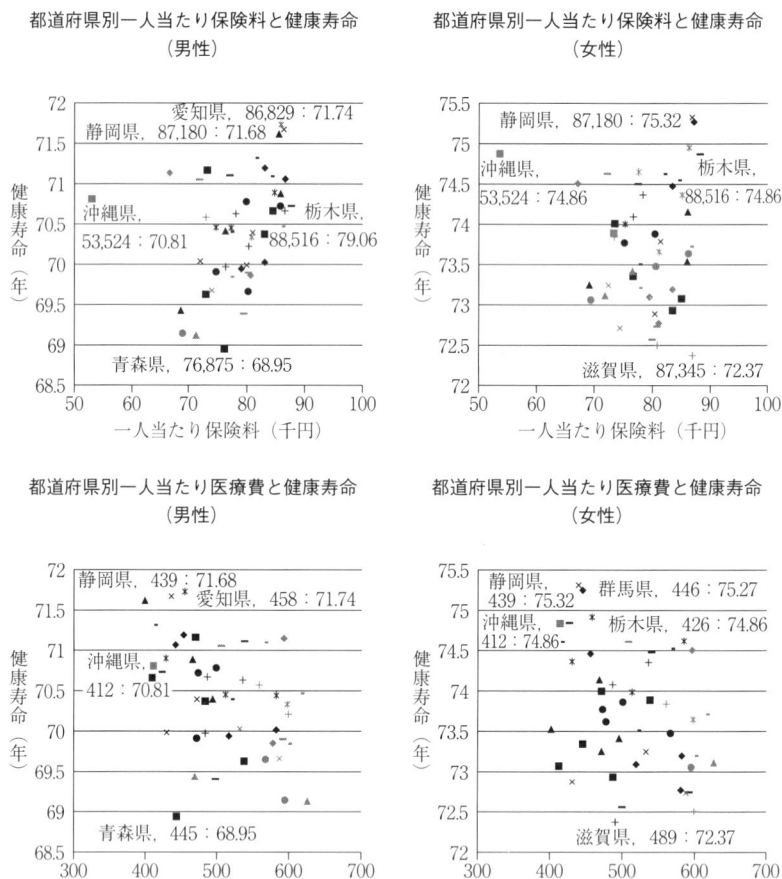

第Ⅱ部 「健康」を支える社会・教育基盤

図6-1 都道府県別健康寿命と一人当たり保険料・医療費（2010年）

都道府県別一人当たり保険料と健康寿命
（男性）

愛知県，86,829：71.74
静岡県，87,180：71.68
沖縄県，53,524：70.81
栃木県，88,516：79.06
青森県，76,875：68.95

都道府県別一人当たり保険料と健康寿命
（女性）

静岡県，87,180：75.32
沖縄県，53,524：74.86
栃木県，88,516：74.86
滋賀県，87,345：72.37

都道府県別一人当たり医療費と健康寿命
（男性）

静岡県，439：71.68
愛知県，458：71.74
沖縄県，412：70.81
青森県，445：68.95

都道府県別一人当たり医療費と健康寿命
（女性）

静岡県，439：75.32
群馬県，446：75.27
沖縄県，412：74.86
栃木県，426：74.86
滋賀県，489：72.37

（出所）厚生労働省「市町村国民健康保険における保険料の地域差分析」および「医療費の地域差分析」より筆者作成。

医療保険制度で，社会的ニーズを充足できるかどうか，医療保険制度の概要と財政状況などから考察を行う。

第3節　日本の社会保障制度：医療保険制度・健康対策

(1) 医療保険制度・健康対策の概要
①社会保障制度の変遷

　社会保障制度には，公的扶助（生活保護など），社会保険（年金保険，医療保険，介護保険など），社会福祉（身体障害者，児童，労働者など社会的に援護が必要とされる者に対する），公衆衛生（国民の健康の維持増進）から構成されている。それらの諸制度や公的サービスは，最低限度の生活「ナショナルミニマム」を保障するため，またリスク分散やリスク軽減するための手段である。

　日本の社会保障制度の整備は，四つの段階に分けることができる（表6-2）。まず，第1段階（1940～50年代）には戦後の緊急援護と基盤整備のため，生活保護法などが制定された。その後，第2段階（1951～80年）では，国民健康保険法改正され，国民皆保険・皆年金と社会保障制度の発展が行われた。第3段階（1981～88年）では，安定成長への移行に伴った行財政改革と社会保障制度の見直しが行われた。この時期に，老人保健法制定や健康保険法などが改正された。第4段階（1989～現在）では，少子高齢社会に対応した社会保障制度の構造改革が行われ，2000（平成12）年に介護保険の開始，2006（平成18）年に医療制度の改革，2012（平成24）年には「社会保障・税一体改革」が行われている。[8]「社会保障・税一体改革」は，年金，医療，介護などの社会保障のみではなく税制改革を一体として改革し，制度構築を目指している。すなわち，少子高齢化社会を迎え，セーフティーネット（安全網）としての社会保障の機能を強化・維持するためには，安定財源確保と財政健全化を同時に達成する必要があり，そのため国庫負担2分の1の恒久化を含め，消費税率の引上げによる安定財源の確保などを盛り込んでいる。

　ここでは，日本の社会保障制度の中で，健康に関連するリスク分散（社会保険）やリスク軽減（公衆衛生）に関連する制度，つまり医療保険制度と健康づくり対策についてみていく。

②医療保険制度の変遷

表6-2 日本の社会保障制度および健康づくり対策の変遷

期間	概要	主な出来事
40-50年	戦後の緊急援護と基盤整備（いわゆる「救貧」）	
戦後の混乱・生活困窮者の緊急支援		・1946 生活保護法制定 ・1947 児童福祉法制定 ・1948 医療法，医師法制定 ・1949 身体障害者福祉法制定 ・1950 制度審勧告（社会保障制度に関する勧告）
51-80年	国民皆保険・皆年金と社会保障制度の発展（いわゆる「救貧」から「防貧」へ）	
高度経済成長・生活水準の向上		・1958 国民健康保険法改正（国民皆保険） ・1959 国民年金法制定（国民皆年金） ・1961 国民皆保険・皆年金の実施 ・1963 老人福祉法制定 ・1964 「国民の健康・体力増強対策について」閣議決定 ・1973 福祉元年／（老人福祉法改正〔老人医療費無料化〕，健康保険法改正〔家族7割給付，高額療養費〕，年金制度改正〔給付水準引上げ，物価・賃金スライドの導入〕） ・1978 第1次「国民健康づくり対策」実施
81-88年	安定成長への移行と社会保障制度の見直し	
高度経済成長の終焉・行財政改革		・1982 老人保健法制定（1983年2月実施，一部負担の導入等） ・1984 健康保険法等改正（本人9割給付，退職者医療制度） ・1985 年金制度改正（基礎年金導入，給付水準適正化，婦人の年金権確立）／医療法改正（地域医療計画） ・1988 「第2次健康づくり対策」実施
89-現在	少子高齢社会に対応した社会保障制度の構造改革	
少子化問題・バブル経済崩壊と長期低迷		・1989 ゴールドプラン策定 ・1990 老人福祉法等福祉8法の改正（在宅福祉サービスの推進，福祉サービスの市町村への一元化） ・1994 エンゼルプラン／新ゴールドプラン策定／年金制度改正（厚生年金の定額部分の支給開始年齢引上げ等） ・1997 老人保健法改正，介護保険法制定 ・1999 新エンゼルプラン策定 ・2000 介護保険開始／「第3次健康づくり対策：21世紀における国民健康づくり運動（健康日本21）」実施 ・2003 次世代育成支援対策推進法制定／少子化社会対策基本法制定／健康増進法制定 ・2004 年金制度改革（世代間公平のためのマクロ経済スライドの導入等）／国庫補助率の改正（国保組合分） ・2005 介護保険改革（予防重視型システムへの転換，地域密着型サービスの創設） ・2006 医療制度改革関連法（医療費適正化の総合的な推進等） ・2008 「特定健康診査・特定保健指導」開始 ・2012 社会保障・税一体改革 ・2013 「第4次健康づくり対策」実施

（出所） 官邸，国民会議資料「社会保障制度の変遷」および厚生労働省（2014）より作成。

日本の医療保険制度の歴史は古く，1922（大正 11）年に制定された健康保険法をはじめとしている。当初は，労働者を対象として発足したが，労働者以外に対象を広げるため 1938（昭和 13）年に旧国民健康保険法が制定され，日本の国民皆保険制度の基礎となった。また，1946（昭和 21）年に制定された「日本国憲法」の中で，「すべて国民は，健康で文化的な最低限度の生活を営む権利を有する」とし，またそれを実現するための国の役割も明記しており，健康な生活が憲法で保障されている。しかし，1956（昭和 31）年時点でも零細企業労働者や農林水産業従事者，自営業者など，人口の 32％を占める人たちは医療保険制度が適用されなかった。このような問題を解決するため，政府は 1958（昭和 33）年に国民健康保険制度の強化を図り，①全市町村に国民健康保険の実施を義務づけること，②給付の範囲を健康保険と同等以上とすること，③国の助成を拡充すること等を内容とする「新国民健康保険法」を提案し，1961（昭和 36）年 4 月に「国民皆保険」の体制が実現された。その後，経済成長に伴って老人医療費無料化（老人福祉法改正），家族 7 割給付や高額療養費補助（健康保険法改正）など制度の充実が図られた。

しかし，1980 年代になると高度経済成長の終焉とともに，制度の見直しが行われ，1982（昭和 57）年には老人保健制度が制定され，原則 70 歳以上の高齢者に対する医療給付を担うことになった。1983（昭和 58）年以前では，老人保健制度の加入者は，国民健康保険に加入していたが，高齢者の一人当たり医療費が現役世代の一人当たり医療費と比較して高く，高齢化とともに市町村単位の国民健康保険の財政を長期的に維持することが困難になった。そこで，各医療保険制度から老人保健制度を分離し，国と地方の公費での負担や，保険料や各社会保険の拠出金（老健拠出金）によって支えることになった。

1990 年代では，さらに高齢化が進み，医療費の増加が続く中，国民皆保険を維持していくため，医療費の 3 割を占めている 75 歳以上の老人医療制度の見直しが行われた。2000（平成 12）年には介護保険制度が導入され，2008（平成 20）年 4 月から 75 歳以上の老人を対象として，これまでの無償医療給付から医療費や保険料の負担を求める「後期高齢者医療制度」が実施されている。

1961（昭和 36）年に「国民皆保険」の体制が実現されてから半世紀の間，さ

表6-3　日本の医療保険制度の概略（2014年10月現在）

制度名			対象者	保険者	加入者数 千人(%)	医療給付	財源	
							保険料	国庫負担・補助
被用者保険	健康保険	協会けんぽ	中小企業被用者	全国健康保険協会	35,103 (28％)	・義務教育就学後から70歳未満:7割	10％	給付費等の16.4％
		組合	大企業被用者	健康保険組合 1,431	29,353 (23％)		保険組合によって異なる	定額(予算補助)
		3条の2項被保険者*	臨時に使用される者	全国健康保険協会	19 (0.02％)		1級日額390円 11級3,230円	給付費等の16.4％
	船員保険		船員	全国健康保険協会	129 (0.1％)	・義務教育就学前:8割 ・70歳以上75歳未満:8割** (現役並み所得者7割)	9.60％(疾病保険料率)	定額
	各種共済		国家公務員	共済組合20	9,000 (7％)			なし
			地方公務員	共済組合64				
			私学教職員	事業団1				
国民健康保険			農業者 自営業者等	市町村国保 1,717	37,678 (30％) 市町村国保34,658 国保組合3,020		世帯毎に応益割(定額)と応能割(負担能力に応じて)を賦課	給付費等の41％
				国保組合164				給付費等の47％
			被用者保険の退職者	市町村国保 1,717				なし
後期高齢者医療			75歳以上及び65歳以上75歳未満で障害認定者	後期高齢者医療広域連合47	15,168 (12％)	・9割 (現役並み所得者7割)	各広域連合によって定めた被保険者均等割額と所得割率によって算定	・保険料 約10％ ・支援金 約40％ ・公費 約50％ (公費の内訳) 国4:都道府県1:市町村1

＊健康保険法。
＊＊2014年4月以降に新たに70歳になる者は8割，同年3月末までにすでに70歳に達している者は9割給付。
（注）　保険者および加入者数は2013年3月末時点のものである。高額医療制度および介護保険制度の給付もあるが，ここでは割愛している。
（出所）　厚生労働省（2014）27頁より抜粋。

まざまな形で制度の改変が行われた。2014（平成26）年現在の日本の医療保険制度の体制は，労働者を対象として発足し，後で対象を全国民に広げていることから職域保険と地域保険，高齢者医療の大きく三つに分類される（表6-3

を参照)。職域保険は，雇用者や公務員などが加入している被用者保険であり，地域保険には都道府県ごとに設立されている市町村国保や国保組合などの国民健康保険がある。高齢者医療は地域保険対象者のうち，75歳以上の人を分離している。2014（平成26）年10月現在，保険制度別の加入率をみると，被用者保険が58％，国民健康保険が30％，高齢者医療が12％となっており，被用者保険が最も高い割合を示している。被用者保険と国民健康保険での医療給付は，年齢で規定されており，義務教育修了後から70歳未満までは7割が給付され，その以外の年齢では8割が給付される。高齢者医療では，9割が医療給付される。各制度の財源として，保険料や国庫負担・補助がある。多くの保険制度や保険者では，保険料率で賄うことができず，国庫負担や補助が行われている（被用者保険：共済，国民健康保険：被用者保険の退職者を除く）。特に，国民健康保険の場合，給付費の約4割を国が，高齢者医療の場合，約5割を国や自治体が負担・補助を行っている。

③健康づくり対策の変遷

日本での健康をめぐる施策は，1868（明治元）年に西洋医学採用の方針を発表したことから健康をめぐる施策として，医療保険制度とともに公衆衛生の向上のため戦前から導入された。1964（昭和39）年開催された東京オリンピックを契機として，健康・体力づくりへの関心が高まり，「国民の健康・体力増強対策について」が閣議決定された。その後，1978（昭和53）年に具体的な対策として，健康診査の充実，市町村保健センター等の整備，保健師，栄養士等マンパワーの確保などを内容とした「第1次国民健康づくり対策」が実施された。1984（昭和59）年に女性の平均寿命が80.18歳と80歳を上回ったことや1985（昭和60）年に日本の平均寿命（女性81.77歳，男性79.51歳）が世界一となった。そこで，80歳でも元気で活動できるように1988（昭和63）年には，「アクティブ80ヘルスプラン」と題して，運動習慣の普及に重点をおいた対策として「第2次健康づくり対策」が10年計画で実施された。2000（平成12）年には，「21世紀における国民健康づくり運動（健康日本21）」と題して，一次予防重視，健康づくり支援のための環境整備，多様な実施主体による連携のとれた効果的な運動の推進などを進める「第3次健康づくり対策」が実施された。そ

の間，2003（平成15）年には「健康増進法」が施行され，2006（平成18）年に「医療制度改革関連法」が成立された。また，2008（平成20）年には「特定健康診査・特定保健指導開始」などさまざまな医療制度関連法制度の改変が行われた。現在は，2013（平成25）年から「第4次健康づくり対策」が実施されており，第3次の「健康日本21」を補完・拡大した対策が実施されている。

　高齢化人口の増加やそれに伴う財政負担の増加を背景に，健康で長寿な社会を実現するため，健康づくり対策はハードからソフトへ，また従来の「治療」から「予防」への政策の軸足が変化している。例えば，健康で長生きすることを目指す「健康日本21」対策が実施される中，健康格差をなくす鍵として「ソーシャル・キャピタル（Social Capital）」という概念が注目されている。「ソーシャル・キャピタル」は「社会関係資本」と訳されるが，カワチ（2013）では，「社会における人々の結束により得られるもの」として説明されている。つまり，日本の長寿は，人々との絆，お互いを思いやる文化や地域のつながり等が影響しているという考えの下で，日本にこれまで形成されたソーシャル・キャピタルの評価と健康における役割を考慮した施策が進められている。

（2）社会保障制度および健康づくり対策の運用および財政状況
　本項では，社会保障制度や健康づくり対策関連の予算と運用状況をみていく。
　①社会保障制度関連の予算などの支出状況
　まず，政策分野別社会支出をみると，社会関連の支出が1980（昭和55）年から2011（平成23）年の30年の間に4倍に増加している（図6-2）。1980～90年半ばまでは医療保険・健康への支出が最も高く，高齢化関連の支出が続いていたが，1997（平成9）年から逆転し，高齢化への支出が1位を維持している。上位2部門への支出が，1980（昭和55）年には約73％だったが，2011（平成23）年には全体の約8割を占めている。これは，日本の高齢化問題が他のOECD国に比べて深刻であることを意味するかもしれない。しかし，政策部門別の支出から高齢化や医療保険・健康に集中し，他の社会的な問題への支出が極端に小さく，福祉先進国とされているイギリス，ドイツやスウェーデン等に比べて政策部門の支出においてバランスが欠けているともいえる。ま

第6章 社会保障と健康

図6-2 政策分野別社会支出の推移と国際比較（1980-2011年）

A. 日本の政策別社会支出の推移（1980－2011年）

■高齢 ⊠遺族 ▥障害，業務災害，傷病 ■保健 ▨家族 ▫積極的労働市場政策 ▤失業 ■住宅 ▥他の政策分野 ○総支出

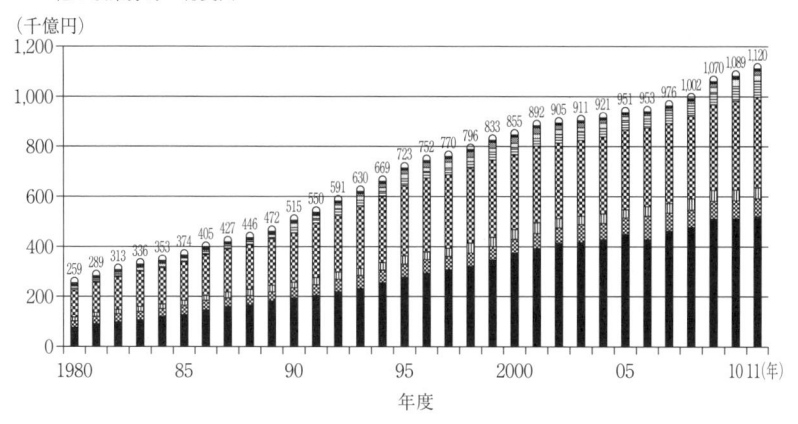

（千億円）

年度別総支出（千億円）: 1980年 259、289、313、336、353、374、405、427、446、472、515、530、591、630、669、723、752、770、796、833、855、892、905、911、921、951、953、976、1,002、1,070、1,089、1,120

B. 政策別社会支出の国際比較（2011年）

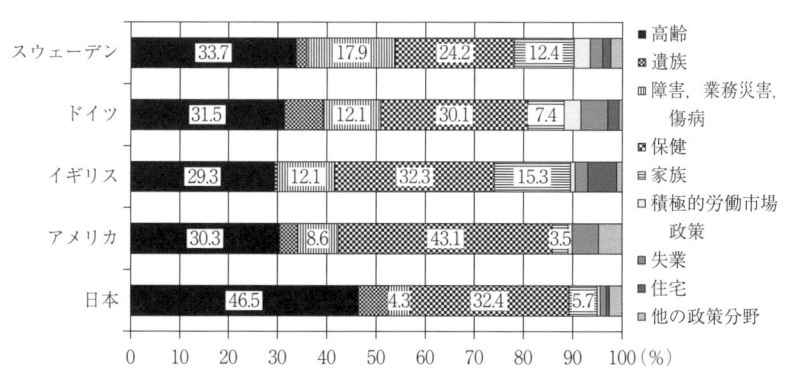

スウェーデン: 33.7　17.9　24.2　12.4
ドイツ: 31.5　12.1　30.1　7.4
イギリス: 29.3　12.1　32.3　15.3
アメリカ: 30.3　8.6　43.1　3.5
日本: 46.5　4.3　32.4　5.7

■高齢 ⊠遺族 ▥障害，業務災害，傷病 ■保健 ▨家族 ▫積極的労働市場政策 ▤失業 ■住宅 ▥他の政策分野

（注）社会支出の国際比較において，日本は2011年，アメリカ2010年，その他は2009年のデータを用いている。
（出所）社会保障・人口問題研究所「政策分野別社会支出の国際比較（1980-2011年度）」より筆者作成。

表6-4 部門別社会保障給付費の推移（1950-2011年）

年度 (和暦)	社会保障給付費						
	計 (億円)	医療 (億円)	構成割合 (%)	年金・福祉その他 (億円)		構成割合 (%)	
1950(25)	1,261	646	51.2	615		48.8	
1955(30)	3,893	1,919	49.3	1,974		50.7	
1960(35)	6,553	2,942	44.9	3,611		55.1	
				年金 (億円)	構成割合 (%)	福祉その他 (億円)	構成割合 (%)
1965(40)	16,037	9,137	57.0	3,508	21.9	3,392	21.2
1970(45)	35,239	20,758	58.9	8,562	24.3	5,920	16.8
1975(50)	117,693	57,132	48.5	38,831	33.0	21,730	18.5
1980(55)	247,736	107,329	43.3	104,525	42.2	35,882	14.5
1985(60)	356,798	142,830	40.0	168,923	47.3	45,044	12.6
1990(2)	472,203	183,795	38.9	240,420	50.9	47,989	10.2
1995(7)	647,243	240,520	37.2	334,986	51.8	71,738	11.1
2000(12)	781,191	259,953	33.3	412,012	52.7	109,225	14.0
2005(17)	877,827	281,094	32.0	462,930	52.7	133,803	15.2
2010(22)	1,046,793	329,190	31.4	529,711	50.6	187,893	17.9
2011(23)	1,074,950	320,634	31.7	530,623	49.4	203,692	18.9

(注) 四捨五入の関係で総数が一致しない場合がある。
(出所) 厚生労働省「2011（平成23）年版厚生労働白書　資料編」より一部加筆。

た，社会保障関連費をみると，年金医療介護保険給付費が全体の約8割を占め，さらに関連予算が増加傾向を示している。

次に，社会保障給付費をみると，制度が導入された1950（昭和25）年に1261億円だったが，60年後の2011（平成23）年では107兆4950億円まで約900倍に増加している（表6-4）。部門別にみると，当初は医療が51％と最も高い割合を示していたが，1955（昭和30）年からその割合を減らし，近年では3割を占め，年金が5割を占めるようになった。ここで，3割を占める医療（医療保険制度）への国庫負担推移をみると，図6-3のように70年代から急激に上昇し，80年代は安定していたものの，90年代に再び増加し，2004（平成

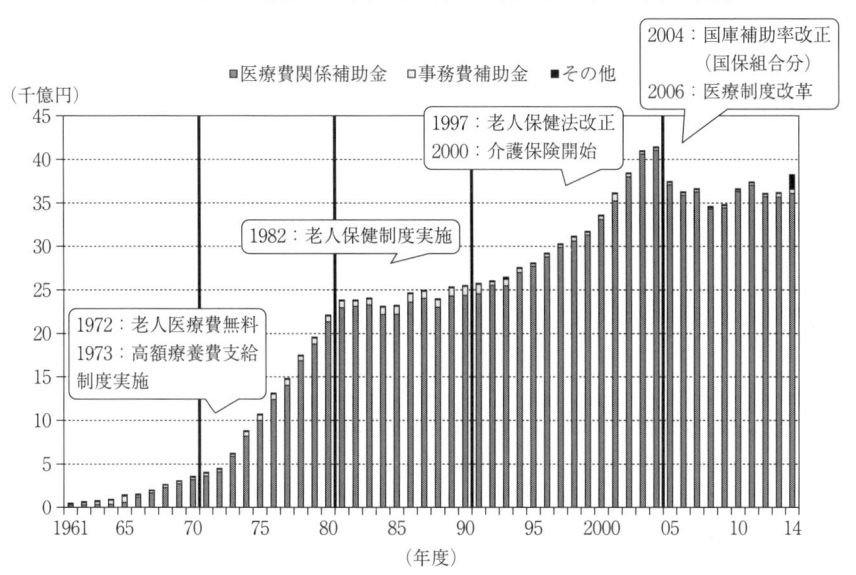

図6-3 国民健康保険に対する国庫負担（補助）の推移（当初予算）

凡例：■医療費関係補助金　■事務費補助金　■その他

吹き出し：
- 1972：老人医療費無料
- 1973：高額療養費支給制度実施
- 1982：老人保健制度実施
- 1997：老人保健法改正
- 2000：介護保険開始
- 2004：国庫補助率改正（国保組合分）
- 2006：医療制度改革

（注）　2012年以降の復興庁特別会計分（東京電力福島第一原発の事故による一部負担金等の減免措置）は含まない。
（出所）　厚生労働省「国民健康保険関係資料」22-26頁より作成。

16）年には最大（4兆1355億円）となって，その後減少傾向を示したが，近年さらに少し増加している。制度が導入された1961（昭和36）年の約469億円だったものが，2014（平成26）年現在3兆8172億円となり，約81倍に増加している。高齢社会においてはさらに医療費が増加すると予想されることから近年抜本的な制度改革が行われている。

最後に，一次予防の重視から実施されている健康づくり対策への支出をみると，2008（平成20）年に149億円から2011（平成23）年には211億円と増加している。しかし，保健衛生対策費においては約4％から2011年には5％となっており，「治療」へ集中し，「予防」への支出が小さいことがわかる。

②社会保障制度等の運用状況

社会保障制度のうち，年金，医療，介護は保険料と国や自治体の公費で賄っているが，少子高齢化に伴って保険料収入が減少し，支出が増加している。セ

表6-5 国民健康保険事業の単年度収支状況（2011-2012年）

年度	区分	保険者数	単年度収支差引額（億円）	単年度収支差引額内訳					
				黒字保険者			赤字保険者		
				保険者数	割合（％）	余剰金（億円）	保険者数	割合（％）	不足額（億円）
2011	総数	1,881	927	985	52	1,676	896	48	750
	市町村	1,717	1,020	918	53	1,617	799	47	596
	組合	164	-94	67	41	60	97	59	53
2012	総数	1,881	517	955	51	1,292	926	49	775
	市町村	1,717	573	898	52	1,202	819	48	630
	組合	164	-56	57	35	90	107	65	145
合計						5,937			2,949

（出所）厚生労働省「国民健康保険関係資料」15頁より抜粋。

ーフティネットとして社会保障制度を維持するため，年々公費での支出が増加し，財政を圧迫している状況である。その背景を理解するため，医療保険制度を支える国民健康保険事業を例に，その運用状況を単年度収支状況からみると，保険者の52％は黒字であるが，残りは赤字であることがわかる（表6-5）。特に，組合では，約6割の保険者が赤字となっており，医療保険事業の維持が困難であることが示される。このような赤字保険者が増加している背景には，資金運用と団塊世代の退職に伴う支出の増加などがあると考える。また，その赤字保険者の割合が増加しており，何らかの対策が必要であることがわかった。

さらに，厚生労働省（2014）から保険料（税）とその納入状況をみると，市町村における保険料の一人当たり調整額は増加傾向を示し，2012（平成24）年では約9万円となっている。一方，組合では，同様に増加傾向を示し，同年では15万5358円となっている。保険料を調整した後の納入率が市町村では約90％，組合ではほぼ100％となっている。しかし，市町村の場合，僅かであるが納入率が減少し，組合では同じ水準を維持している。

次に，健康づくり対策の実施状況をみると，「健康日本21」において，各自治体には健康推進を進めるための計画策定を求めているものの，2009（平成21）年12月時点で1710ある市町村のうち，7割（1208）しか策定されていな

い。その後の策定の計画がない市町村が49となっている。計画策定率を都道府県別にみると，東京，青森，山形，愛知，島根などは100％であるのに対して，5割を切っている自治体もあり，一番低い三重では40％となっている。計画策定の段階でさえも，大きな地域格差があることがわかった。このように，計画作成さえもままならない市町村では，健康づくり対策を具体的に実施することは困難である。

　以上でみてきた財政や運用状況から同じ制度の下でも医療サービスに差が生じている。例えば，近年，医療施設が不十分で，緊急患者の受け入れが間に合わず，死亡したことがニュースで取り上げられている。医療サービスの差は，地域の経済状況や人口構成などさまざまな要因によっても差が出るが，各要因が新たな問題の原因ともなっており，医療格差がさらなる健康格差をもたらしている。健康格差を縮小するためには，医療格差を，また経済格差，教育格差などの上流の問題を是正する必要がある。つまり，カワチ（2013）は，健康格差を縮小するための三つの戦略として，①所得格差の是正，②幼児期からの早期教育，③職の安定を上げている。親世代の職の安定を実現し，所得格差を是正できれば，幼児期の教育投資も可能である。特に，7歳までの初期教育投資の効果が高いとしている。短期的には雇用対策やコミュニティを活性化するための社会基盤を整備し，長期的な視点では子どもの教育に力をいれるなど三つの戦略を当時に実施する必要があり，またこれらの政策目標を達成するために社会制度の見直が求められている。

第4節　「健康格差」を小さくするためには

（1）医療費の適正化

　高齢社会が進む中，健康格差を縮小し，健康で長生きするための社会保障制度のあり方についてさまざまな議論が行われている。少子高齢化などにより社会保障費が年々増加し，1990（平成2）年で11.5兆円，2014（平成26）年には30.5兆円となり3倍に増加している。それに伴って，一般歳出に占める社会保障費の割合も1990年に約30％だったものが，2014年には50.4％まで急増

し，財政を逼迫させている。社会保障制度を維持するため，政府は2012（平成24）年に「社会保障・税一体改革」を打ち出し，社会保障制度の全般の見直しとそのための財源を確保するため，消費税の増税を提案した。すなわち，消費税を2014年4月に5％から8％，2015（平成27）年10月には10％に段階的に増税し，その増収分（5％から8％へ増税の場合，5兆円）は全額，社会保障の財源にするとしていた。その後，2014年4月から消費税が8％に増税されたものの，その増税分のうち，多くは赤字を埋めるために用いられ社会保障の充実に使えるのは1割しかなく，また2015年10月に10％増税をしたとしても社会保障費の不足分は19兆円以上になることがわかった。しかし，8％への増税による経済への影響が大きく，2014年11月18日安倍晋三首相は，2015年10月予定されていた10％への引き上げを17年4月まで1年半延期することを発表した。消費税増税による社会保障費の財源確保が困難になったことから，他の財源確保を含む制度の見直しが急務とされている。

　本節では，社会保障制度のうち，医療保険制度と健康づくり対策に焦点をおいて論じる。日本の高い健康寿命は，ハイコストと良質の医療サービスに，国民皆がアクセスできる制度があり，それが効率的に運用されてきたことによるものである。しかし，近年，医療サービスにアクセスできない人は，地域によって異なる医療サービスが提供されており，医療の質，アクセス，コストの全てにおいて課題となっている。医療の質やアクセスを犠牲にしたコスト削減は，健康寿命の延長という政策目標を実現できない。それゆえ，医療保険制度を見直す時のポイントは，医療の質を確保しながらコストを削減し，費用負担を小さくできるかを考慮する必要がある。

　そこで，公的医療保険制度を安定的に維持するためには，現在の企業規模別や職種，年齢別に分かれている医療保険制度を統合する必要があるとする意見もある（奥野，2012；日本医師会，2010など）。奥野は，非正規労働者が増大するなどの経済社会状況から国民健康保険の負担が過大になり，機能不全に陥る可能性があることから諸制度を統合化し，合理化を図るべきだとしている。諸制度の統合化のメリットは，制度統一による事務費などのコストダウンだけではなく，前掲表6-5でみるように，黒字保険者の余剰金が赤字保険者の不足

分を上回っており，単純に収支のバランスが取れることから裏づけられる。しかしながら，長い歴史の中で整備されてきた各制度は，医療給付以外のサービスの違いなどもあり，現実に統合は困難である。特に黒字保険者が統合によってどのようなメリットがあるか示さない限り，赤字保険者を受け入れることに納得しない。そこで，全ての制度を統合するのではなく，現在行政区域単位で独立に運用している市町村国保1717と国保組合164をまず都道府県レベルなどに広域統合すれば，運用コストなどの効率がアップし，地域の健康格差を縮小できると考える。

また，医療費が増加する中，社会保障支出をバランスさせるためには，患者自己負担を引き上げて医療費を適正にする必要がある[16]。患者自己負担の引き上げ効果を，医療需要関数を用いて分析した結果によると，短期的には医療費の抑制効果が得られるものの，長期的な効果が確認できていないことがわかった（熊谷・泉田，2007）。しかし，社会保障支出を適正に保つため，需要側（社会保険料や患者自己負担を通じた価格規制など）のみではなく供給側（診療報酬改定や医療提供体制の地域ごとの計画化と再編など）も改革が必要であるとし，介護保険の医療費軽減効果と医療保険制度のマクロ的な生産性への効果分析が行われている（金子，2010）。それによると，介護保険の導入は高齢者の社会的入院が在宅介護に代替されることで医療費の軽減に繋がることが示されている。また，医療保険制度によって健康状態になった人は労働市場に参加することになり，労働力の増加および労働生産性が高くなるという結果を得ている。金子の主張にあるように，医療保険制度を持続可能にするためには，医療サービスの需要側と供給側ともに改革が必要である。その際，需要側の改革として，患者自己負担を引き上げによる医療費抑制効果は認めるものの，受益と支払い能力に応じた費用負担を求め，低所得者には軽減措置を講じるべきである。患者自己負担の増加によって低所得者が医療にアクセスできなくなることは，健康格差をさらに拡大することに繋がり，「健康寿命」の延長の目的は達成できないためである。

現在のような診療報酬システムでは，医療費を低減するどころか逆に増加をもたらすことがある。例えば，通院回数，処方する薬の数や量に応じて報酬を

決定しており,医療供給者に過剰医療によって診療報酬を増やすインセンティブを与える。それゆえ,供給側の改革として診療報酬改定が必要であるが,イギリスで採用されている診療報酬が参考になる。イギリスの診療報酬では,人頭報酬と出来高払いがあり,出来高払いの評価項目として,診療所の環境改善,定められた疾病に対するサービスの質の改善がある[17]。このような評価項目は,医療供給者にサービスの質を改善するインセンティブを与え,医療全体の質の向上や医療費の軽減に繋がる。現場での医療サービスの改善を促し,医療費の軽減につなげる取り組みを行うように,診療報酬の評価項目と軸を見直す必要がある。

(2) 発症後の治療から予防へ

健康寿命を延長するためには,健康増進・疾病予防が大きな役割を果たす。また,一人一人の健康状態やリスクを把握し,疾病の早期発見,適切な治療管理による疾病の重症化を予防するための総合的な仕組みを構築し,実施していく必要がある。

すなわち,社会全体を健康にするには,発症後の治療に手厚いサポートをするか,予防に力をいれるかなどを決定し,制度設計を行う必要がある。つまり,対象は少ないがリスクの高い人を減らすための施策を行うか(ハイリスクアプローチ),または中程度のリスクであるが,対象人口が多くリスクを減らすことで社会的なインパクトが大きい施策(ポピュレーションアプローチ)を実施するか,政策の軸を決定する必要がある。ハイリスクアプローチの場合,対象人口が少ないが,高いリスクの人,一人一人に働きかけるアプローチである。一方,ポピュレーションアプローチは,対象の集団全員の健康リスクを少なくする取組みである。

基準の引き下げは高いリスクの病気予備軍をみつけ出し,治療を行って「対策として捉える」可能性があることから患者数の増加,医療費の増加をもたらすという指摘がある(カワチ,2013)。カワチは,中程度のリスクで,対象人口が多い場合,予防が効果的であるとし,実際に実施されているポピュレーションアプローチの例として,各国で実際に導入している企業への規制や消費者の

行動を変えるための政策などを紹介している。また，政策の効果は，ポピュレーションアプローチの方が高いものの，ハイリスクアプローチを混合した施策が必要であると主張している。

日本では，高いリスクの人を早期にみつけ対策を取るため，近年，糖尿病，脳卒中，心臓病，高血圧などの生活習慣病関連（高血糖，高コレステロールや高血圧など）の診断基準が引き下げられ，厳しくなってきている。これまでの引き下げ傾向と異なって，2014（平成26）年4月，日本人間ドック学会と健康保険組合連合会による「新たな検診の基本検査の基準範囲」が発表され，一部の基準が緩くなっている。[18]例えば，高血圧の場合，従来の正常の上限値である129よりも大幅に緩い147となっている。新基準として採用する場合，これまで「病気」とされた人が「正常」となり，患者数の減少，医療費の低減に繋がる可能性がある。

これまでの医療保険制度のハイリスクアプローチ中心の政策から健康づくり対策などのポピュレーションアプローチへの政策の軸足を移し，政策効果を高める必要がある。すなわち，健康寿命を延ばし，医療費を軽減するためには，下流の治療だけでは効果が小さく，上流の予防に力を入れる必要がある。その方法として，医療保険制度の診療報酬の見直しである。これまでは診療報酬は治療に応じて支払われ，病気の予防は医療行為として捉えず，診療報酬とならないため，積極的な予防指導を行うインセンティブがない。例えば，2014（平成26）年7月20日にNHKで放送された「認知症を食い止めろ」によると，イギリスでは，予防医学的指導を行う医師に診療報酬に繋がるポイントを与える制度を導入し，アルツハイマー病の患者数を減らす成果をあげていると紹介されていた。イギリスのように治療報酬から予防報酬への転換が必要である。

（3）生涯現役をサポート

将来人口の減少による労働力不足と健康寿命の延長に有効とされるのが，高齢者の就業である。高齢者の就業率と10年後の後期高齢者医療費の間には負の関係があることが示された（図6-4）。健康寿命が伸びれば，働く期間が長くなり，医療費の軽減に繋がる。「生涯現役」を実現するためには，高齢者が

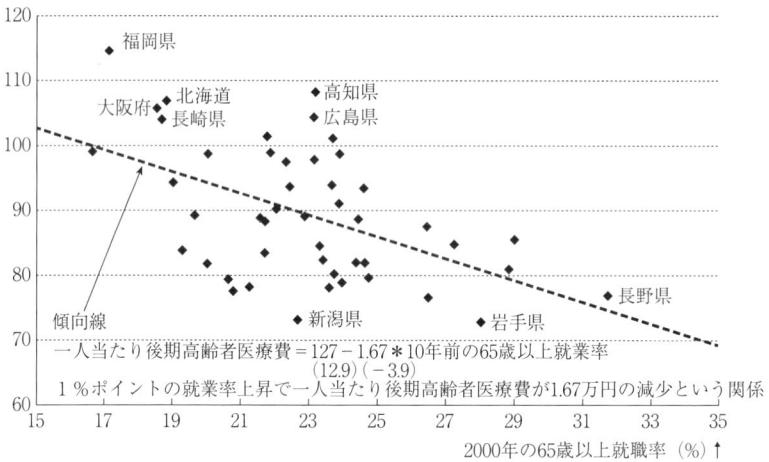

第Ⅱ部　「健康」を支える社会・教育基盤

図6-4　高齢者（65歳以上）の就業率（2000年）と10年後の後期高齢者医療費

↓2010年度の一人当たり後期高齢者医療費（万円）

一人当たり後期高齢者医療費＝127－1.67＊10年前の65歳以上就業率
　　　　　　　　　　　　　　　　　　　(12.9)　(－3.9)
1％ポイントの就業率上昇で一人当たり後期高齢者医療費が1.67万円の減少という関係

2000年の65歳以上就職率（％）↑

（出所）　官邸，経済再生審議会資料「社会保障制度・健康産業について」より引用。

働ける環境づくりや受け入れ先を確保するなど取組みが必要である。

また，第2節でみた医療費が平均水準でありながら，健康寿命が長い静岡県では，健康寿命が日本一長い理由として以下の四つを上げている。

①地場の食材が豊富で食生活が豊か
②全国一のお茶の産地で，お茶をたくさん飲んでいる
③元気に働いている高齢者が多い
④温暖な気候。穏やかな県民性

「健康寿命日本一」の理由の一つとして，元気に働く高齢者が多いことをあげている。元気だから働けるのか，働くから元気なのかの因果関係は明確ではないが，「働くこと」は生活の糧を得るためだけではなく，自己実現や社会とのつながりをもつ，社会への貢献などさまざまな意味をもつ。社会とのつながりと健康間の関係を分析している研究によると，両者は正の関係があるという結果が得られている（相田・近藤，2014；カワチ他，2013）。すなわち，働くことによって「社会とのつながり，絆」といわれるソーシャル・キャピタルが形成され，それが健康向上に寄与することがわかった。

以上のことから，働く意思のある高齢者に働く機会を与えることは，健康寿命を高める方法の一つになり得る。しかしそのためには，高齢者の就労をサポートする制度の構築および受け入れ先の確保が必要であり，また諸制度を実現するための各主体の協力も必要である。

第5節　「健康」社会を実現するために医療保険制度はどうあるべきか

　日本の高齢化率は，先進国平均よりやや高く，2013（平成25）年25％から2050年には38.8％まで上昇するとされている。このように急速に高齢社会が進む日本では，医療・介護，経済的負担，高齢者の社会的孤立などの社会問題などへの対応が課題となっている。本章では，日本の社会保障制度の中で，健康に関連するリスク分散（社会保険）やリスク軽減（公衆衛生）に関連する制度，つまり医療保険制度と健康づくり対策に焦点をおいて，高齢化社会が進む環境で，健康寿命を延伸するための，制度のあり方について考察を行った。

　日本の「健康」は高い医療費に支えられてきたが，それでも地域の格差があった。医療サービスの差は，地域の経済状況や人口構成などさまざまな要因によっても差が出るものの，各要因が新たな問題の原因ともなっており，医療格差がさらなる健康格差をもたらしている。現在でも課題を抱えている医療保険制度であるが，急速に高齢化が進む中，今までの制度では，財政的・人的などの制約により，制度自体が持続できなくなる可能性があることがわかった。健康格差を縮小するためには，医療格差を，また経済格差，教育格差などの上流の問題を是正する必要がある。

　医療保険制度を持続可能にするためには，医療サービスの需要側と供給側ともに改革が必要である。その際，需要側の改革として，患者自己負担の引き上げによる医療費抑制効果は認めるものの，受益と支払い能力に応じた費用負担を求め，低所得者には軽減措置を講じるべきである。また，供給側の改革としては現場での医療サービスの改善を促し，医療費の軽減につなげる取組みを行うように，診療報酬の評価項目と軸を見直す必要がある。また，医療保険制度の下（治療報酬から予防報酬への転換）でポピュレーションアプローチを導入し，

> コラム

「健康論」再考

　この間, われわれの生活環境は, 「健康的」になり, そして世界有数の長寿国になった。しかし, この長寿社会が生きにくく, 幸福に結びついていないとしたら, 「健康」とはいったいどういうことなのだろうか, と考えてしまう。

　これから先も健康が「個人の責任」のもとに「市場」や「高齢社会」への適応としてだけで語られるなら, それは無意味なものにおちいるだろう。新しい時代に向けて健康を論じる場合, それは「幸福の機会」となるものとして考えるべきであり, またそうすることがわれわれに課せられた責務のようにも思える。

　ところで身体運動は, しばしば「健康の手段」として語られるが, ヒトが外界を取り込み新しい運動を組織化することで自らの自由を増大(適応)させてきたことを考えれば, 運動は「添えもの」などではなく, 人間の本質的な営みである。

　前世紀初頭, 「恒常性」の概念を提唱したキャノンは「身体の構造がきわめて不安定であるにもかかわらず, つねに一定の状態を保つ能力 (恒常性)をもっていることは奇跡的なことであり, さらにそれが『外界と自由な交換』によって保たれていることを考えると驚きはさらに強いものとなる」(『からだの知恵』講談社, 22頁)と畏敬にも似た思いを記している。キャノンの身体は, 外界と交流する運動系的 (運動が生命をつくる)存在だったのである。しかしこの身体観は, その後すんなりと受け入れられたわけではない。

　前世紀末, ミラーニューロンを発見したリゾラッティは, 改めて「従来身体運動系は端役扱いされ, 認知に関わる働きとは無関係とされることが多かったが, 知覚プロセスと認知プロセスと運動プロセスとの間には密接な関係があり『運動する脳』はなによりも『認知する脳』である」(『ミラーニューロン』紀伊國屋書店, 8頁以下)と述べている。外界に向けて身体運動を開始するということは, 外界の差異を内面化し, それについての「意味の獲得」のことである。つまり, 運動能力を獲得すること, 豊かな心をもつこととは, 密接に結びついており, したがって健康論はここから始められるべきだ。

　かつて, スピノザは「何人も, 生存し行動しかつ生活すること, 言いかえれば現実に存在することを欲することなしには幸福に生活することができない」(『エチカ(下)』岩波書店, 32頁)と語っていた。自然身体と互恵性に基づくことなしに, 幸福の実現は不可能ということである。「幸福の機会」となる健康とは, 相互に他者の欲求を引き出しつつ, 健康と幸福とを志向し, 同時に地域の再編にも責任を負うなど, 協働性の営みのことに違いない。(渡部憲一)

下流の治療だけではなく，上流の予防にも力を入れる必要がある。

　高齢社会において「健康格差」を小さくし，「健康寿命」を延長するためには，本章で紹介した医療保険制度（社会保険）や健康づくり対策（公衆衛生）などの健康に直接関連する政策以外にも，最低限の生活を賄える収入を保証するための年金保険，公的扶助，社会福祉などの他の制度とのリンクが必要である。

◆本章のテーマを学ぶ基本図書◆
イチローカワチ，2013，『命の格差は止められるか』小学館。
　　命（健康）の格差が生じる背景や原因を事例から説明し，格差を是正するために必要な対策を紹介している。健康格差の現状と解決策について学ぶことができる。
イチローカワチ・高尾総司・S. V. スブラマニアン，2013，『ソーシャル・キャピタルと健康政策』日本評論社。
　　健康格差問題を解決するためにソーシャル・キャピタル（社会関係資本）の形成が有効とし，健康政策への応用可能性を検証している。社会関係資本（絆など）とは何か，社会関係資本が格差是正に役に立つか，どのように形成するのかなどが理解できる。
小塩隆士，2013，『社会保障の経済学』日本評論社。
　　社会保障制度の基本的な考えや日本の社会保障制度の現状を経済学の視点で説明している。社会制度の全般および医療保険制度の仕組みが理解できる。

注
(1) 小塩（2013）を参照。
(2) 総務省統計局「世界の統計2014：世界の人口」(http://www.stat.go.jp/data/sekai/0116.htm) および労働政策研究・研修機構「データブック2014：老年人口比率（65歳以上人口）」(http://www.jil.go.jp/kokunai/statistics/databook/2014/02/p051_2-3.pdf　2014年8月25日アクセス）より。
(3) 厚生労働省「最近の医療費の動向（年次版）　2013（平成25）年度」(http://www.mhlw.go.jp/topics/medias/year/13/index.html　2014年8月26日アクセス）より。
(4) 厚生労働省「医療費の地域差分析　2012（平成24）年度」(http://www.mhlw.go.jp/file/06-Seisakujouhou-12400000-Hokenkyoku/01a.pdf　2014年8月27日アクセス）より。
(5) 厚生労働省「社会保障に係る費用の将来推計の改定について2012（平成24）年3月」(http://www.mhlw.go.jp/seisakunitsuite/bunya/hokabunya/shakaihoshou/dl/shouraisuikei.pdf　2014年12月15日アクセス）より。
(6) 早期死亡の原因として，行動様式40％，遺伝要因30％，環境要因5％，社会環境15％，ヘルスケア（医療）10％とする分析結果を得ている。
(7) 市町村別の平均寿命をみると，男性では長野県北安曇郡松川村（82.2），女性では沖縄県中頭郡北中城村（89）が長く，大阪府大阪市西成区が男女ともに72.4年と83.8年で一番低くなっている。市町村別の平均寿命の差は，男性9.8年，女性5.2年度かなり差が出ている。

(8) 厚生労働省「社会保障・税一体改革」(http://www.mhlw.go.jp/stf/seisakunitsuite/bunya/hokabunya/shakaihoshou/kaikaku.html　2014年12月15日アクセス）参照．
(9) 日本の医療保険制度の歴史および変遷についての詳細は，厚生労働省（2014）を参照．
(10) その他にも，高額療養費制度や高額医療・介護合算制度などがある．前者は自己負担限度額を設け，所得と年齢に応じて補助する制度である．後者は1年間（毎年8月～翌年7月）の医療保険と介護保険における自己負担の合算額が著しく高額になる場合に，負担を軽減する仕組みである．
(11) 2014（平成26）年4月以降に新たに70歳になる者に対しては8割を，同年3月末までに既に70歳に達している者には9割を給付する．
(12) 詳細は，厚生労働省（2014）を参照．
(13) 厚生労働省「社会保障・税一体改革」(http://www.mhlw.go.jp/stf/seisakunitsuite/bunya/hokabunya/shakaihoshou/kaikaku.html　2014年12月15日アクセス）より．
(14) 『産経新聞』2014年4月1日付「［消費税8％］社会保障充実は1割のみ」(http://www.sankei.com/economy/news/140401/ecn1404010068-n1.html　2014年12月15日アクセス）より．
(15) 『日本経済新聞』2014年11月18日付「首相，消費増税「17年4月 確実に実施」 延期を表明」(http://www.nikkei.com/article/DGXLASFK18H4F_Y4A111C1000000/　2014年12月15日アクセス）より．
(16) 医療費の適正化に関するサーベイは，金子（2010）を参照．また，河口（2012）は，医療費の公私財源の役割分担と機能について国際比較を行っている．
(17) イギリスの診療報酬は，包括報酬，追加報酬，成果報酬の三つからなっている．包括報酬は，診療所に登録している住民の数が多いほど，より多くの報酬が支払われることから人頭報酬ともいわれる．追加報酬は，自身の得意分野を生かし，簡単なケガの治療や慢性病などの治療を行った時に支払われる．成果報酬は，診療所の環境改善，定められた疾病に対するサービスの質の改善を行った場合，その成果に応じて支払われる．詳細は，田畑（2012），堀（2014）などを参照．
(18) 日本人間ドック協会・健康保険組合連合会「新たな健診の基本検査の基準範囲：日本人間ドック学会と健保連による150万人のメガスタディー」(http://www.ningen-dock.jp/wp/wp-content/uploads/2013/09/megastudy.pdf　2014年12月15日アクセス）より．
(19) 静岡県「健康寿命日本一」を参照．（http://www.pref.shizuoka.jp/kousei/ko-430/kenzou/kenkoujyumyou.html　2014年8月25日アクセス）

参考文献

相田 潤・近藤克則，2014，「ソーシャル・キャピタルと健康格差」『医療と社会』24(1)，57-74頁．
イチローカワチ，2013，『命の格差は止められるか』小学館．
イチローカワチ・高尾総司・S.V.スブラマニアン，2013，『ソーシャル・キャピタルと健康政策』日本評論社．
太田勲・中澤正彦，2013，「諸外国と日本の医療費の将来推計」『PRI Discussion Paper Series』No. 13A-03
　http://www.mof.go.jp/pri/research/discussion_paper/ron249.pdf
奥野楓子，2012，「日本における公的医療保険制度の未来」『経済政策研究』（香川大学）8，95-117頁．
小塩隆士，2013，『社会保障の経済学』日本評論社．
金子能宏，2010，「医療保険制度の展開と日本経済への影響」内閣府経済社会総合研究所・井堀利

宏編『バブル／デフレ期の日本経済と経済政策 第 5 巻 財政政策と社会保障』慶應義塾大学出版会，211-252 頁．

河口洋行，2012，「公的医療保障制度と民間医療保険に関する国際比較――公私財源の役割分担とその機能」『第 8 回医療政策会議講演録』2012 年 11 月 18 日，175-193 頁．

官邸，経済再生審議会資料「社会保障制度・健康産業について」
　http://www.kantei.go.jp/jp/singi/keizaisaisei/skkkaigi/goudou/dai3/siryou07.pdf

官邸，国民会議資料「社会保障制度の変遷」
　http://www.kantei.go.jp/jp/singi/kokuminkaigi/dai6/sankou.pdf

熊谷成将・泉田信行，2007，「患者自己負担率引き上げの時系列的評価」『医療と社会』17(1)，125-140 頁．

小山光一，1997，「医療保険制度の構造とメカニズム」『經濟學研究』47(2)，203-224 頁．

厚生労働省，2014，『2014（平成 26）年版　厚生労働白書』

厚生労働省，「健康日本 21（第 2 次）の推進に関する参考資料」
　http://www.e-healthnet.mhlw.go.jp/information/21_2nd/pdf/reference.pdf

厚生労働省「2010（平成 22）年都道府県別生命表の概況」
　http://www.mhlw.go.jp/toukei/saikin/hw/life/tdfk10/index.html

厚生労働省「2011（平成 23）年版　厚生労働白書　資料編」
　http://www.mhlw.go.jp/wp/hakusyo/kousei/11-2/kousei-data/data/23a05.xls

厚生労働省「医療費の地域差分析　2012（平成 24）年度」
　http://www.mhlw.go.jp/file/06-Seisakujouhou-12400000-Hokenkyoku/01a.pdf

厚生労働省「医療費の地域差分析」
　http://www.mhlw.go.jp/topics/bukyoku/hoken/iryomap/10/xls/hoken_01b.xls

厚生労働省「国民健康保険関係資料」
　http://www.mhlw.go.jp/file/06-Seisakujouhou-12400000-Hokenkyoku/0000037384.pdf

厚生労働省「最近の医療費の動向（年次版）　2013（平成 25）年度」
　http://www.mhlw.go.jp/topics/medias/year/13/index.html

厚生労働省「社会保障に係る費用の将来推計について」
　http://www.kantei.go.jp/jp/singi/kokuminkaigi/dai6/siryou4.pdf

厚生労働省「社会保障・税一体改革」
　http://www.mhlw.go.jp/stf/seisakunitsuite/bunya/hokabunya/shakaihoshou/kaikaku.html

厚生労働省「社会保障に係る費用の将来推計の改定について 2012（平成 24）年 3 月」
　http://www.mhlw.go.jp/seisakunitsuite/bunya/hokabunya/shakaihoshou/dl/shouraisuikei.pdf

厚生労働省「市町村国民健康保険における保険料の地域差分析」
　http://www.mhlw.go.jp/topics/bukyoku/hoken/iryomap/hoken.html

近藤克則・JAGES プロジェクト，2014，「健康格差と健康の社会的決定要因の『見える化』」『医療と社会』24(1)，5-20 頁．

『産経新聞』2014 年 4 月 1 日付「『消費税 8％』社会保障充実は 1 割のみ」
　http://www.sankei.com/economy/news/140401/ecn1404010068-n1.html

静岡県「健康寿命日本一」
　http://www.pref.shizuoka.jp/kousei/ko-430/kenzou/kenkoujyumyou.html

総務省統計局「世界の統計 2014：世界の人口」
　http://www.stat.go.jp/data/sekai/0116.htm

日本医師会，2010，「国民の安心を約束する医療保険制度」

第Ⅱ部 「健康」を支える社会・教育基盤

　　http://dl.med.or.jp/dl-med/teireikaiken/20101111_1.pdf
『日本経済新聞』2014年11月18日付「首相，消費増税『17年4月 確実に実施』 延期を表明」
　　http://www.nikkei.com/article/DGXLASFK18H4F_Y4A111C1000000/
日本人間ドック協会・健康保険組合連合会「新たな健診の基本検査の基準範囲：日本人間ドック学会と健保連による150万人のメガスタディー」
　　http://www.ningen-dock.jp/wp/wp-content/uploads/2013/09/megastudy.pdf
八谷　寛・青山温子・明石秀親・玉腰浩司，2008，「健康寿命と世界各国の保健医療支出」『老年医学』46(1)，27-32頁．
堀真奈美，2014，「英国 NHS の給付のあり方について」『健保連海外医療保障』No. 101，20-26頁．
労働政策研究・研修機構「データブック 2014：老年人口比率（65歳以上人口）」
　　http://www.jil.go.jp/kokunai/statistics/databook/2014/02/p051_2-3.pdf
McGinnis JM, Williams-Russo P. and Knickman JR., 2002, "The Case for More Active Policy Attention to Health Promotion," *Health Affairs* (Millwood), 21(2), pp. 78-93.
Schroeder SA., 2007, "Shattuck Lecture. We Can Do Better-Improving the Health of the American People," *New England Journal of Medicine* 357(12), pp. 1221-1228.

第7章　子どもの健康と学校教育

森　博文

　近代学校制度が整備されて以降，家庭や社会での取り組みとともに学校教育が子どもの健康の保持・増進に果たすべき役割は益々大きくなっているといえよう。本章では，明治期以降の学校体育の足跡をたどるとともに，戦後日本における学校体育の学習内容を方向づけてきた学習指導要領（体育科）の変遷を概観する。また，各種の資料をもとに，子どもの体力や健康に関する現状と課題について検討する。なお，本章でいう「子ども」とは，主として幼児・児童を念頭に使用する。

Keyword▶学校教育　体育科　学習指導要領　子ども　体力　健康

第1節　学習指導要領（体育科）の変遷

　本節では，わが国の学校体育のねらいや学習内容を方向づけてきた学習指導要領の変遷を概観する。体育科の学習指導要領は1947（昭和22）年の試案の提示に始まるが，学制発布とともに学校体育（体術科）も創設されていることから，明治期以降の学校体育の変遷についてもレビューしておく。

（1）明治期の学校体育

　1872（明治5）年の学制発布は日本の近代学校制度の始まりといえるものであり，学制に定められたカリキュラムにはすでに「体術」の名称が確認できる。
　翌1873（明治6）年の「学制二編追加（文部省布達第57号）」および「改正小学教則」では，「体術」の名称が「体操」となり，以後1941（昭和16）年の「国民学校令・同施行規則」で「体錬科」へ名辞変更されるまでのおよそ70年

にわたり，学校体育は「体操」として実施されることになる。しかし，「明治10年頃までは『欧米体育の直訳時代』ともいわれるときであり，体操実施の内容は，本格的な段階までいたっていない」(井上，1971，6頁)ことから，学制発布とともに学校体育も近代学校教育を担う教科としてスタートしたが，当初は具体的な内容さえも規定されておらず，いわば名ばかりの教科であったと考えられる。

1878（明治11）年には「体操伝習所」[(1)] が設立され，これを契機に日本の学校体育は徐々に発展していく。

1879（明治12）年には「教育令」が公布されている。日本の近代学校制度の確立に多大な貢献をした「学制」にかわり，中央集権的・画一的性格をあらためて，地方管理に教育を委ねようとする改革の動きに後押しされた所産であった。内容は主として小学校を整備することで国民教育の基盤確立を意図していた。基本的な科目数は6科目で，体操は加設科目として設定されていた。しかし，翌1880（明治13）年には早々に教育令が廃止され，改正教育令が施行となる。中央集権から地方分権への急激な移行に伴うさまざまな問題が改正の背景にあった。この時期の体操については，その位置づけをはじめ，内容についても特筆すべきことはなく，実際に学校で行われていたことは陸軍の体操で子どもの体操としては甚だ不適当といわざるを得ない状況であった。先に設立された体操伝習所においてはこうした不適切な状況に対して，保健を目的とした軽体操を奨励することになるが，その成果をみるには今しばらくの時間が必要であった（文部省，1972a，145-153頁）。

学校令（1886〔明治19〕年）の公布以降，学校体育も重要度を増し，ようやく内容等に工夫・改善が加えられることになるが，その中心は兵式体操であった。小学校令で示された隊列運動が，後に兵式体操に改められたものである。

1891（明治24）年には「小学校教則大綱」が出され，その第1条において，「各教科目ノ教授ハ其目的及方法ヲ誤ルコトナク互ニ相連絡シテ補益センコトヲ要ス」（文部省，1972b，98頁）と謳い，体操については概略，以下のように示している。

「体操ハ身体ノ成長ヲ均斉ニシテ健康ナラシメ，精神ヲ快活ニシテ剛毅ナラ

シメ，兼ネテ規律ヲ守ルノ習慣ヲ養ウヲ以テ要旨トス」とされ，その内容は，遊戯(2)，普通体操(3)，兵式体操，戸外運動，水泳であった。また，配当授業時間数は，尋常小学校では週当たり3時間，高等小学校で男子3時間，女子2時間であった（井上，1971，35-38頁）。

上述の通り，明治中期に至ってようやく体操科の目的・内容・方法が示されたことになり，学校体育の位置づけも徐々に明確になってきたといえよう。学制発布後，低迷していた就学率も1902（明治35）年には男女合計ではじめて9割（91.6％）を超えている（表7-1）。

同年改正実施された第3次小学校令・同施行規則では，尋常小学校の修業年限（義務教育期間）を4年に統一するとともに，授業料を徴収しないことを原則とした。また，それまで随意科目であった体操を尋常・高等小学校ともに必須教科とした点で体操の大きな転換点となったと考えられる（文部省，1972a，314-316頁）。

1907（明治40）年には義務教育の修業年限を6年（尋常小学校）に延長することを主なねらいとする小学校令の一部改正が実施された。同時に施行規則も改正され，尋常小学校の体操科の内容・配当時間は表7-2のように規定された。

ここまで学制以降の明治期の小学校を中心とする学校体育の変遷を概観してきたが，明治維新に伴う殖産興業や富国強兵政策に大きく影響され，明治期の学校体育は，国家に貢献するたくましい身体，従順な精神の育成という，のちに「身体の教育としての体育（education of physical）」と呼ばれる体育観に支え

表7-1 学齢児童の就学率の推移

年次	男	女	合計
1890	65.1	31.1	48.9
1891	66.7	32.2	50.3
1892	71.7	36.5	55.1
1893	74.8	40.6	58.7
1894	77.1	44.1	61.7
1895	76.7	43.9	61.2
1896	79.0	47.5	64.2
1897	80.7	50.9	66.7
1898	82.4	53.7	68.9
1899	85.1	59.0	72.8
1900	90.6	71.7	81.5
1901	93.8	81.8	88.1
1902	95.8	87.0	91.6
1903	96.6	89.6	93.2
1904	97.2	91.5	94.4
1905	97.7	93.3	95.6
1906	98.2	94.8	96.6
1907	98.5	96.1	97.4
1908	98.7	96.9	97.8
1909	98.9	97.3	98.1
1910	98.8	97.4	98.1
1911	98.8	97.5	98.2
1912	98.8	97.6	98.2

（出所）文部省，1972a，321頁。

表7-2　尋常小学校の体操科の内容・配当時間

1・2年	普通体操・遊戯	4時間	※唱歌と併せて
3～4年	普通体操・遊戯	3時間	※体操科のみ
5～6年	普通体操・遊戯・兵式体操（男子）	3時間	※体操科のみ

（出所）井上，1971，45頁。

られたものであった。

（2）大正期～昭和前期の学校体育

　先にみたように1891（明治24）年に小学校教則大綱が公布されて以降，学校体育の基盤も整備されていったが，その一方で，日清戦争を目前に，兵式体操が富国強兵・忠君愛国を基本とした「軍事教練」に置き換わっていった。同時に合理的な体操や科学的な研究成果に基づく体育理論や指導論が展開されるとともに，兵式・普通体操に加え，スウェーデン体操が伝えられることになり，結果的には教育現場の混乱を招くことになった。文部省では1904（明治37）年に「体操遊戯取調委員会」を設置し，学校体育の諸問題が議論されたが，そこでの結論が軍との合同調査会において対立し，法規として学校体育の方針を決定づけるには至らなかった。その後，1909（明治42）年になり，普通体操，兵式体操，スウェーデン体操の乱立状況が教練とスウェーデン体操に統一されることとなった。さらに1910（明治43）年には「学校体操統一案」に修正され，1913（大正2）年に「学校体操教授要目」として公布された（森田，1999，51-60頁）。学校体操教授要目は，主として体操中心の要目であり，先に述べたとおりスウェーデン体操が中心である。この要目は1926（大正15）年に改正が行われるまで基本的に大正期の学校体育を規定していた。要目公布に伴い，同年7月に小学校令・同施行規則も改正されている。尋常学校を例にあげると，その内容は表7-3の通りである。

　ちなみに体操は「下肢」や「上肢」をはじめとして計11のパートが示され，各パートには「始めの姿勢」または「器械」と「号令」が記されている。教練は「気ヲ付ケ」「休メ」「集マレ」など，兵式体操に関連する項目があげられている。遊戯は「競争ヲ主トスル遊戯（鬼遊，徒競走，バスケットボール，フット

表7-3 尋常小学校の体操科の内容・配当時間

1・2年 体操・教練・遊戯 4時間 ※唱歌と併せて
3～6年 体操・教練・遊戯 3時間

（出所）井上，1971，76頁。

ボールなど）」「発表的動作ヲ主トスル遊戯（桃太郎，渦巻きなど）」「行進ヲ主トスル遊戯（十字行進など）」の三つに分けられていた（井上，1971，282-292頁）。

ところで，1912（大正元）年に日本は初めてオリンピック（第5回ストックホルム大会）に参加している。また第3回極東選手権大会（1917年）が東京で実施されており，大正期に日本のスポーツは国際進出を果たし，各種目別の競技団体も数多く結成されている。

スポーツをめぐるこうした気運は学校体育にも影響を及ぼし，合理的体操中心の体育にかわって，スポーツ（遊戯）中心の体育が奨励されるようになり，1926（大正15）年の学校体操教授要目改正へとつながっていく。同時に体操についてもそれまでの指導内容や方法への反省から，国外留学や北欧系の体操研究が盛んに行われ体操界も一段の広がりをみせることになった（井上，1971，88-90頁）。

上述したスポーツの興隆は，学校体操教授要目の改正にも影響を与え，それまでの「遊戯」が「遊戯及競技」に名称変更されるとともに，種目数についても16種から55種へと大幅にスポーツ種目が増えることになった（井上，1971，323-324頁）。

学校体操教授要目改正でスポーツが学校体育に採用されたことに伴い，学校においてもスポーツが発展することになったが，一方で満州事変，日華事変以降，日本の文教行政においても国家的統制が一段と強まっていくことになる。

こうした状況のもと，1936（昭和11）年に学校体操教授要目の第2次改正が実施されるとともに，1941（昭和16）年には国民学校令および同施行規則が公布されることになった。戦時下教育への大転換である。国民学校では，初等科6年・高等科2年の計8年を義務教育期間とした（実際には義務教育年限2年延長は実現せず）。その意味では学校の制度・体制に変化はなかったが，国民学校の教科編成については大きな改革がなされ，「国民科」「理数科」「芸能科」「実

業科」とともに体操科が「体錬科」へと変更となった（文部省，1972b，552頁）。

国民学校令施行規則に記された体錬科の目的・内容等の概略はつぎのとおりである。

「体錬科は身体を鍛錬し精神を錬磨して闊達剛健なる心身を育成し献身奉公の実践力に培うを以て要旨とす」とその目的を示すとともに，内容については「体操」「教練」「遊戯競技」「衛生」の4領域となっていた。なお，初等科第5学年以上に剣道・柔道を課し，女児に対しては薙刀を課している（井上，1971，124-125頁）。

その後，1945（昭和20）年の敗戦まで国民学校令による学校体育教育が行われたが，実際には戦況の悪化とともに学童疎開がはじまり，体錬科は有名無実であった。

なお，1940（昭和15）年開催が決定していた第12回オリンピックの東京開催を，日本は日中事変等の影響により返上している。

（3）戦後の学校体育

1945（昭和20）年8月の敗戦に伴い，日本は連合国軍の占領下に置かれることになる。以後，占領は1952（昭和27）年4月まで継続されたが，学校教育については，この7年間に教育の終戦処理と旧体制の精算が行われるとともに，新しい教育制度の根幹をなす重要な多くの法律が制定・施行されている（文部省，1992，113頁）。

本項では，戦後の学校体育について，各年代の体育科学習指導要領の特徴をもとに4期に区分し，学校体育の目的や内容の変遷を確認する。

○生活体育の時期（1945〔昭和20〕～1957〔昭和32〕年）

1946（昭和21）年に連合国軍総司令部（General Headquarters）による「日本教育制度ニ対スル管理政策」とともに米国教育視察団による報告書が出され，「日本教育のあり方」（目的・内容，国語改革，教育行政など全6章から構成）が公表された。

文部省では翌1947（昭和22）年に「学校体育指導要綱」を公布し，学校体育の名称を「体錬科」から「体育科」へ改称した。以後，体育科（中学校・高

等学校は保健体育科）は学校教育の一翼を担う教科として今日に至っている。

　学校体育指導要綱において，体育科は教育の全体目標を達成するために，国家主義的学校体育にかわって民主的人間形成に寄与する教科へと大きく転換することになった。その結果，国民学校体錬科教授要目における統制的性格が取り除かれ，学校の自主的なカリキュラム作成と指導者の創意工夫を尊重する内容へと変化することになる。体育科については，「①身体の健全な発達②精神の健全な発達③社会的性格の育成」の三つの目標に加え，37の具体的目標をあげている。特に連合国側の影響を受け，「社会的性格の育成」という社会性の育成が強調され，それまでの「身体の教育（education of physical）」から，民主的な人間形成をねらいとする「身体活動を通しての教育（education through physical activity）」へと体育観の転換が目指された（弘中，1973，61-65頁）。

　なお，内容の構成は「体操（徒手と器械）」および「遊技」であった。

　1949（昭和24）年には，「学習指導要領小学校体育編（試案）」が作成・出版され，二つの目標「①健康で有能な身体を育成する。②よい性格を育成し，教養を高める。」に加え，計21の具体的な目標をあげている。また教材は，「模倣・物語り遊び」「リズム遊び・リズム運動」「ボール遊び・ボール運動」「鬼遊び」「リレー・陸上運動」「器械遊び・器械運動」「徒手体操」「水遊び・水泳」「雪遊び・スキー遊び・スキー」が示されている。その他，「全習法」や「分習法」，「個別指導」や「班別指導」などの具体的な指導法も導入されている。ただ，この要領においてもアメリカの体育の影響は大きく，その意味では前の要綱と大きな変更はないといえよう（井上，1971，161-168頁）。

　1953（昭和28）年には「学習指導要領小学校体育編（改訂版）」が示された。

　まえがきにも書かれているとおり，1949（昭和24）年度の試案出版以降早々に改訂準備をはじめ，前年1952（昭和27）年から約1年でまとめた学習指導要領である。1952（昭和27）年は占領状況が解かれた年であり，独立後はじめての学習指導要領になる。改訂版では，体育科の一般目標を**表7-4**のように定めている。

　この学習指導要領の特徴は，1947（昭和22）年以降の全国的な調査結果から，子どもたちの体力低下が課題として浮上し，その解決のために，運動の生活化

第Ⅱ部 「健康」を支える社会・教育基盤

表7-4 学習指導要領小学校体育編(改訂版)の目標

> ①身体の正常な発達を助け,活動力を高める。
> ②身体活動を通して民主的生活態度を育てる。
> ③各種の身体活動をレクリエーションとして正しく活用することができるようにする。

(出所) 井上,1971,180-181頁。

(生活体育)が図られたことである。その結果,「経験単元」や「行事単元」を取り入れることで,生活教科としての体育の性格を明確に示すことになった。

学習内容は「力試しの運動」「固定施設を使った遊び(低学年のみ)」「徒手体操(高学年のみ)」「リレー(中・高学年)」「ボール運動」「リズムや身振りの遊び(高学年はリズム遊び)」「鬼遊び」「水遊びや雪遊び(中・高学年は水泳,スキー,スケート)」であった(高橋,1973,90-94頁)。

以上,生活体育の時期(1945〔昭和20〕～1957〔昭和32〕年)の学習指導要領の変遷を確認したが,この時期は連合国軍の占領下の混乱の中,現在につながる日本の学校教育の基礎を形成した時期であり,体育科においても民主化政策に強く影響を受けた時期であったといえよう。

○体力・技能づくりの時期(1958〔昭和33〕～1976〔昭和51〕年)

学習の生活化をねらいとする経験主義(子ども中心主義)が学校教育の主流をなしてきたが,各種の調査結果等から,基礎学力の低下が問題とされるに至る。体育科においても生活体育に対する批判が高まり,科学的な研究データによる運動技術の系統的な指導が求められることとなった。そこでは,子どもに運動技術を段階的・効率的に身につけさせることが重視され,それまでの経験主義的指導観から大きく転換することになった。1958(昭和33)年に改訂された学習指導要領では,以下の目標が示された。

①各種の運動を適切に行わせることによって,基礎的な運動能力を養い,心身の健全な発達を促し,活動力を高める。

②各種の運動に親しませ,運動のしかたや技能を身につけ,生活を豊かにする態度を育てる。

③運動やゲームを通して,公正な態度を育て,進んで約束やきまりを守り,互に協力して自己の責任を果すなどの社会生活に必要な態度を養う。

表7-5　学習指導要領小学校体育編（1968年）の目標

> ①運動を適切に行なわせることによって，強健な身体を育成し，体力の向上を図る。
> ②運動のしかたや技能を習得させ，運動に親しむ習慣を育て，生活を健全にし，明るくする態度を養う。
> ③運動やゲームを通して，情緒（じょうちょ）を安定させ，公正な態度を育成し，進んできまりを守り，互いに協力して自己の責任を果たすなどの社会生活に必要な能力と態度を養う。
> ④健康・安全に留意して運動を行なう能力と態度を養い，さらに，健康の保持増進についての初歩的知識を習得させ，健康で安全な生活を営むために必要な能力と態度を養う。

（出所）文部省，1969，13-15頁。

④健康・安全に留意して運動を行う態度や能力を養い，さらに保健の初歩的知識を理解させ，健康な生活を営む態度や能力を育てる。

　上記の通り，改訂された体育科の学習指導要領では，はじめて第一番目の目標に「運動能力」に関する目標をあげていることから，1958（昭和33）年告示の体育科の学習指導要領が，体力とともに運動能力の向上を重要なねらいとしていたと捉えられる。また，第四番目に保健・安全面に関する目標がはじめて明文化されている。なお，内容構成は「徒手体操」「器械運動」「陸上運動」「ボール運動」「リズム運動」「その他の運動（すもうや水泳など）」であった。

　1964（昭和39）年には，東京で夏期オリンピックが開かれ，高度経済成長の流れとも相まって人々のスポーツに対する意識も大きく変化することになり，学校体育とともに社会体育への関心も高まっていく。

　1968（昭和43）年告示の学習指導要領はそうした世相を色濃く反映している。すなわち，東京オリンピックで露呈した日本人の体力不足を克服するために，先に述べた運動能力にかわり，体力向上を第一番目の目標として改訂がなされている（表7-5）。

　東京オリンピックを通して，子どもの体力向上が喫緊の課題として認識されることになったが，その具体的な方策の一つとして，「体力・運動能力調査」（通称：スポーツテスト）[4]が1964（昭和39）年に始まっている。また，学習指導要領の第1章総則において，体育について，「体育科の時間はもちろん，特別活動においても，じゅうぶん指導するよう配慮しなければならない。」と記さ

表7-6 学習指導要領小学校体育編（1977年）の目標および内容

> ＜目標＞
> 適切な運動の経験を通して運動に親しませるとともに，身近な生活における健康・安全について理解させ，健康の増進及び体力の向上を図り，楽しく明るい生活を営む態度を育てる
> ＜内容＞
> 「基本の運動（低・中学年）」「ゲーム（低・中学年）」「表現運動（中・高学年）」「器械運動（4年以上）」「体操（高学年）」「陸上運動（高学年）」「水泳（高学年）」「ボール運動（高学年）」「保健（高学年）」

（出所）文部省，1978，6-12頁。

れ，各学校では「体育朝会」や「行間運動」を設定するなど，学校教育のあらゆる機会を通して，子どもの体力の向上を図ることとなった。

その結果，スポーツテストの記録は1975（昭和50）年頃から1980（昭和55）年頃にかけて向上していくことになる。その一方で，「スポーツ好きの体育嫌い」と称されるように，一連の体力向上策によって，皮肉にも子どもの体育嫌いを増長する結果となり，以後の学習指導要領の改訂論議にも大きな影響を与えることになった。

ちなみに体育科の内容は，「体操」「スポーツ」「ダンス」に大別され，スポーツはさらに「器械運動」「陸上運動」「水泳」「ボール運動」に区分された。さらに高学年には「保健」領域が配当されている。

この時期は，敗戦直後の混乱から立ち直り，高度経済成長下，東京オリンピック開催を通して，学校体育は子どもの体力や技能の向上を中心的な課題として展開された時期であった。

○楽しい体育の時期（1977〔昭和52〕～1997〔平成9〕年）

高度経済成長期を経て，国民生活も向上し，人々はゆとりある生活を求めるようになり，子どもを取り巻く社会環境も複雑さを増してくる。こうした状況を背景として，1977（昭和52）年の学習指導要領では，「基礎的・基本的な内容の重視」と「ゆとり」をキーワードとして改訂がなされた。

体育科においては，1958（昭和33）年以降の体力・技能重視の体育への反省から，子どもに運動の楽しさ・喜びを味わわせることを重視した内容へと転換が図られた。表7-6は1977（昭和52）年告示の学習指導要領の目標および内

容である。

　学習内容については，基礎的・基本的事項の重視および子どもの発達段階にふさわしい運動の領域構成が必要との意図から，「基本の運動」および「ゲーム」が低・中学年に新設・配当されることになった。

　前回までは総括的目標と具体的目標を別々に示していたが，この改訂では表7-6の通り体育科の基本的なねらいを簡潔に示している。

　この改訂では，生涯スポーツ時代の到来を念頭に，体育科の目標や内容の転換が図られている。目標には体力向上に先立ち，運動のもつ楽しさ経験（運動に親しませる）を重視する姿勢を明確にしているが，学校体育の生涯スポーツへの発展や，先に指摘した体育朝会や行間運動の実施が体育嫌いを生んだことへの反省があると思われる。本来，スポーツとは，運動（スポーツ）の楽しさに動機づけられて自発的な意志で行う活動であり，学校体育においても子どもの楽しさ体験をより重視する方向へ改訂されることになった。

　1984（昭和59）年に設置された臨教審（臨時教育審議会）は，1985（昭和60）年以降，4次にわたる答申を出し，日本の教育全般に大きな影響を与えた。とりわけ学校教育においては，学習の「個性化」を推し進め，自己学習能力の育成が大きな課題となっていく。

　1989（平成元）年の学習指導要領の改訂では，臨教審の答申を踏まえ，戦後最大といわれる学習観の転換が図られた。すなわち，子どもたちが変化の激しい時代をよりよく生き抜くために，基礎・基本の徹底と子どもの個性を生かす教育を推進することに加え，自己教育力を育むことが重要であるとの認識にたつ新しい学力観の提唱である。

　体育科においても，前回の改訂に続き，生涯スポーツ時代への対応がより鮮明になり，表7-7に示す目標が掲げられた。

　基本的には目標・内容とも1977（昭和52）年の改訂内容を踏襲しながら，子どもの個別的・個性的な学習を重視した指導が目指された。同時に運動に親しませること，換言すれば，運動の楽しさが重視されたことから，指導に当たっては，特に機能的特性を重視した授業が目指された。

　しかし，学力観の大転換は多くの教師の指導観の転換を求めるものであり，

表7-7　学習指導要領小学校体育編（1989年）の目標および内容

> ＜目標＞
> 適切な運動の経験と身近な生活における健康・安全についての理解を通して，運動に親しませるとともに健康の増進と体力の向上を図り，楽しく明るい生活を営む態度を育てる。
> ＜内容＞
> 「基本の運動（低・中学年）」「ゲーム（低・中学年）」「表現運動（中・高学年）」「器械運動（4年以上）」「体操（高学年）」「陸上運動（高学年）」「水泳（4年以上）」「ボール運動（高学年）」「保健（高学年）」

（出所）　文部省，1989，8－13頁。

当初は多くの学校現場の混乱を招くことになった。文部省では1991（平成3）年に刊行された指導資料に続き，1995（平成7）年にも小学校体育科の指導資料「新しい学力観に立つ体育科の授業の工夫」を刊行し，体育指導の充実を図ろうとしたが，運動の楽しさ，個別化・個性化の重視の意図が十分に浸透せず，単に子どもがしたいことをさせるだけという放任の授業も散見されることとなり，運動の基礎的・基本的な内容を確実に身につけさせることが以後の課題となっていく。

この時期の学校体育は，生涯スポーツ時代の到来を念頭に，子どもに運動（スポーツ）の楽しさを味わわせることを重視する時期であったと捉えることができる。

○生きる力の時代（1998〔平成10〕～現在）

教育課程審議会答申を受け，1998〔平成10〕年に小学校学習指導要領が改訂された。

完全学校週5日制の下，体育科においても「心と体を一体としてとらえ，適切な運動の経験と健康・安全についての理解を通して，運動に親しむ資質や能力を育てるとともに，健康の保持増進と体力の向上を図り，楽しく明るい生活を営む態度を育てる」ことを目標に，2002（平成14）年度から完全実施された。改訂のキーワードとなった「生きる力」[7]の育成を基本として，体育科では以下の要点にそって改訂がなされた。

①生涯にわたる豊かなスポーツ実践の基礎を培うことを重視し，各種の運動に親しみ運動が好きになるようにする。

②心と体を一体としてとらえ，運動の楽しさや心地よさを味わうことで体調を整え，自発的に体力を高めることができるようにする。
③適切な課題を設定するとともに，その解決を目指す活動が工夫できるようにする。
④個に応じた指導を充実させるとともに実態に応じて弾力的に運動を取り上げることができるようにする。
⑤自己の健康の改善・管理する能力を培い，健康なライフスタイル確立の観点から内容の改善を図る。

内容については，前回の改訂と基本的な運動領域構成は変わらないが，高学年に「体力を高める運動」と「体ほぐしの運動」から構成された「体つくり運動」が新設された。「体ほぐしの運動」は，以前の体育の教材が求めてきた「より高く」「より強く」というイメージとは異なり，身心をリラックスさせ，こころと体を解放することをねらいとするものである。その他，高学年にのみ配当されていた「保健」領域が，子どもの生活環境や健康状況の悪化に鑑み，中学年から配当されることになった。

2008（平成20）年には，新教育基本法（2006〔平成18〕年公布）や改正学校教育法（2007〔平成19〕年公布）の改定とも関連して，学習指導要領が改訂されている。改訂に当たっては，21世紀を知識基盤社会と位置づけ，確かな学力，豊かな心，健やかな体の調和を重視して，引き続き「生きる力」の育成を目指している。

体育科では以下の通り，前回とほぼ同じ内容ながら，生涯スポーツへの対応を一層明確にした目標を設定している。

「心と体を一体としてとらえ，適切な運動の経験と健康・安全についての理解を通して，生涯にわたって運動に親しむ資質や能力の基礎を育てるとともに健康の保持増進と体力の向上を図り，楽しく明るい生活を営む態度を育てる」。

内容については，基礎的な「身体能力」の育成を図り，指導内容の明確化・体系化が図られた。その結果，従来，低・中学年に配当していた「基本の運動」は高学年への系統がわかりにくいことから，身につけさせたい具体的な内容を示すこととなった。また，運動に対する子どもの二極化が危惧されている

表7-8　運動領域配当表（2008年）

1・2年	体つくり運動：器械・器具を使っての運動遊び／走・跳の運動／水遊び／ゲーム：表現リズム遊び
3・4年	体つくり運動：器械運動／走・跳の運動遊び／浮く・泳ぐ運動／ゲーム：表現／保健
5・6年	体つくり運動：器械運動／陸上運動／水泳／ボール運動／表現／保健

（出所）文部科学省，2008，12-13頁。

ことから，低学年から，基本的な動きを育てる体つくり運動を配当している（表7-8）。

　ここまで，明治期以降の学校体育の変遷を概観してきた。その結果，戦前においては，体育が常に時代の要請とともにあることを宿命づけられ，1945（昭和20）年の敗戦までは主として「身体の教育（education of physical）」として，国家や組織の一員としての子どもの身体形成に寄与する教科としての役割を担ってきたこと，また敗戦直後の10年余は，「身体活動を通しての教育（education through physical activity or/and sport）」を担う教科として学校体育は機能していたことが確認できた。

　この時期までの学校体育は，運動・スポーツに外在する価値（extrinsic value）に存在意義を見出していたといえるが，楽しい体育の時代以降，今日に至るまで，体育科においては，先述した「身体活動を通しての教育」の機能に加え，運動・スポーツに内在する本質的な価値（intrinsic value）により教育的な意義を見出し，体育科を「運動・スポーツの教育（education in sport）」としての教科と捉える方向に進んでいると考えられる。

　生涯学習社会を迎えた日本では，生活の質（quality of life）の向上を求めて，いかによりよく生きるか（well being）が大きな課題となっている。こうした状況の中，学校体育においては，単に体力や技能の向上をねらいとするのではなく，生涯スポーツに統合・一環化される体育科はいかにあるべきかが今後も問われ続けることになろう。

第2節　子どもの体力と健康

本節では，明治期以降の子どもの体格指標や1964（昭和39）年に始まった体力・運動能力調査の結果をもとに，子どもの体格や体力・運動能力の経年的変化を確認するとともに，子どもの健康に関する今日的課題について検討を加える。

（1）子どもの体格の推移

図7-1，図7-2は，それぞれ明治時代以降の11歳児の平均身長および体重の推移である。

データを取り始めた1900（明治33）年と直近の2013（平成25）年の平均身長を比較すると，男子で17.1cm，女子で19.7cmといずれも大幅に伸びている。体重についても，男子11.3kg，女子12.0kgと大きな伸びを示している。

経年的変化をみると，身長，体重のいずれもが男女を問わず，明治期以降，1998（平成10）年前後まで上昇し，その後はほぼ横ばいの状況が続いている。ただし，1945（昭和20）年の敗戦間もない時期の体格（身長や体重など）については，当時の食糧事情にも起因して，男女とも身長・体重のいずれもが戦前を下回っているが，1952（昭和27）年に完全給食が拡大実施されることになって以降，子どもの体格は着実に向上している。学校給食が子どもの体格の向上に大きく貢献したことがわかる。

図7-1，図7-2の通り，子どもの体格はここ100年ほどの間にめざましい伸びを示すことになった。その要因として，栄養摂取状況の改善と座位を中心とする日常生活から立位中心の生活環境への変化など，欧米文化の影響が大きく寄与したと考えられる。

しかし，長期にわたり大型化が進行してきた子どもの体格も，1998（平成10）年頃から身長，体重ともに頭打ちの状態である。文部科学省では「栄養状態などによるものではなく，日本人の遺伝的要因によるとみられる。骨格などからみて，身長は今後も伸びない可能性がある」と分析している。

第Ⅱ部 「健康」を支える社会・教育基盤

図7-1 明治以降の11歳児の平均身長の推移

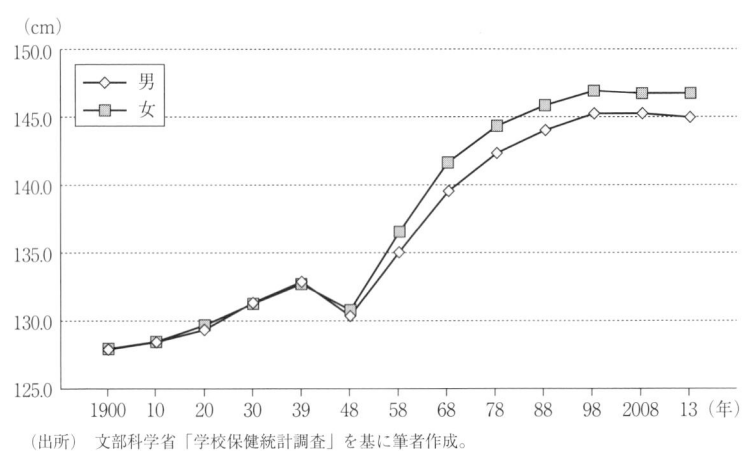

(出所) 文部科学省「学校保健統計調査」を基に筆者作成。

図7-2 明治以降の11歳児の平均体重の推移

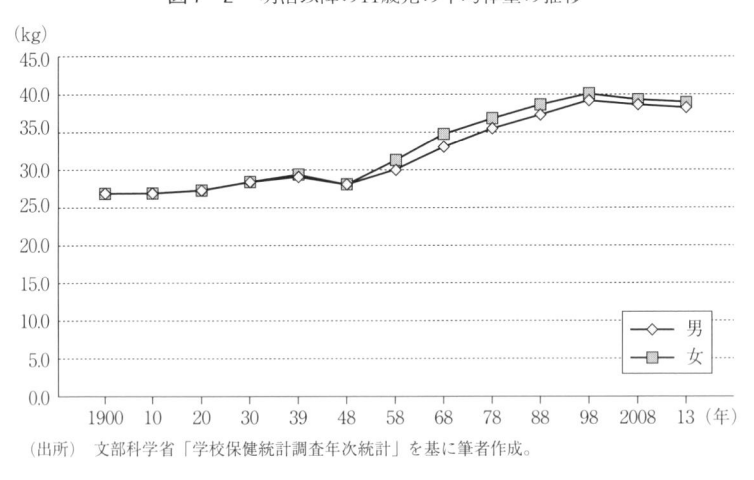

(出所) 文部科学省「学校保健統計調査年次統計」を基に筆者作成。

　肥満傾向児についても，2002（平成14）年以降は減少しているが長期間の推移を比較すると依然として高い水準で推移している（後掲図7-8参照）。

(2) 子どもの体力・運動能力の推移

　図7-3～図7-6は，1964（昭和39）年の調査開始以降の記録が残っている

第7章　子どもの健康と学校教育

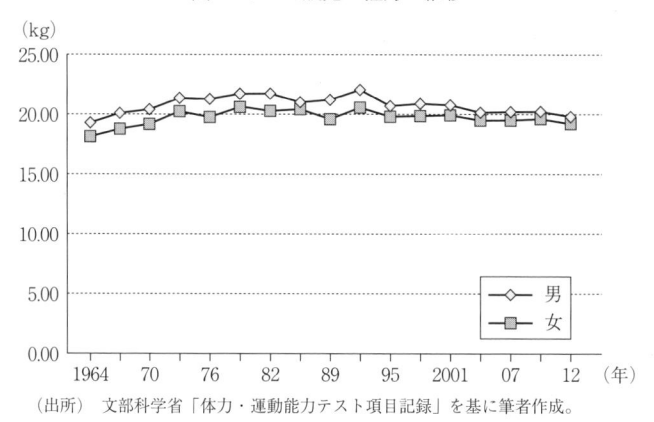

図7-3　11歳児の握力の推移

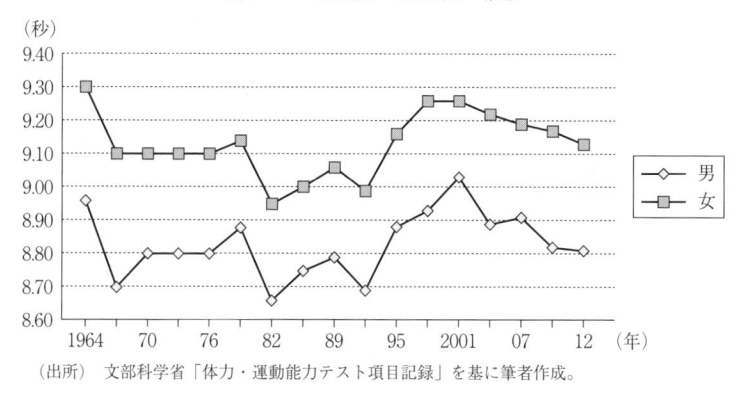

（出所）文部科学省「体力・運動能力テスト項目記録」を基に筆者作成。

図7-4　11歳児の50m走の推移

（出所）文部科学省「体力・運動能力テスト項目記録」を基に筆者作成。

11歳男女の「握力」「50m走」「ソフトボール投げ」「反復横とび」の平均記録の推移である。

　子どもの体格については明治期以降，著しい伸びを示していたが，子どもの体力・運動能力については，測定種目によってバラツキがみられる。

　握力については，長期的にみると測定開始の1964年以降，男女ともほとんど変化はみられない。

　50m走については，1964（昭和39）年以降，記録が向上し1980（昭和55）

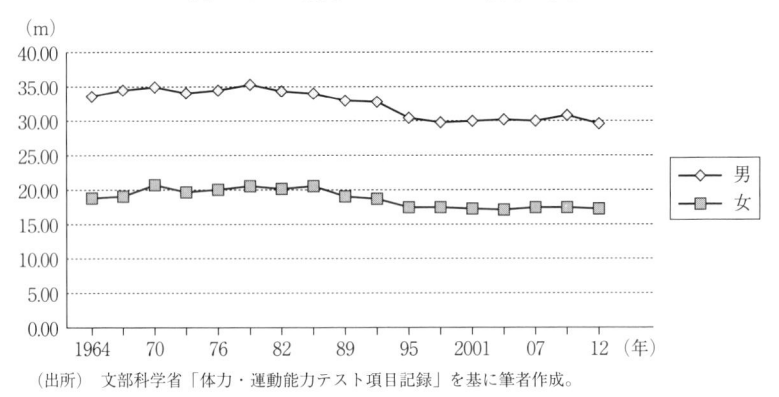

第Ⅱ部 「健康」を支える社会・教育基盤

図7-5 11歳児のソフトボール投げの推移

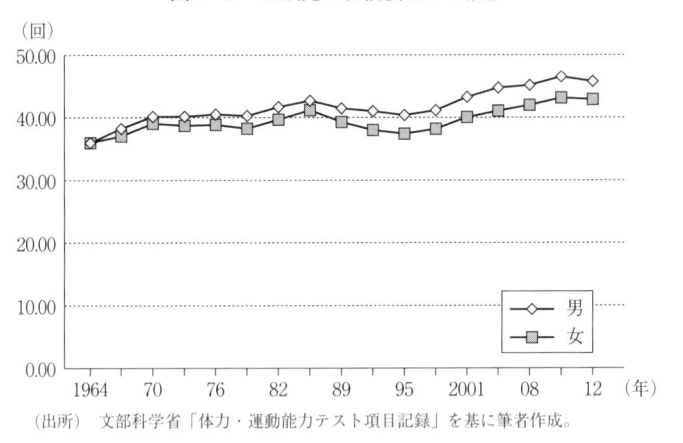

(出所) 文部科学省「体力・運動能力テスト項目記録」を基に筆者作成。

図7-6 11歳児の反復横とびの推移

(出所) 文部科学省「体力・運動能力テスト項目記録」を基に筆者作成。

年前後から平成のはじめにかけてピークを迎えた後に下降をはじめ，今も依然として低い水準にある。

　ソフトボール投げについては，1980年代半ばにピークとなり，以後は下降し，直近の2012（平成24）年になっても低い水準のままである。

　反復横とびについては，調査開始以降，現在に至るまでほぼ向上傾向を示している。

　ここに取り上げた4種目は調査開始から現在まで継続的な記録が残っている

種目であるが，他の測定種目も含めて総合的に体力・運動能力の推移をみると，1980年前後から1985（昭和60）年頃が最も体力水準が高くなっている。以後，体力水準は低下し，ほぼ横ばいのまま現在に至っており，依然として体力水準はピーク時に比べて，低い水準にある。

体力・運動能力の推移を先にみた学校体育の四つの時代区分に重ね合わせると，体力・運動能力調査が始まった1964（昭和39）年から1977（昭和52）年（体力・技能の時代）頃までは，子どもの体力・運動能力は一貫して向上している。

例えば，1964（昭和39）年と1979（昭和54）年を比較すると，男子の握力は「2.48kg」，50m走は「0.08秒」の向上である。ところが，「楽しい体育」の時期になり，子どもの体力・運動能力は徐々に低下を始めている。先述したように，「スポーツ好きの体育嫌い」の解消を念頭に子どもの楽しさ体験重視へ転換した学校体育であるが，結果的にこの時期の子どもの体力・運動能力は低下傾向を示すことになる。生きる力の時期（1998〔平成10〕年～現在）を迎えても，種目によっては多少の向上傾向は認められるが，全体的には子どもの体力・運動能力のデータは低迷したままである。

子どもの体力低下の原因についてはさまざまな要因が指摘されているが，文部科学省では，次のような要因をあげている。

　ア．保護者をはじめとした国民の意識の中で，子どもの外遊びやスポーツの重要性を軽視するなどにより，子どもに積極的に体を動かすことをさせなくなった。
　イ．子どもを取り巻く環境については，生活が便利になるなど子どもの生活全体が，日常的に体を動かすことが減少する方向に変化した。
　ウ．スポーツや外遊びに不可欠な要素である時間，空間，仲間が減少した。
　エ．発達段階に応じた指導ができる指導者が少ない。
　オ．学校の教員については，教員の経験不足や専任教員が少ないなどにより，楽しく運動できるような指導の工夫が不十分との指摘がある。
　カ．偏った食事や睡眠不足など子どもの生活習慣の乱れがみられる。

上記6要因は，近年の子どもの体力・運動能力の低下が，主として子どもの

生活習慣，とりわけ「運動経験の不足」に起因していることを指摘しているといえよう。

（3）子どもの健康の現状と課題

先にみた子どもの体力・運動能力の低下の背景には，子どもを取り巻く生活習慣の変化が影響していることは明らかであろう。

図7-7は小学生の1日の平均歩数の経年変化（1979年と1999年）を示している。

1979（昭和54）年の調査では小学生の1日の平均総歩数は約2万7600歩であったが，1999（平成11）年の調査では男子1万9305歩，女子1万4854歩であり，約20年間に子どもの1日当たりの歩数はおよそ1万歩も減少したことになる。こうした子どもの歩行数の大幅な減少は，すなわち子どもの運動量の大幅な低下であり，運動不足による弊害が危惧されることになる。

図7-8は1977（昭和52）年以降の11歳児における肥満傾向児の出現率の推移である。

データを取り始めた1977年とピーク時の2002（平成14）年のデータを比較すると，男女とも肥満傾向児の出現率が1.7倍を超える状況にあり，運動不足が肥満傾向出現率の誘因となっていることを強く示唆している。

文部科学省ではこうした状況に対応するために，2008（平成20）年から「全国体力・運動能力，運動習慣等調査」を実施し，子どもの生活習慣や運動習慣の実態把握を行っている。

2013（平成25）年度の調査結果をみると，肥満傾向児の最大出現率は，いずれも福島県で男子17.4％，女子12.2％，最小出現率は，男子7.0％，女子5.3％（いずれも滋賀県）となっている。福島県は東北地方を襲った震災による被害が大きく，放射能による汚染のために未だに屋外での遊びが十分にできない状況にあることがこの結果に大きく影響していると考えられる。

その他，生活習慣については，「朝食を毎朝食べる」「1日8時間以上の睡眠」の集団の方がそうでない集団より体力合計点が高く，肥満傾向児の出現率が低くなっている。

図7-7　小学生の1日の平均歩行数

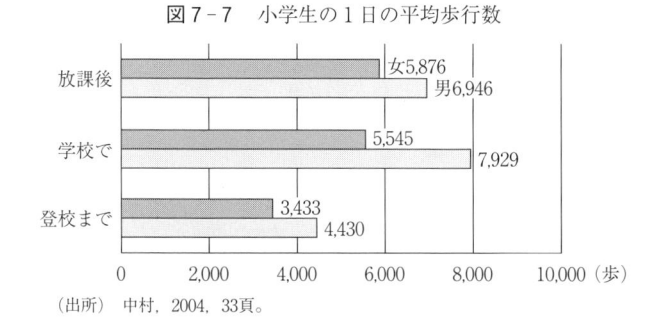

放課後　女5,876／男6,946
学校で　5,545／7,929
登校まで　3,433／4,430

（出所）中村, 2004, 33頁。

図7-8　11歳児における肥満傾向児の出現率の推移

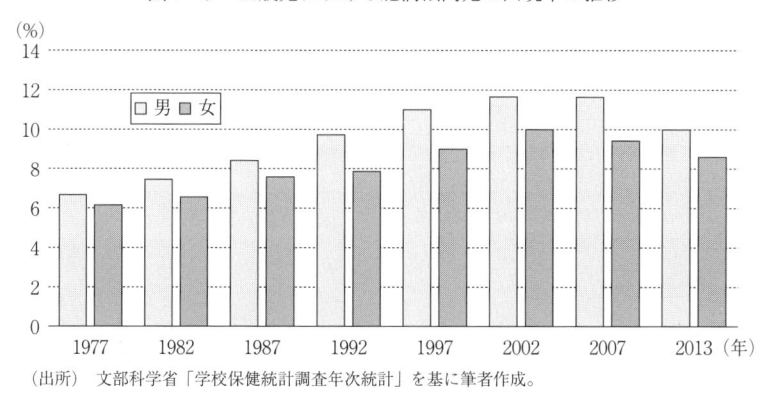

（出所）文部科学省「学校保健統計調査年次統計」を基に筆者作成。

　運動習慣と体力合計点の関係では，運動部やスポーツクラブに「入っている」集団は，「入っていない」集団に比べて，体力合計点が高かった。また，男女とも運動やスポーツの実施頻度が高いほど，体力合計点が高かった。1週間の総運動時間で比較すると，総運動時間が多い児童の方が，体力合計点が高かった。なお，1週間の総運動時間が60分未満の子どもが男子で54.6％，女子で47.6％もいる状況にある。

　「全国体力・運動能力，運動習慣等調査」の結果は，子どもの肥満傾向や体力・運動能力低下が生活習慣や運動習慣に関連していることを裏づけているが，より重要なことは，肥満傾向や体力・運動能力の低下が，子どもの健康にいかなる問題状況を招いているのかということである。

表7-9　血液検査結果の状況

・脂質異常の割合
　　（男子）10.2%（女子）12.5%
・総コレステロール異常値（220mg/dl以上）の割合
　　（男子）2.8%（女子）3.8%
・LDLコレステロール異常値（130mg/dl以上）の割合
　　（男子）5.3%（女子）7.0%
・HDLコレステロール異常値（40mg/dl未満）の割合
　　（男子）0.9%（女子）1.2%
・中性脂肪異常値（140mg/dl以上）の割合
　　（男子）4.5%（女子）4.7%
・糖尿病が強く疑われる人（HbA1c≧6.5%）
　　該当者はわずかであった。
・糖尿病の疑いがある人（HbA1c：6.0〜6.4%）
　　（男子）0.1%（女子）0.1%
・糖尿病を発症するリスクが高い人（HbA1c：5.6〜5.9%）
　　（男子）11.2%（女子）10.9%
・糖尿病の疑い，あるいは発症リスクの高い人（上記を合わせたもの）
　　（男子）11.3%（女子）11.1%

（出所）※香川県健康福祉総務課，2013，「平成25年度小児生活習慣病予防健診の結果の概要」。

　子どもの健康をめぐる危機的状況については，多方面から繰り返し指摘されているところであるが，「今後の健康診断の在り方等に関する検討会」（文部科学省の諮問機関）では，今後の学校健康検診のあり方を議論する中で，学校での「血液検査」導入をも議論する状況にある。数十年前には想像すらできなかった子どもの生活習慣病が現実の課題となっているのである。
　経済や科学技術のめざましい発展は子どもの生活環境を大きく改善・向上させてきた。その一方で，「3間の喪失（仲間，時間，空間）」と形容されるように，子どもの生活環境を著しく損なう方向にも作用している。
　栄養摂取状況を含む生活環境の改善が子どもの体格の向上に寄与してきたことは先に確認した通りであるが，栄養過多や運動不足などの生活習慣の乱れは肥満傾向を増長させ，子どもの健康に関するリスクを高めている状況にある。
　表7-9は，香川県が県内16市町村小学4年生計8636人を対象として2013（平成25）年に実施した「小児生活習慣病予防健診」における血液検査結果の

状況である。

　表の通り，コレステロールや中性脂肪が多すぎる脂質の異常者が男子10.2％，女子12.5％と約10人に1人が脂質異常であった。また，糖尿病についても，強く疑われる子どもは低値であったが，糖尿病の疑い，あるいは発症リスクの高い子どもの合計は，男子11.3％，女子11.1％となり，脂質異常と同様に約10人に1人が要注意の状況にある。

　香川での健診結果は元来大人の疾病であり，成人病と呼ばれた生活習慣病が，今や子どもが患う状況にあることを如実に示している。

　本項では，子どもの体力や運動能力に加え，生活習慣に起因する疾病等の状況について検討してきたが，国の将来を左右するかけがいのない存在である子どもの健康をめぐる状況はまさに危機的状況にあるといえよう。

　学校教育，わけても子どもの健康増進を担う学校体育が子どもの危機的状況を克服する中心的な役割を果たすためには，子どもの日常的な運動実践を促す効果的な指導のあり方を常に追求するとともに，望ましい生活習慣や運動習慣のあり方について，保護者をはじめ，広く地域社会の人々に対して，計画的・継続的な啓発活動をすすめることがますます重要になっている。

◆本章のテーマを学ぶ基本図書◆
竹田清彦・岡出美則・高橋健夫，1997，『体育科教育学の探究──体育授業づくりの基礎理論』大修館書店。
　　日本の体育科教育に関する内容（構造論，特性論，目標論，方法論，学習者論等々）を網羅した絶好の入門書である。
子どものからだと心・連絡会議，2013，『子どものからだと心白書』ブックハウス・エイチディ。
　　子ども（乳幼児〜児童・生徒）の"からだと心"に関する話題を「生存」「保護」「発達」「生活」の4側面から取り上げた，子どもの「今」がわかる書籍である。毎年刊。
ヨハン・ホイジンガ／高橋英夫訳，1973，『ホモ・ルーデンス』中央公論社。
　　人類文化の起源がすべて「遊び」にあることを論証した名著である。文化としてのスポーツを理解する上で欠くことのできない書籍である。

注
(1)　体操伝習所は，1878（明治11）年に文部省が学校体操の実地研究と指導者養成を図るために設立された。アメリカ人リーランドを迎えて，医学に基礎理論をおいた軽体操（素手および用具

を用いた体操)の展開を図ったものである。ちなみに体操伝習所は東京師範学校付属校を経て,1886(明治19)年東京高等師範学校「体育専修科」に改編,さらに東京教育大学(現:筑波大学)体育学部へと発展している(井上,1971,5-25頁)。
(2) 1881(明治14)年公布の小学教則綱領に体操の内容として取り上げられている。唱歌,行進,競争,ボールの各遊技を主な内容としていた(井上,1971,68頁)。
(3) リーランドが伝えた軽体操が発展したもので,号令によって行う体操である(井上,1971,68頁)。
(4) 1964(昭和39)年以降,「国民の体力・運動能力の現状を明らかにするとともに,体育・スポーツの指導と行政上の基礎資料を得ること」を目的に,文部科学省が実施している全国調査で1999(平成11)年に新体力テストに移行している。テスト項目は握力・上体起こし・長座体前屈・反復横とび・20mシャトルラン(往復持久走)・50m走・立ち幅とび・ソフトボール投げで,世界的にも類をみない貴重なデータである。
(5) 1977(昭和52)年改正の学習指導要領から,1〜4学年にはじめて配当された運動領域で,従前の「体操」「器械運動」「陸上運動」「水泳」「ボール運動」「ダンス」の6領域を運動の特性を児童の立場から見直して整理統合したものである(文部省,1978,2頁)。
(6) 運動の特性には,子どもの心や体にどのような効果があるかに着目した効果的特性,運動局面に着目し,運動がどのような要素から成立しているかという視点で捉えた構造的特性,子どもにどのような楽しさや喜びをもたらすかという視点で捉えた機能的特性がある。
(7) 自分で課題を見つけ,自ら学び,自ら考え,主体的に判断し,行動し,よりよく問題を解決する能力や自らを律しつつ,他人と協調し,他人を思いやる心や感動する心など豊かな人間性とたくましく生きるための健康や体力とされる(文部省,1996,20頁)。

引用参考文献

猪飼道夫,1976,『日本人の体力』日本経済新聞社。
井上一男,1971,「学校体育制度史」大修館書店。
香川県健康福祉総務課,2013,「平成25年度小児生活習慣病予防健診の結果の概要」
　http://www.pref.kagawa.lg.jp/kgwpub/pub/cms/upfiles/25%20syouni%20kekka%20gaiyou_21911_3.pdf　2014年9月25日アクセス。
子どものからだと心白書2013編集委員会,2013,『子どものからだと心白書2013』ブックハウス・エイチディ。
島崎　仁・松岡　弘,1988,『体育・保健科教育論』東信堂。
高橋健夫,1973,「新体育の確立」前川峯雄・弘中栄子・高橋健夫編『戦後学校体育の研究』不昧堂出版。
中村和彦,2004,『子どものからだが危ない』日本標準。
西嶋尚彦,2002,「青少年の体力低下傾向」『体育の科学』52。
弘中栄子,1973,「新体育の出発」前川峯雄・弘中栄子・高橋健夫編『戦後学校体育の研究』不昧堂出版。
松浪　稔,1995,「明治期における小学校体操科の内容に関する研究」『教育学雑誌』(29)。
森田信博,1999,「秋田県における学校体操教授要目への対応と体操科の改善について」『秋田大学教育文化学部研究紀要教育科学部門』54。
文部省,1969,『小学校指導書体育編』東洋館出版社。
文部省,1972a,『学制百年史』帝国地方行政学会。
文部省,1972b,『学制百年史資料編』帝国地方行政学会。

文部省，1978，『小学校指導書体育編』東山書房。
文部省，1989，『小学校指導書体育編』東洋館出版社。
文部省，1992，『新しい学力観に立つ体育科の授業の工夫』東洋館出版社。
文部省，1996，「今後における教育の在り方の基本的な方向」『21世紀を展望した我が国の教育の在り方について　中央教育審議会　第一次答申』。
文部省，1999，『小学校指導書体育編』東山書房。
文部科学省，2008，『小学校学習指導要領解説体育編』東洋館出版社。
文部科学省，2010，「平成22年度学校保健統計調査結果の概要」
　　http: //www. mext. go. jp/b_menu/toukei/chousa05/hoken/kekka/k_detail/__icsFiles/afieldfile/2011/03/25/1303380_2.pdf　2014年9月25日アクセス。
文部科学省，2012，「体力・運動能力テスト項目の年次推移」
　　http://www.e-stat.go.jp/SG1/estat/List.do?bid=000001050841　2014年9月25日アクセス。
文部科学省，2013，「平成25年全国体力・運動能力，運動習慣等調査結果」
　　http://www.mext.go.jp/a_menu/sports/kodomo/zencyo/1342657.htm　2014年9月25日アクセス
文部科学省，2013，「学校保健統計調査　年齢別　平均身長の推移（明治33年度～平成25年度）」
脇田裕久，1996，「今，子どもの体力はこんなに低下している」『体育の科学』46。

第Ⅲ部

「健康」への多角的アプローチ
―― 海外事例からの検証 ――

第8章 保健教育の実態
―― タイ：HIV，子どもの妊娠，麻薬への対策 ――

村田翼夫

　タイにおける保健教育の実情を知るために，まず，小・中・高，大学における保健・体育カリキュラムの特質を紹介した。次に，タイで多くみられるHIV感染，麻薬吸引，子どもの妊娠に対する予防対策のための教育実態に関して行った調査結果を報告した。その調査は，2011年にピサヌローク市，2013〜2014年にチェンマイ市，チェンライ県，ヤラー市の小中学校，および大学で実施した。また，それらの予防対策用の政府やボランティア等による援助にも言及した。

Keyword▶ 　保健教育，麻薬予防，HIV感染，エイズ（AIDS）患者，子どもの妊娠，性教育，カウンセラー，保健促進の援助組織

第1節　保健・体育のカリキュラム

　最初に，タイの保健・体育に関して全国カリキュラムの概要を検討する。小学校から中学校までは，毎週2時間の授業がある。保健が1時間，体育が1時間と分けて行われる。高等学校では，保健・体育あわせた集合時間のみの授業である。

　カリキュラムの内容に関して，標準的には保健内容が3分野，体育内容は2分野に分けて教育する。

　前者では第一が人の成長発達である。子ども期（小学校低学年），少年少女期（小学校高学年），青年前期（中学校学年）における身体的発達の特徴を理解させ，自己成長を促す。第二は，生活と家族についてである。生活に必要なスキル（技能）とは何であり，その学習の前提として自己尊重（セルフ・エスティーム）を教える。それと同時に，生活の基礎となる家族，家族関係の重要性を理解さ

せる。この内容には性教育も含まれる。HIV 感染や子どもの妊娠のことも対象となる。HIV 感染に関して，小学校では学習量は少ないが，中学校・高等学校では多くなる。子どもの妊娠は一般的に町では少なく農村に多いので，農村の小・中学校で多く教育される。地方によっては，学校教員，親，児童生徒代表が集まって対応セミナーやワークショップを開くこともある。第三が安全である。交通事故，自然災害（洪水，津波，火事，嵐など）に伴う危険性，麻薬，暴力などが取り上げられる。交通関係には，交通規則，交通安全，道路における歩き方，交差点における注意，自転車，オートバイの乗り方なども含まれる。

　後者の体育では，第一に運動の方法として，各種スポーツの練習がある。人気があるのは，男子ではサッカー，女子ではバレーボールである。その他に学校によってバトミントン，ピンポン，テニス，水泳，ボクシング，タックローなども対象にして，その技術を学ばせる。第二には，体育を通してよい習慣を身につけさせる。まず，身体・精神の健康と関連したよい考え方をもたせる。そしてその考え方に基づいた運動，スポーツを毎日続けることの重要性を学ばせる。最後に体育に対するよい態度を培うことが目指される。

　大学では，保健・体育の科目は教養課程において必修にしているところが多い。例えばチュラロンコーン大学では，保健と体育あわせて週2時間受講して1単位取得させている。一方，同じくバンコクにあるカセサート大学では，週4時間受講させて2単位取得できることになっている。

　チュラロンコーン大学教育学部のスッタナー体育講師の説明によれば，同大学で提供される保健の科目では五つのテーマを決定し，学生たちはその中から一つ以上のテーマを選択することが求められる。それらのテーマは次の通りである。

　①母子の関係：赤ん坊の育て方，その中に赤ん坊と子どもを各種の障害や　　HIV からいかに守るかという内容も含まれる。
　②死の教育：自分自身が死ぬことをいかに考え，いかに対処するか，人生を　　どのように設計するかを習う。また親が亡くなった後，生活をいかにする　　か，遺産をいかに処理するかについても学習させる。
　③家族の関係：祖父母，親と子どもの関係をいかに保つか。特に結婚後の嫁

と姑の関係，その間に入る夫の対応も検討される。この内容に，HIV 感染問題も取り上げられる。これまで農村の人々の HIV 感染予防のために学生がボランティア活動を行って予防知識の普及や感染した人々の対処について実践するケースもみられたが，その際の必要知識，感染後の対処についてこの時間に学習させる。

④麻薬への対処：麻薬の種類，その効果・影響・危険性を知るとともに麻薬を吸わないようにする方法も教える。

⑤栄養の摂り方：植物のカロリーおよびエネルギー消費と消耗カロリーの関係について学ばせる。また，運動に応じた適当な食事について配慮する。タイにおいても過食による肥満児・学生，悪習慣による不健康な子ども・学生が増えているので，カロリーと栄養を管理することにより健康的なダイエットの方法，生活習慣病の予防について教える。

第 2 節　麻薬・HIV・子どもの妊娠に関する教育の実態

　2011 年の 8 月から 9 月初めにバンコク郊外のノンタブリー地区の小・中学校，ピサヌローク市郊外の農村小学校，およびチェンマイ市の小規模学校などを訪ね，教育に必要な資源（教材費，教育活動費）に関する調査と同時に保健体育についても調査した。2013 年 8 月にチェンライ県の山地民小学校および日本人が経営する山地民用生徒寮を訪ねて教育調査を行ったが，その時に保健のことも問い合わせた。また 2014 年 8 月には，チェンマイ市の山地民生徒に対する慈善教育学校（ロンリアン・スクサー・ソンクロ・チェンマイ）の訪問調査を行った。また，タイ南部のヤラー県へ行き NPO 団体である平和センター，ならびにヤラー地域総合大学（ラチャパット大学ヤラー校）を訪ねて，学校外の保健活動や大学における保健教育についても調査を行った。それらの調査の主な結果を報告する。

（1）タイ北部：チェンマイ県，チェンライ県

　タイ北部のチェンマイ県，チェンライ県などの山間部には山地民が多く暮ら

第Ⅲ部　「健康」への多角的アプローチ

写真8-1　チェンライ県の山地民小学校（シーカウ小学校）：児童たちに保健の諸注意をしている

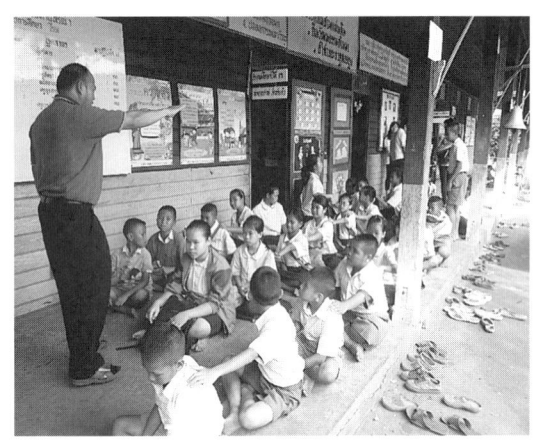

筆者撮影（以下同）。

している。彼らは従来，ケシ栽培を行い，それを高価な値がつく麻薬として販売し生活の糧としてきた。1960年代のサリット・タナラット政権の時に阿片は非合法化された。また1980年代から，タイ国軍による山地民が栽培するケシ畑の掃討が実施された。同時に政府の援助，ロイヤルプロジェクト（王室援助），国際NGOプロジェクトなどによりケシに代わる代替野菜の導入が進められ，その結果，タイにおけるケシ栽培の畑は減少し，ほとんどなくなっている。しかし隣国のミャンマーやラオスからケシの密輸入が後を絶たない。実際に麻薬を長い間吸引していた習慣が山地民の間に残っていて，ケシの麻薬を吸引している山地民はしばしばみられるのである。

　2013年8月末にチェンライ県のウィアンパパオ郡の山間部にある小学校と中学校を訪ねた。ラフ族の児童生徒が多い小学校（シーカウ小学校）の校長の話では，「学校では，麻薬を吸わないように厳重注意していて，麻薬を吸う児童はほとんどいない。しかし家に帰ると祖父母や親で吸引している人がいるのでその影響を受けて，家で吸ったり学校で人のいない所でこっそり吸ったりしている子もいる。」ということであった。

　その小学校の玄関の廊下に大きな掲示板があり，学校の教育目標が明示され

ていた。第一には「麻薬，たばこを吸わないこと」とあった。第二が「よく学習すること」，第三が「よい行動をし，友だちと仲良くすること」となっていた。麻薬・たばこの吸引に対する注意が第一目標にされているということは，実際に吸引する児童がいるということを物語っていると思われる。

　チェンマイ市にある山地民の子どもを対象とした「チェンマイ慈善教育学校（ロンリアン・スクサー・ソンクロ・チェンマイ）を2014年8月に訪問調査した。同校の社会科教員の説明によれば，やはり小学校から高等学校まで「保健・体育」の授業がある。保健の時間に麻薬，HIV，子どもの妊娠のことが教えられている。性教育の内容として，HIV，子どもの妊娠が教育されるが，小学校では簡単に触れる程度で，中学校，高等学校ではより多くの時間をさき丁寧に教えている。

　小中学校では，麻薬を吸引する児童生徒はほとんどいないが，たばこを吸う児童生徒は多少いる。児童生徒たちが自宅に帰った時に吸引の可能性があるので，注意を喚起している。年に1回は大規模な「麻薬撲滅キャンペーン」が催される。保健と社会科の教員が主導して，ポスター張り，関係映画の上映，絵・写真の展示会，劇の演出，絵・ポスターを掲げた行進などが行われている。

（2）タイ中部：ピサヌローク県

　2011年8月にピサヌローク市に近い農村の小中学校（バンラカム・ウィタヤスクサー校）を訪ねて保健教育の実情を調査した。

　その学校には約600人の児童生徒いるが，その中で約10％（64人）の児童生徒が妊娠または妊娠した可能性があるということで大きな問題になっていた。近くの小中学校でも同様な問題があるということであった。同校を訪問した8月26日にちょうど，教員，親たち，カウンセラーが集まってワークショップを開催していた。そこでは，子どもの妊娠の実態，心理学的・精神的カウンセリングの必要性，産児制限（バースコントロール）・避妊法の適応，家族計画の普及，児童生徒の自主的活動グループの設立，赤ん坊の育て方の指導，ライフスキルのカリキュラムの作成などが総合的に検討されていた。

　実際に学校の教員ばかりでなく，近くの病院の医者や看護婦，および地元民

第Ⅲ部 「健康」への多角的アプローチ

写真8-2 ピサヌローク市の農村小学校における子どもの妊娠に関するワークショップ

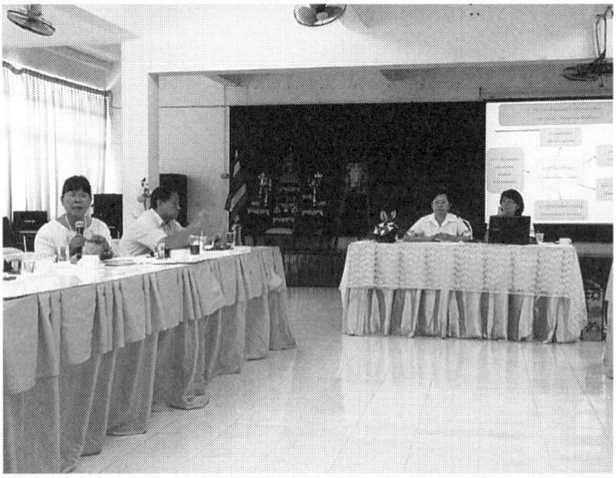

や大学生のボランティアも学校へ来て児童生徒と接触しつつ助言を与えている。また，学校教員，親代表，医者・看護婦，カウンセラー等で構成する「カウンセリング・グループ」を結成して，子どもの妊娠に対する対策を練り，児童生徒，家庭，ボランティアへ各種の働きかけを行っていた。

この学校では，7年前からHIV，麻薬予防に対するインフォーマルな活動を行ってきており，その結果，HIV感染者や麻薬吸引者は少なくなっているとのことであった。

中学校では，HIV感染を防ぐために性教育の内容として次のような活動も取り入れられている。ピサヌロークの中学校ではその活動を実施しているとのことであった。

例えば，中学2年生に対しHIVの感染，拡散について道具を使って認識させ，HIV感染を避ける方法を示すことを目的としている。それには次のような方法を取る（Saphaaban Wichai Rabob Saathaaranasuk, 2010, pp. 110-117）。

・用意する道具：紙とマーカーペン，水酸化ナトリウム，水，水を入れるビン，5ccの洗浄液，フェノールフタレイン（アルカリ検査の指示薬），水を置くテーブル。
・準備：参加者が水酸化ナトリウムを水に混ぜビンに注ぐ。その水をからの

ビンに入れる。その種のビンを6本つくり，各ビンに洗浄液を入れる。
・活動：第1段階—参加者をペアに分け，自分の水を相手のビンに入れ相違
　　　　　　があるかを観察する。
　　　　第2，3，4段階—パートナーを交換し同じことを実行する。
　　　　第5段階—参加者が溶液をビンに入れ，変色するかどうか確かめる。
　　　　　　紫色に変色すればHIVに感染している（本当の感染者で
　　　　　　はない）ことになる。
・議論
　　①HIVに感染する危険な行動について話し合う。
　　②HIVに感染しないためにはコンドームを使うことが必要である。性
　　　行動と関係なしに母親から子どもへ感染することもある。
　　③HIV感染に関して二つのタイプの感染者がいることを理解させる。
　　　感染していても外見ではわからないタイプ。他は，感染して免疫がな
　　　くなり病気に苦しむタイプである。感染者は早く注射治療を受ければ
　　　病状がよくなり普通の生活を送ることができる。
また，中学1〜3年生に対し10代で親になる際に考えなければならないこ
とを話し合う（Saphaaban Wichai Rabob Saathaaranasuk, 2010, pp. 113-118）。
・活動シート：政府が親になることに関する法律を制定したと仮定する。親
　　　　　　になるために一定の資格が必要だとして，次のことに関して生徒の意見
　　　　　　を求める。
　　①親になることに関する法律制定についてどう思うか。
　　②親になるために年齢は制限されるべきか。親は何歳でなるべきか。
　　③親になるために教育は必要な資格であるべきか。何故か。
　　④家族の収入，または財政状況は重要であるか。
　　⑤親になる資格とは何か。
・議論
　　①子どもは愛情と行き届いた配慮の下に育てることが重要である。そう
　　　するためには親は精神的，身体的，また財政的に準備ができ安定した
　　　生活ができる状態でなければならない。

表8-1　タイ中部地区におけるエイズ患者数

年度　　県名	1984-2004年(人)	2005年(人)	1984-2005年(人)
ウタラディット	1,394	23	1,417
ターク	1,566	12	1,578
スコタイ	2,599	91	2,690
ピサヌローク	3,183	119	3,302
ペチャヴン	4,050	303	4,353
計	12,792	548	13,340

(出所)　タイ保健省病気管理局調査統計課，2007年。

②子どもをもちたくないパートナーは，保護道具（コンドーム）を用いることを知らなければならない。

③基礎勉強をしている期間に妊娠することは問題である。

エイズ（AIDS）について中部地区における患者数を表8-1に示す。筆者が調査したピサヌローク県ではエイズ患者数は比較的多かった。それでも，2011年の調査時点では，学校，大学における教育，タイの大学生や一般人および国際的なボランティア活動，マスメディアの宣伝活動，病院・寺院の救助活動などの効果により患者数は少なくなってきていた。

(3)　タイ南部：ヤラー県

タイにおいて活発に実施されているボーイスカウト活動でも麻薬防止の運動が展開されている。タイのボーイスカウト活動は，キッチャカム・ルークスアと呼ばれ，戦前からイギリスのものをモデルにして採用された。当初はラーマ6世王が紹介したものである。1985年以来，小中高校において必修科目に指定された。そして，現在も毎週1回（月曜日または木曜日）は，ボーイスカウト，ガールスカウト活動が実践されている（村田，2014，132-135頁）。

ヤラー県のヤラー市ランパヤー地区の小中高校におけるボーイスカウト，ガールスカウト活動では，小中高校生に対してタバコとともに麻薬を吸わないように特別指導を行っていた。そこにおけるボーイスカウト，ガールスカウト活

動は，1〜4月の間に1カ月3〜4回，同地区にある平和センターにおいてキャンプ活動が行われていた。小学生の場合は1日の日帰り活動であるが，中高校生になると3泊4日の期間で行われる。小学生は1〜4年生が120人，小学5〜6年生と中学1〜3年生が80人，高校1〜3年生は40人参加していた。

この活動では，普通の学校における活動と同様にタイ国家原理（民族，国王，宗教）の尊重や緊急救助方法などを教えるとともに，心身の健康に特に留意していた。特に，麻薬，たばこの吸引に対し，繰り返し注意を行っていた。また身体の鍛錬と相互協力のあり方を学ぶためにウォークラリー，山登りを実践していた。山登りをする時には，看護婦や医者がキャンプ場へ来て，けが，病気への対応を教えていた。また山で倒れたり，川に落ちたりした時の救助法，例えばタンカによる運び方，口から水を出す方法，薬の飲み方も学習させていた。

キャンプ活動が行われている平和センターは，ルン・ケオダーン博士（元国家教育審議会事務局長，元教育省副大臣）が2002年に設立したスックケオ・ケオダーン財団（The Suk-Kaew Kaewdang Foundation）により結成された。イスラーム教徒が多く住む南タイのパッタニー県，ヤラー県，ナラティワット県においてイスラーム教徒と仏教徒が対立を続け，イスラーム教徒の過激派による爆破で何万人もの生命が犠牲となり，その結果何千人もの孤児が生まれている。こうした悲劇を繰り返さないようにイスラーム教徒と仏教徒の対話を進め両者の対立を和らげ平和共生を実現しようという目的で設立された（Kaewdang, 2002, pp. 1-24）。当初は平和カレッジと呼ばれたが，3年後からは平和センターに改称した。ヤラー県のヤンパラ地区にある80ライ（約12万8000平米）もある広大な土地で，成人や青年が参加する対話集会，ボーイスカウト活動，青年団活動，ヤギや牛の飼育，オイルパームの栽培などを行っている。

その平和センターで自立と協力の重要性に関して訓練を受けたイスラーム教徒の青年たちが，自主的に青年団を組織して，各種の活動を展開しているが，その中で重要な活動は麻薬防止である。筆者は2014年8月14日に三つの青年団の団長，副団長に会ってインタビューをしたところ次のような活動の説明を受けた。なお，青年団のメンバー数は，それぞれ30人，50人，300人と規模は違っていた。南部タイのパッタニー県，ヤラー県，ナラティワット県では，

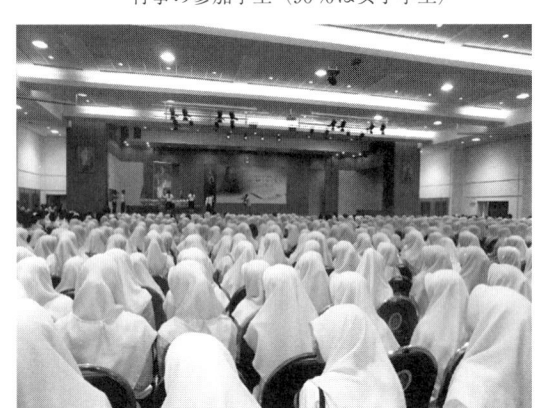

第Ⅲ部 「健康」への多角的アプローチ

写真8-3 ラチャパット大学ヤラー校における母の日行事の参加学生（90％は女子学生）

タイの大学への入学が困難な上に就職も容易でないため，高校生に相当する年齢の青年たち（特に男子）は，学校へ行かずに森に集まって森で採取できるナームクラトンという木の葉を煮て，麻薬とし回し飲みして楽しむというケースが多い。その後，遊び，賭け事，飲酒にふけり仕事もしようとしない青年が多く見受けられるということであった。写真8-3でみられるように，地域総合大学（ラチャパット大学）ヤラー校を訪ねると，学生の90％が女子学生で男子青年はほとんど大学に入学していなかった。一部の青年はマレーシアやエジプト，サウジアラビアなどイスラーム教圏の国々の大学へ留学するケースもある。しかし，多くの男子青年は大学にも行かず仕事もせずに遊んでいて，中には麻薬に耽る者もいるということである。そうした地元にいる青年たちに青年団が共通に行っているのは，スポーツ，音楽の奨励ならびに職業技能訓練である。スポーツとして行うのは，主にサッカー（男子），タックロー（男子），バレーボール（女子）である。音楽では，ポピュラーソングの合唱や合奏の練習が多い。職業技能訓練において，人気があるのは最近利用者が増えているバイクの修理，伝統があるバティック（ろうけつ染めの布地）の作成，バティックの模様描きである。近年，伝統的な模様ばかりでなく，新しいデザインも工夫され，青年たちは意欲的に創作している。その他，ココナツミルク作り，工芸品作り，

有機野菜の栽培も訓練している。このような健全なスポーツ，音楽活動や職業技能訓練を行うことにより青年たちに自分の能力に自信をもたせるとともに，特に男子青年の麻薬吸引を回避させようとしている。

また，青年団の会員は最近，障害者（子ども，青少年対象）や孤児に対し支援の手を差しのべ救援活動も行っている。親がいない孤児の話し相手，遊び相手となって，学習活動の援助も行い喜ばれている。

ヤラー県にある地域総合大学（ラチャパット大学）ヤラー校を訪ねた時に，教育学部の社会科，理科，保健のスタッフに保健教育の事情を聴くことができた。彼らの話によれば，同大学に「学習センター」を設立し隔週の水曜日と土曜日の夕方（6時半〜8時）に大学拡張活動（university extension activity）を行っている。それは，大学生，学校の教員，一般の市民に対し，主に民主主義，道徳，麻薬予防について教えるものである。大学の教員や地方教育局の教育指導主事等が講師役を引き受けている。1回に15〜30人程度集まっている。

他方，同大学ではHIV感染，麻薬吸引予防のキャンペーンが年に2度実施されている。大学の学生や教員が，地域の町や農村へ出かけて，その特質，問題の重大性および予防法について説明して回るのである。関係するポスター，絵，写真なども持参する。小中学生ばかりでなく成人も対象にしている。町や農村の掲示板にHIVと麻薬の特質，感染路，予防法などのポスター，絵，写真などを張ったり，ノンフォーマル教育センターで集会を開いたりして関連情報の普及に努めている。

ただし，イスラーム教の教えでは男女間の関係に関する戒律がきびしく，仏教徒のように簡単に男女が交わることは許されない。したがって，HIV感染や子どもの妊娠は，イスラーム教徒が多いタイ南部のパッタニー県，ヤラー県，ナラティワット県では比較的少ないということであった。

第3節　HIV感染，麻薬吸引，子どもの妊娠への援助

これまでも述べてきたように，子どもや青少年のHIV感染，麻薬吸引，あるいは子どもの妊娠に対し，国内・国外ボランティア団体，大学生の学外活動，

あるいは国内・国外企業なども直接，間接的に援助を行ってきている。特にHIV感染，エイズ患者に対しては，政府，学校，大学，ボランティア団体，保健衛生センター，病院，寺院，マスコミなどが協力して情報提供と予防対策に取り組むことによって，1990年代に至りHIV感染者，エイズ患者は急速に減少した。

　1992年にタイ政府は「100％コンドーム・キャンペーン」を展開してセーフセックスを訴え，コンドームを使用しない売春行為を警察が取り締まった。そのキャンペーンは功を奏したと報じられている。2005年のタイ厚生省の発表によれば，タイにおいてHIV感染者は約110万人おり，エイズで亡くなった人は約50万人となっていた。また，2004年における新たなエイズ発症者は4万9500人であったが，HIV感染者と新たにわかった人は1万9500人であった（谷川，2006）。先進国では，HIV感染者のほうがエイズ発症者より多いが，タイでは逆になっている点にも問題があると考えられる。HIVにかかっていても診療に来ない人が多いので感染者数が実態より少なくなっているわけである。

　上述の援助組織に加え，半政府機関である「保健促進助成委員会（サムナックガーン・コーントゥン・サナップサヌン・ガーンソンサーム・スカッパープ）」はタイの全国区的組織で，タイ国民の保健の促進プロジェクトに対し積極的な役割を果たしている。所得税，たばこ，酒類の間接税の一部はこの委員会に支払われるので資金は豊富である。促進プロジェクトで援助の対象にしているものに，「①飲酒の注意」「②バイクのヘルメット着用」「③コンドームの使用」「④性教育に関する正しい知識の普及」などがある。①について，過度に飲酒すると，交通事故，麻薬の吸引に陥り，賭け事（ホースレース，ボートレース等），性行動に走りがちなので過度の飲酒をしないように強く注意を呼びかけている。タイの男性には飲酒が多くなって生活が乱れ，離婚に追い込まれ生活破綻してしまう者も多数みかける。そういう事態に陥らないよう，悪いケースのビデオを作成しテレビに流して注意を喚起している。②では，バイクに乗るときには必ずヘルメットを着用するように呼びかける。③では，性病にならず，望まない妊娠を回避するためにコンドームを使用するように注意する。④では，性教

育関係の参考書を作成して，性病，HIV 感染，子どもの妊娠にならないように計画している。特に①，②，③の活動に関しては，テレビの広告を活用しつつ，大学生，一般大衆に広く情報を提供し宣伝している。

◆本章のテーマを学ぶ基本図書◆
綾部真雄編著，2014,『タイを知るための 72 章』明石書店。
　タイの歴史，政治，経済，宗教，社会等の特色について総合的に簡明に解説されている。教育分野ではタイの教育制度，ボーイスカウト活動，宗教教育を取り上げている。
谷川　恭，2006,「タイの HIV/AIDS 事情」(www.npo-gina.org/hivaids/)。
　タイにおける HIV/AIDS の歴史と現状，およびその感染源について記述されている。また，人口に対する HIV 陽性率も示している。
村田翼夫，2007,『タイにおける教育発展――国民統合・文化・教育協力』東信堂。
　タイの国民教育の発展を伝統的教育，近代学校の普及，国民統合と教育の関係などに焦点を当てて歴史的に分析している。資料として学校系統の変遷，国家教育開発計画，ボーイスカウト法，国家教育法なども掲載している。
Saphaaban Wichai Rabob Saathaaranasuk（保健制度研究所），2010, *Khumuu Gaanchat Krabuan Gaan Rianruu Phetsuksaa — Samrab Nakrian Chan Mathayomsuksaa Phithi 2*（*Mathayomsukusas 1-6*）（中学校 1 - 3 年生，高等学校校 1 - 3 年生向け性教育の学習方法を解説するハンドブック），Borisat Eechen Thaek Chamkat.
　タイの中学校，高等学校で使われている性教育の副読本で 6 冊ある。主な項目として，人間関係，社会と文化，性行動，性知識，性的倫理，妊娠，性病，親としての心構えなどが取り扱われている。

引用参考文献
谷川　恭，2006,「タイの HIV/AIDS 事情」1，2（www.npo-gina.org/hivaids/）
村田翼夫，2014,「第 23 章　学校教育とボーイスカウト活動――選択特別活動から必修科目へ」綾部真雄編著『タイを知るための 72 章』明石書店。
Rung Kaewdang, 2002, *Suk-Kaew Kaewdang Foundation* (in Thai), Borisat 21 Saenchuri, pp. 1-24.
Saphaaban Wichai Rabob Saathaaranasuk（保健制度研究所），2010, *Khumuu Gaanchat Krabuan Gaan Rianruu Phetsuksaa—Samrab Nakrian Chan Mathayomsuksaa Phithi 2*（*Mathayomsukusas 1-3*）（中学校 1 - 3 年生向け性教育の学習方法を解説するハンドブック），Borisat Eechen Thaek Chamkat.
Saphaaban Wichai Rabob Saathaaranasuk（保健制度研究所），2010, *Khumuu Gaanchat Krabuan Gaan Rianruu Phetsuksaa—Samrab Nakrian Chan Mathayomsuksaa Phithi 6*（*Mathayomsukusas 4-6*）（高等学校校 1 - 3 年生向け性教育の学習方法を解説するハンドブック），Borisat Eechen Thaek Chamkat.

第9章 貧困地の健康とその背景
——フィリピン——

河合美香

　貧困は，格差によって起こる一つの現象であり，人間の力では操作や回避が難しい自然環境や歴史，また政治，経済，風土など，さまざまな要因が考えられる。所得の格差は，教育の格差を生じ，教育の格差が健康にも影響する。そして，貧困地の中に新たな格差が生まれることもある。フィリピンは人口が多く，所得格差の大きい国の一つとして知られる。この国の貧困地域の生活状況と教育現場を視察し，人々の生活の現状と経済や教育，環境などの社会的要因が健康に及ぼす影響，また支援のあり方について考える。

Keyword▶貧困地，都市貧民，BPO産業，財閥，宗教，支援

第1節　貧困地への支援

（1）支援団体

　1979年，フィリピンの貧困地の一つであるレベリザ（Leveriza）地区のスラムに移り住んだ一人のシスター（クリスティーヌ）が聖書の勉強会を開始した。これを発端に，次第に地域にコミュニティーが形成されるようになった。その後，町長の理解を得て，90年代には地域の水質向上や衛生状態の改善に力がそそがれ，トイレが水洗になり，住民は居住権を獲得するようになる。

　クリスティーヌの活動に触発され，住民による相互扶助の組織の一つとして「アライカパ（ALAY KAPWA）」が生まれる（アライカパの会，2010，2011）。「アライカパ」とはタガログ語で「共に分かち合う」を意味し，協同組合売店，トイレの整備，収入向上のための技術訓練，雇用，求職，教育，米の共同購入等が展開されている。また，貧しいために洗濯や食事のサポートの仕事をせざ

るを得ず，教育を受けられない子どもに対し，デイケアセンター（保育園）で教育プログラムも提供している。クリスティーヌの亡き後，教育支援の継続を目的として財団が設立され，現在，この奨学金によって教育を受けた子どもは成長してITや看護，化学の分野の勉強を始めている。

　日本ではK氏が20年前に貧困地への支援を開始し，アライカパ友の会を設立し，現在も支援活動を続けている。この支援活動により，現地では自立への道を歩み始める人々がいる。

　現在,「アライカパ」の支援活動は，マニラの3地区（パリパラン〔2ヵ所〕：Paliparan, トレース〔2ヵ所〕：Gen Tris, レベリザ：Leveriza）とセブの4地区（アボノ：Abono, アルノス：Alumnos, バサック：Basak, シランガン〔2ヵ所〕：Silangan）の計7つの地区で展開されている。

（2）支援の内容

①給食プログラム

　スクオッター（道路，港，公園などの公共地にバラックを建てて住む人たち）やスラムの各地で，子どもたちに対する給食支援が行われている。アライカパが支援しているデイケアセンターでも栄養不足を補うために給食や栄養食品が支給されている。しかし，十分な量とはいえず，栄養も不足しているため，子どもたちの空腹感や栄養不足を補うには至っていない。

②教育の機会の提供

　洗濯，食事のサポートなどをせざるを得ず，教育を受けられない子どもたちに対し，歌やダンス，アルファベットの習得など，教育の機会を提供するために，デイケアセンターに文具や楽器，ぬいぐるみを支援している（写真9-1）。また，学校に行けない子どもや両親のいない子どもには，奨学金制度（スカラーシップ）により，教育を受ける機会を提供している。奨学生の選考条件は，(1)母親の聖書勉強会への参加状態，(2)子どもの勉学への意欲，(3)貧困の程度である。

③教育に関わるリーダー（教師）の養成

　デイケアセンターのリーダー（教師）は，教育機関で専門的な教育を受けて

第Ⅲ部 「健康」への多角的アプローチ

写真9-1 支援による教育の現場

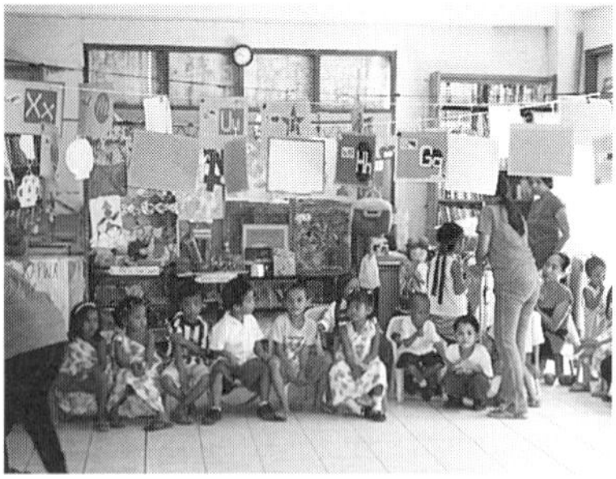

音楽の時間 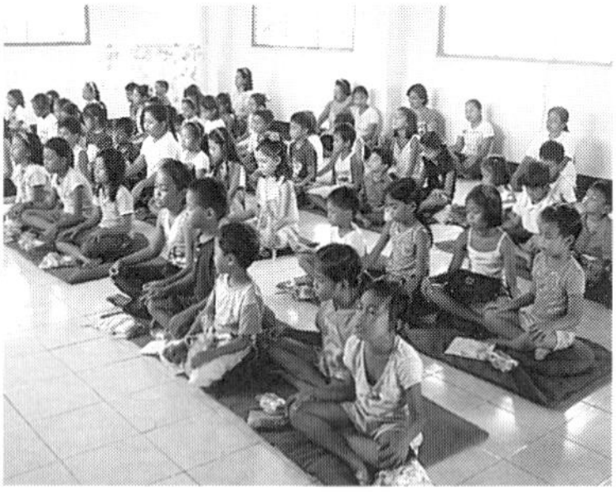　　　　　　　　　　　　瞑想の時間
（出所）筆者撮影（以下同）。

いない。そのため，月に1度程度，支援団体主催による教育研修を受け，教育法を学んでいる。リーダーは，アライカパが主催する聖書研究会に参加する女性たちである。聖書研究会に参加するためには，月に5ペソの会費が必要である。5ペソとは，町の小売店で販売されているバラ売りの小さな物品を購入できる程度の値段である。

④自立活動の支援

女性を中心に手工芸品や菓子，石鹸等を製造し，販売している。ここで得る収入を自立を促す支援の源としている。製品は電話帳や雑誌の紙を細く巻き，それを編みこんだ食器やごみ箱，籠，また，ジュースやスナックのプラスチックパックや企業の広告の幕を布にし，縫い込んだカバンや袋，トイレットペーパーの芯を型にして色づけした蝋燭，ココナッツの実と果肉を利用した石鹸などである。過去と比較して製品の質は向上し，デザインも多様化している（写真9-2）。

また，バナナチップ，シュガーピーナッツ，ナッツ入りのキャンデー，ジンジャーティー，クッキー，パンなどの食品を製造し，その過程で路上で新聞やガムを販売して収入を得ているストリートチルドレンにも作業をさせることで，物乞いの生活からの転換を促している。

現在，これらの製品は，主として事務所や工場で販売されているが，今後，市内の店舗における販売ルートの開拓が課題である。

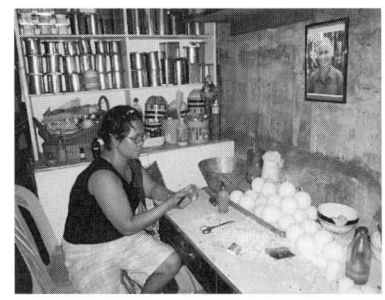

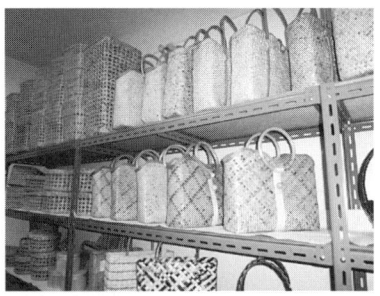

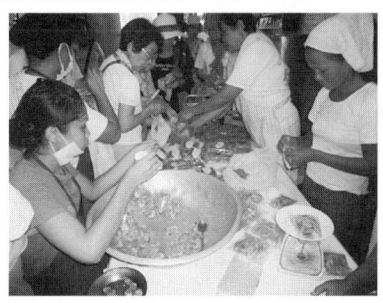

写真9-2　収入源となる製品：蝋燭（左）と籠（右），バナナチップ（下）

第2節　支援地の訪問

　2011年8月，日本のフィリピン支援団体「アライカパ友の会」の「マニラ・セブ 支援地訪問の旅」に参加し，フィリピンの貧困の人々が居住するマニラ，セブ島のスラム地区を訪問した（アライカパの会，2010，2011）。

　フィリピンの現地スタッフとともに支援地を訪ね，人々の生活状況と健康状態，また背景にある教育と生活環境などを視察し，支援団体の支援の内容について調査した。

　「マニラ・セブ 支援地訪問の旅」の参加者は，大学生から70歳代までの15名であった。訪問に際し，日本のボランティアから支援物資として収集した生活用品を参加者によって運搬した。その際，現地での販売が目的で持ち込んだ物品と誤解されないよう，新品の衣類や小物は袋から出し，値札を取って複数のスーツケースに分散して詰め込んだ。

第Ⅲ部 「健康」への多角的アプローチ

写真9-3　衛生状態が心配される環境

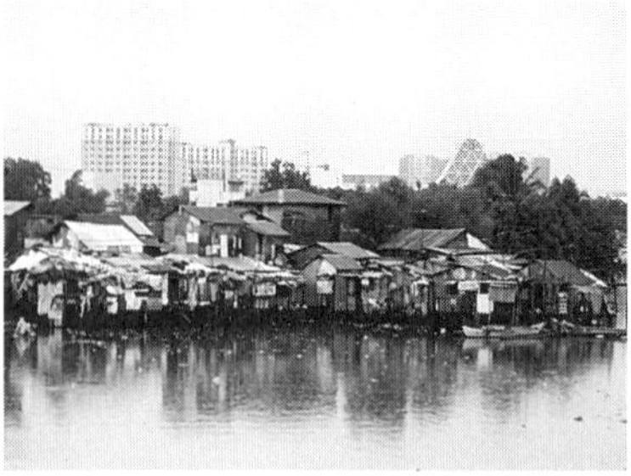

川沿いに密集して立てられた家 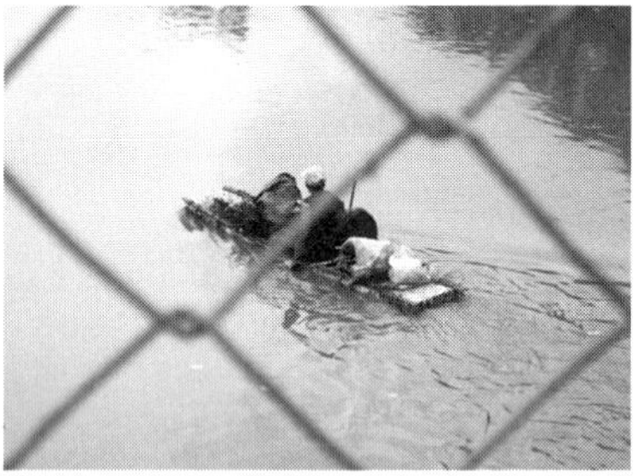　　　　船上で暮らす男性

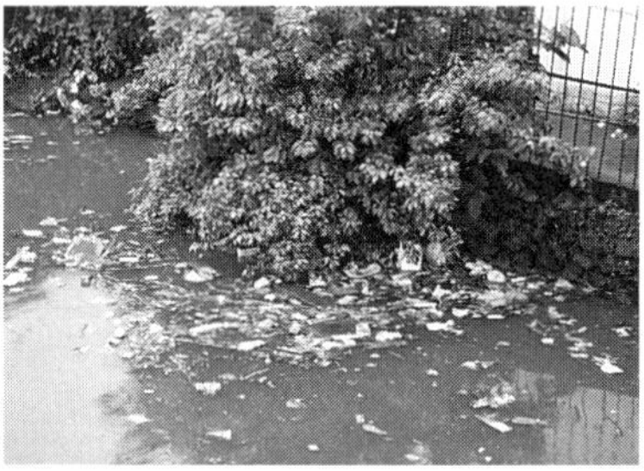

散乱するゴミ

（1）生活環境

　スラム地区で子どもたちが遊んでいた。川沿いには衛生状態がよいとは思われない家屋が並んでいた。川の水は黒く濁り，ここでも水質は劣悪な状態で，疾病を発症する危険性があるように推察された。スラム地区近くの川では，男性がボートを漕ぎ，棒を使って川底のビニールを探っていた。ビニールはわずかであるが収入源になるとのことであった。その後，男性はボート上から用を足していた。川は汚染され衛生状態は不良であることが予想された（**写真9-3**）。

　スラム地区一帯の衛生状態は悪く，そこには産気づいている女性，子どもが11人いるという女性，縄で遊んでいる子ども，トランプをしている男女の姿があった。

（2）貧困地の収入源

貧困地で生活する人々の収入源となる蝋燭工場等を訪問した。

蝋燭製品や一般的には廃棄されるジュースや菓子の袋を再生して材料としたカバンの加工製品を製造していた。また，現地のバナナを加工してバナナチップを製造していた（本章第1節（2）参照）。市街の一般の店での販売ルートを開拓したくても，貧困地への理解を得るのは難しい状況であるとのことであった。

デイケアセンター（日本の保育園に当たる）に隣接されたパン工房では，「アライカパ友の会」から支援を受けてきた青年が，一人でパンを製造し，販売していた。

トライシクル（三輪タクシー）は現地の人々の主要な交通手段の一つであり，運転手としての仕事も貧困地の人々の貴重な収入源である。早朝にトライシクルを所有者から借用し，夕方に返却する。日中は，借用代以上の収入を得るために客の取り合いになるという。また，収入を得るためのトライシクルの増加は，交通事情の悪化の原因となっていた。

（3）教育環境

支援を受けているデイケアセンターと小学校を訪問した。

子どもたちには本があり，カラフルな学用品があり，ぬいぐるみがあった。支援を受けている子どもたちは文字を学び，歌を歌い，ダンスをすることができた。デイケアセンターに通う子どもたちは，そろいの制服を着用していたが，給食は小さなパン一つとコップ一杯の水のみで栄養が充足されているとは思われなかった。隣の体育場らしい土地には，バスケットゴールがあり，運動している少年たちがいた（写真9-4）。ボール一つあればできるスポーツは，世界共通であることを知った。

訪問した先々のデイケアセンターと小学校では，支援の対象となっている子どもたちが小奇麗な衣服を着用し，笑顔で歓迎してくれた。一方，支援の対象外の子どもたちは穴の空いた服装，裸足で窓の外から学校の様子をうらやましそうに眺めていた。

第Ⅲ部 「健康」への多角的アプローチ

写真 9-4　支援を受けている子どもたちの教育現場

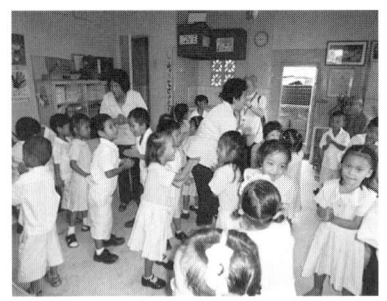

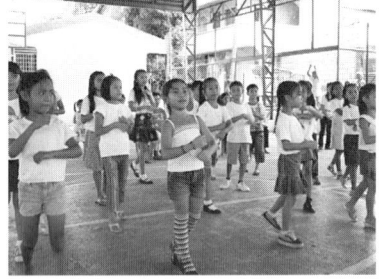

制服を着た子どもたち　　　　　　　練習したダンスの発表

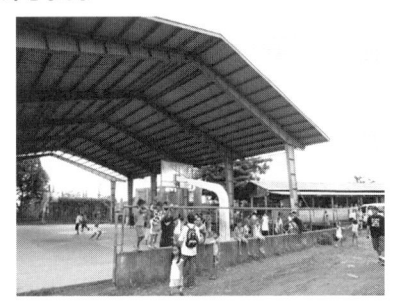

体育場でバスケットを楽しむ

（4）貧困地で起こる格差

　支援地を訪問する際に，日本から持ち込んだ支援物資を配布した。その際，支援の対象となっている子どものたちの他に，多くの子どもたちがにわかに集まったため，持参した支援物資が不足する事態が起こった。

　デイケアセンターの隣の体育館の中には数多くのテントが張られ，そこに避難民が滞在していた。区画整理のために撤去を強いられた地域の人々の生活の拠点が，火災したとのことであった。

　訪問したバナナチップの工房の周辺には，海外への出稼ぎ収入により，豊かな生活をしている人たちのリゾート地があった。音楽が流れ，緑豊かな敷地の広い住居であった。貧困地域の中にも大きな格差ができていた。

第9章　貧困地の健康とその背景

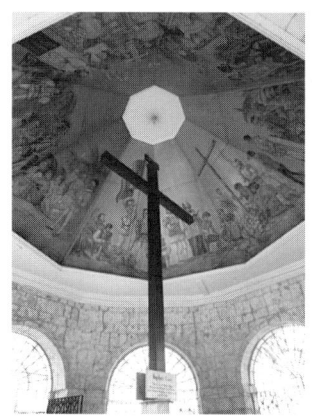

写真9-5　カトリック教徒の多いフィリピン

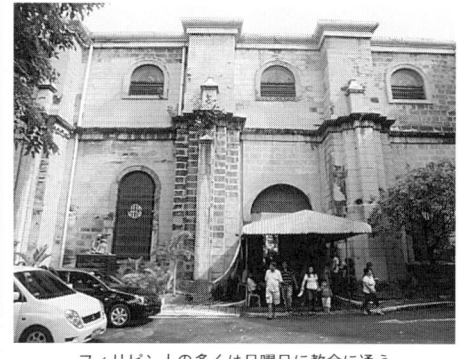

マゼランがつくったと伝わるマゼランクロス

フィリピン人の多くは日曜日に教会に通う

（5）宗教とのかかわり

　カトリック教徒が多いというフィリピンの教会では，聖日である日曜日に礼拝が朝から数回実施され，多くのフィリピン人が訪れていた。現地の人々には，家族，また友人と教会に出かける習慣があった。

　客観的には貧困状況にあり，先の展望を描くことができないような状態にあっても，そこで生活する人々は「悩んでも仕方がない」「何とかなる」と信じて日々を送っている。貧困地域においても多くの人には笑顔と笑い声があり，明るさがあった。カトリック教徒の多いフィリピンの考え方の根底には宗教の影響があるのかもしれない（写真9-5）。

第3節　健康に影響する要因

（1）都市貧民の経済と健康

　都市貧民は，住宅・収入と雇用の水準や社会的地位が標準以下で，社会的上昇の機会に恵まれず，最低限の生活が維持できるほどの境遇のもとで暮らす広範な都市人民をいい，一般的に「スクオッター」や「スラム」の居住者を指す

語として用いられている（シンシア，1994，23頁）。

　「スクオッター」居住者とは，法的な許可がないまま他人の土地に家を建てたり，建物を占拠したりしている人々や家族をいい，住居は標準以下で雑然とし，水道やトイレ等の基本的な設備はない。これに対し，「スラム」居住者とは，何らかの形で住居に対する法的な居住権はあるが，建物は老朽化して密集し，スクオッター居住者と同様，貧困にあえぐ環境の中で暮らす人々のことをいう。

　都市貧民の家族は，わずかな収入の6～7割を食費に費やし，家賃・電気代・水道代との住居費は，その次の出費である。その結果，教育や交通，医療，衣服，娯楽に充てる費用はほとんどなくなる（シンシア，1994，43頁）。都市貧民は伝染病や予防可能な病気から身を守る術をもたない場合が多い。ユニセフの調査によれば，都市貧民は，伝染病や予防可能な病気にさらされやすく，「貧困・住宅の密集・不衛生な環境下での生活」のために病気が蔓延しやすい環境にある。特に高い危険にさらされているのは子どもである。都市貧民の母親は一日中働いているために母乳の状態がよくないため，子どもの栄養状態もよくない。また，母親の教育歴が低く，農村出身で，月収が少なく，父親が未熟練の仕事についている世帯では，子どもの出生率と死亡率が高く，栄養不良の子どもが多いと考えられる（シンシア，1994，47-48頁）。

（2）発育発達期の貧困状態と健康

　子どもの健康には経済の格差が影響する。その要因として疾病や怪我などの健康ショックに対処するものがそろっていないことが考えられる（大阪弁護士会，2011，14-17頁）。特に貧困層には，発達の遅れや病気についての知識や情報の欠如があり，もしこれらに気づいたとしても対処する資源が不足し，医療へのアクセスも難しい。資源の不足の代表的なものとしては，ケアの欠如がある。健康ショックを受けた子どもに対し，ケアをする時間とゆとりがないことも多い。また経済状態の悪い子どもたちは，劣悪な家に住んでいるため，健康ショックを受ける確率が高く，病気になりやすい。

　子どもの健康に影響する経済の格差は0歳の時から生じていることも明らか

である。子どもの貧困の悪影響は，特に0歳から6歳が一番強く，医療分野では，貧困の影響は母親の妊娠時代にどのような経済状況にあったか，それによってどのようなストレスを受けていたかが，出生した子どものホルモンのレベル（ストレスホルモン）の低下に影響していることが明らかになっている。出生時から格差が生じ，その後の，子どもの親との関係，親の人間関係によるストレスが発育発達に障害をもたらしている。

（3）教育と健康

健康上の行動や成果を向上させるために最も有効な政策やアプローチを評価するために教育が与える経路と教育の総効果を考えることは重要である（OECD 教育研究革新センター，2011，140-146頁）。

第一に，教育によって，人々の知識や基本的なコンピテンシー（職務や役割における効果的，また優れた行動に結びつく個人の特性），および社会的・情動的スキルが増し，回復力や自己効力感，危険に対する姿勢が高まることで，より健康的な生活スタイルを選び，病気にうまく対処できるようになる。次に，教育によって人々は居住環境をよくして保健医療の利用を高めるように，よい職業やより高い収入，配偶者，安全な居住地域，そして社会的ネットワークを得ることができる。第三に，学校は子どもがより健康的な習慣や生活スタイルを身につけるのに理想的な環境をもたらす。第四に，ある人の教育は他者の健康にも正の効果を及ぼし得る。例えば，高学歴の両親は子どもの健康状態の面倒をよくみることができるかもしれない。このように社会やコミュニティーの教育レベルは個人の健康に関する行動に影響し，教育の社会累積的効果を生み出すことが期待される。

また，教育年数は，健康上のよい成果と強い相関をもち，社会経済的背景も教育の効果に影響する（OECD 教育研究革新センター，2011，147-150頁）。アメリカでは，非貧困者の健康と教育の相関は，貧困者よりも強いことが明らかになっている。同様に，より高い社会階層出身の人々の間で，教育は精神的苦痛を抱える確率を減らすこととより強い相関をもつ。これらの結果は，健康を生み出す上での教育と収入との間の相補性を示し，教育によって健康的な成果の

社会経済的格差が広がることを示す。すなわち，社会経済的不利益層への教育的介入は，健康の獲得に対し，不平等を是正することに資すると考えられる。

第4節　フィリピンの現状

貧困にはさまざまな要因があると考えられる。フィリンピンの現状と歴史的な背景について考える。

(1) フィリピンの概要（フィリピン共和国外務省）

フィリピンは出生率が高い途上国の一つである。1950年は世界の中で人口上位20カ国には入っていなかったが（日本は5位），2010年は第12位（日本は10位），今後2030年には12位（日本は13位），2050年には11位（日本は19位）になると推定されている（総務省統計局，2011）。また，2010年に15歳未満が33.5％（日本は13.0％），65歳以上が4.3％（日本は23.1％），さらに中位の年齢が23.2歳（日本は45.1歳）と労働人口が多いため，今後の成長が期待される発展途上国の一つである（図9-1）。

1. 面　積	299.404km² （日本の国土の8割），7,109の島々がある
2. 人　口	9,401万人
3. 首　都	マニラ（首都圏人口1,155万人）
4. 人　種	マレー系が主体，他に中国系，スペイン系，およびこれらとの混血，さらに少数民族がいる
5. 言語国語	フィリピノ語，公用語はフィリピノ語と英語。80前後の言語がある。
6. 宗　教	国民の83％がカトリック，その他のキリスト教10％，イスラム教は5％
7. 平均寿命	男性67歳，女性73歳
8. 識字率	93.4％（2003年度調査）
9. 大学進学率	約30％（職業訓練専門学校レベルのものも含む）
10. 失業率	7.4％
11. 政　体	立憲共和制
12. 在留邦人数	18,202人（2010年10月時点，在留届ベース）
13. 在日フィリピン人数	211,716人（2009年末時点外国人登録数，2010年度法務省データ）

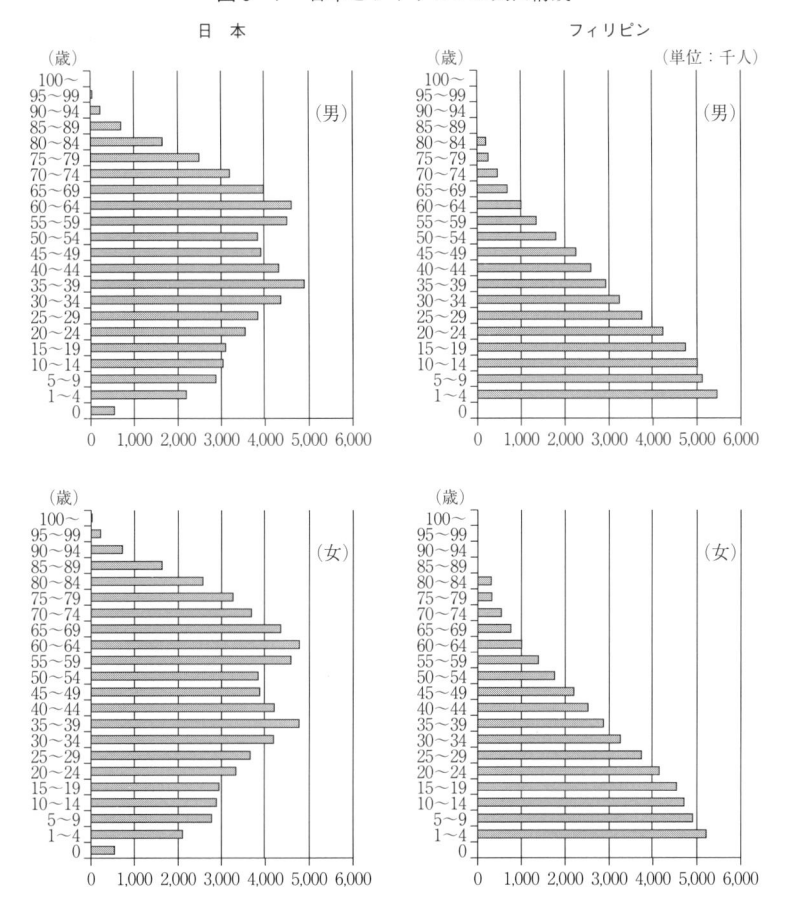

図9-1 日本とフィリピンの人口構成

（2）サービス業の発展

現代フィリピンの経済は，英語圏のグローバル企業のコールセンター業務代行に代表されるBPO（Business Process Outsourcing）産業と海外の医療機関の看護師や外国船の船員，メイドなどの海外就労者OFW（Overseas Filipino Worker），OF（Overseas Filipino）からの送金，さらに小売市場の三つが主となっている（高橋，2011，16-19頁）。

一方で，フィリピンの GDP に占める固定資本形成の比率は低く，固定資産への投資は低調であり，長年フィリピンのインフラ整備は進んでいなかった。そのため，フィリピンの工業分野が停滞してきた。すなわち，1950 年代から 1960 年代前半にかけて政府が農業をないがしろにし，輸入代替工業化に行き詰まった結果，農業の近代化の停滞と製造業の発展が停滞した状況下でサービス業が発展してきている。国際競争力を高めることができない原因は，政治のガバナンスの低さとそれがもたらす法整備の遅れ，汚職，インフラの未整備，そして諸外国からの援助に依存する行政府官僚の姿勢にあると考えられる（高橋，2011，21-25 頁）。また，農地改革という課題が，経済格差と貧困問題をもたらす大きな背景となっている。近年の急速な景気拡大がさらなる格差の拡大に影響することが懸念されている。

（3）老舗財閥

フィリピンの財閥は中華系とスペイン系に大別される。中華系財閥が汚職や政界との癒着により財を成すことに対し，スペイン系の財閥の特徴は所有する広大な不動産を活用し，事業の多角化をはかることにある（高橋，2011，19-21 頁）。特にスペイン系の財閥のマヤラ財閥は，1968 年にマヤラ社となり，不動産，銀行，保険，通信，IT まで幅広いビジネスを展開している。マヤラ社の経営陣は，米国 Harvard College を卒業後，Harvard Business School で MBA（経営管理学修士）を取得し，エリート教育の下での経営戦略をとり，不動産開発や金融機関における伝統的な事業領域以外にも革新的な事業領域への進出を続けている。

現在，財閥に代表される上位 20 ％を占める国内富裕層の所得は，国内全所得の 50.4 ％を占め，一部の国民に富が集中している。

第 5 節　都市貧民の歴史的背景

フィリピン経済の抱える問題の源泉は，現地人特権支配層，カトリック教会，中華系フィリピン実業家，米国政府・米国資本家という現代フィリピン経済に

大きな影響力をもつ人々や組織の開祖と活動にある（高橋，2011，136-138頁）。

（1）スペインの統治時代

　スペイン統治以前のフィリピンは部族社会であり，小家族で構成される村落が各地に分立されていただけで中央政権的国家は存在していなかった。1521年3月にスペインのマゼラン（Magellan, F.）がセブ島に近いマクタン島に上陸したのを機に，スペインはたびたびこの地に艦隊を派遣した。

　1571年に，マニラを自らの首都として制定したレガスピ（Legazpi, M.）は，初代フィリピン総督に就任し，スペイン統治の基礎を築いた。その後，スペインによる統治は1898年の米西戦争まで続いた。スペイン人はイスラム教の強い影響下にあったフィリピン人をカトリックに改宗させ，全国的にカトリック教会による支配を進めた（前掲写真9-5）。

　教会は，布教だけでなく政治経済的に二つの大きな役割を果たした。すなわち，一つは法王が教会の土地所有を認めたこと，もう一つは民族主体を発生させたことである。その後，1899年に特権支配層であったアキナルド（Aquinaldo, E.）らによる反乱で共和革命が発生し，1902年にフィリピン平和宣言が交付されて，アメリカの統治下になった。

（2）アメリカの統治時代

　1916年に米国議会でフィリピン自治法が成立し，1935年にケアンソン（Quezon, M.）が初代大統領に就任した。その後，太平洋戦争勃発により，フィリピンは軍政下になるが，1945年米軍がマニラを制圧し，翌年フィリピンは独立した。米国統治下のフィリピンは，米国資本における牧畜や輸出プランテーション農業に代表される。この輸出プランテーション農業は，フィリピン経済に貢献したが，一方で特権支配層である大地主と土地を持たない零細農民を生み出すことにもなった。さらに米国資本企業に巨額の利潤をもたらした。米国によるフィリピン統治には収奪という要素が強い時代であった。

（3）フィリピンの独立以降

　米国はフィリピンの独立以後も大きな影響をもったため，フィリピン経済の対米依存度は独立以前と同様であった。1964年にベル通商条約協定を結んで以降，1960年代のフィリピンはアジアの優等生と呼ばれるに至ったが，自由貿易による利益享受者は米国資本家とフィリピンの特権階層に限られた。後にこの通商条約はラウレル-ラングレー通商法として米国人に内国待遇を与えたため，フィリピン経済の米国依存を深化させ，工業化の行方に多大な影響を及ぼすことになった。

　停滞した農村から都市への人口流入により都市人口は膨張した。その結果，都市貧民問題大統領評議会（PCUP）によれば，1987年にはマニラ首都圏の人口74万人の44％（実数で32.6万人）が貧困状態にあり，多くの人々がスクオッターやスラムといった都市の荒廃地域に住むことになる。フィリピンは農業人口が多い一方で，東アジアの中では都市化が進んだ国であるが，1995年には全人口の55％が都市で生活している（高橋，2011，21頁）。

　これらの都市のスラム居住者は農村からの移住者であるが，その原因はもっとも貧しい農村人口部分を生産的な経済活動から排除するような独占的な社会・経済・政治の内部構造にある。また，戦後，全般に反農業的な経済発展計画を進めてきた政府の政策に起因すると考えられる。例えば，アグリビジネス企業は，農村の土地に狙いを定め，政府がダムや地熱発電のような巨大な都市開発基盤計画に農村を巻き込んだ結果，農民が農村を追われ，都市へ押し流されることになった。政権が農地改革を進め，農業を食糧源・加工業として発展させ，さらには農民や労働者のための国内市場を創設し拡大する必要があったと考えられるが，実現しなかった（高橋，2011，141-144頁）。それはこれまでの政権が米国に依存し，フィリピンの製造業が発展せずに工業化に失敗したことが影響していると考えられる。

第6節　今後の健康政策の課題

　貧困の背景には，所得の格差がある。所得の格差は自然環境や政治，歴史，

写真 9-6 貧困の中にも人々には笑顔がある

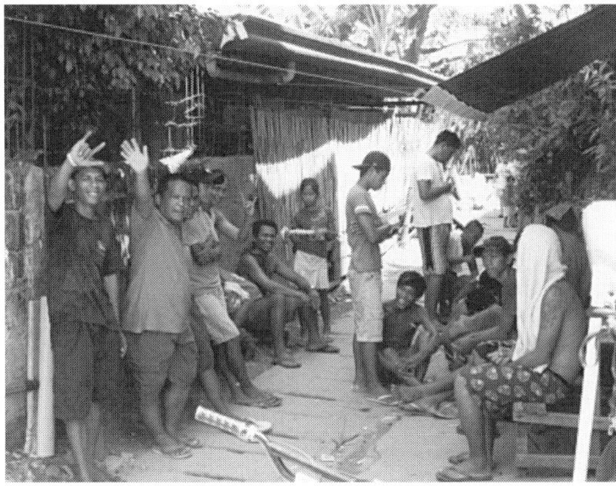

社会的背景など，さまざまな要因により生じる。これらの要因によりもたらされる所得の格差は，教育の格差を生じ，教育の格差が健康の獲得にも影響する。この状況を改善するためには，政治や地域への政策的な支援が必要である。しかし，政治の改革は容易ではない。

住民に対する地道な支援については，「自立を促す支援」が必要である。支援地が広範囲に及び，拡大すれば，支援金や物資の規模を増大しなくてはならない。また，支援が貧困地の中に新たな格差を生むこともある。支援地が支援を受容し続けるのではなく，自立を推進できるよう，その方策を考える必要があろう。

一方，貧困の中にあり，衛生状態が悪く，衣食住も十分でなく，客観的に豊かであるとは言い難い環境にありながらも，貧困地に住む人々は笑顔に輝いていた（**写真 9-6**）。健康の獲得には，物質や教育の機会の確保などのための制度や政策は無論必要である。一方で，精神的な健康の獲得には，家族や友人，近所の人などみなが家族であるという，人と人との関わりやコミュニケーションが必要であり，これが身体の健康にも影響するように感じられた。日本は，世界の中では豊かな国に分類されるが，果たして健康か――。

日本のフィリピン支援団体「アライカパ友の会」の「マニラ・セブ 支援地訪問の旅」は，筆者自身が身体の健康とともに精神の健康について，考える機

会となった。

◆本章のテーマを学ぶ基本図書◆
近藤克則,2010,『健康格差社会を生き抜く』朝日新聞出版。
　筆者が健康について多角的な視点からの必要性を考えるきっかけとなった書。多数の研究成果から格差の影響についてわかりやすく説明されている。
高橋幸生,2011,『フィリピン経済がよくわかる本』日新報道。
　アジアの中でも急速な変化を続けているフィリピンの現在の経済状況や歴史,貧困とその背景について知るための書。
Ben Crow and Suresh K. Lodha/岸上伸啓訳,『格差の世界地図』丸善出版。
　余命,健康,教育,食糧などの格差の分布について,世界地図で紹介。視野を世界に向けることで日本の格差を考えたい。

引用参考文献
青山和佳,2006,『貧困の民族誌——フィリピン・タバオ市のサマの生活』東京大学出版会。
アライカパの会,2010,『分かち合いへの道　支援地訪問の旅 2010 年報告』。
アライカパの会,2011,『分かち合いへの道　支援地訪問の旅 2011 年報告』。
大阪弁護士会,2011,『貧困の実態とこれからの日本社会——子供・女性・犯罪・障害者,そして人権』明石書店。
河合美香,2012,「経済的な格差が及ぼす健康の格差について——フィリピンの貧困地視察から健康政策を考える」『龍谷大学社会科学研究年報』。
京都私大公費助成推進会議・京滋私大教連,2011,「教育機会の確保と教育の質の向上について」『京都私大政策研究』。
シンシア,D.ノラスコ,1994,『フィリピンの都市下層社会』明石書店。
総務省統計局,2011,「世界の統計 2010　人口ピラミッド」
　http://populationpyramid.net/ja/%E4%B8%96%E7%95%8C/
高橋幸生,2011,『フィリピン経済がよくわかる本』日新報道。
橘木俊詔,2006,『格差社会——何が問題なのか』岩波新書。
フィリピン共和国外務省
　http://www.mofa.go.jp/mofaj/area/philippines/data.html　2012 年 2 月 14 日アクセス
溝口敏行・松田芳郎,1997,『アジアにおける所得分配と貧困率の分析』多賀出版。
OECD 教育研究革新センター,2011,『教育と健康・社会的関与——学習の社会的成果を検証する』明石書店。

第10章　食糧保障と健康
―― アフリカ・サヘル：危機への支援と安定自給への方策 ――

真常仁志・佐々木夕子・小村陽平

　アフリカ・サハラ砂漠の南縁に位置するサヘル地域は，降水量が少なく，農耕の限界的地域であり，人々の主な生業は農耕と牧畜である。この地域は，しばしば干ばつや飢餓といった「危機」に見舞われるため，食糧保障が健康に直結している。本章では，人々が「危機」にどのように対処したのか，実地調査に基づき明らかにし，多少の不作や家畜の損失をものともせず生き抜く術に長けた人々であることを浮き彫りにする。

Keyword▶ 干ばつ，危機，サヘル，食糧援助，食糧保障，出稼ぎ

第1節　アフリカから健康を考える

　アフリカ・サハラ砂漠の南縁に位置するサヘル地域は，降水量が少なく，農耕の限界的地域であり，人々の主な生業は農耕のほか牧畜となっている。当地域は，不規則な降雨や農作物への病害虫被害などにさらされ，しばしば干ばつや飢餓といった「危機」に見舞われる。したがって，食糧保障がほぼ問題とならない日本と異なり，当地域では，食糧保障が健康に直結する問題となっている。それでは，当地域の村落に暮らす人々は，どのように食糧保障を実現しているのだろうか。あるいはできていないのだろうか。本章では，農耕を主な生業とする民族と牧畜を主な生業とする民族を対象に二つの地域で実地調査した結果から，食糧保障の現状を報告し，健康をめぐる問題について考える。なお，ここで「危機」とは，不規則な降水パターンが原因で起こる干ばつや病害虫による農作物への被害，伝染病などによる家畜数の減少などにより，農作物生産や家畜の維持に困難をきたし，人々の生活が著しく困窮する状態（Mortimore and Adams, 2001) とする。住民には，いつ「危機」の年がどのような原因で起こり，どのように対処したのかを中心に聞き取った。

第2節　サヘル地域における「危機」とその対処行動

(1) 調査した場所

本章で報告する二つの調査地は，それぞれニジェール共和国南西部のファカラと中南部のテッサウアに位置している（図10-1）。前者では，農耕民ザルマが優占するのに対し，後者では，ナイジェリア北部からニジェール中部を中心に優勢を誇る農耕民ハウサが住民の大半を占めている。ただし，両調査地とも牧畜民フルベが少なからず居住している。両調査地における「危機」の認識とその対処方法から，民族や地域における共通点や相違点を議論するが，その前に両地域の自然条件や暮らし，特に食生活をみておこう。

①自然条件

両地域の属する西アフリカ・サヘル地域は，サハラ砂漠の南縁に位置し，東西に帯状に広がる半乾燥地域である。季節は6月から9月の雨季とそれ以外の乾季とに明瞭に分かれ，年降水量は150～500mmである（図10-1）（門村，1992）。サヘル地域には，年降水量250～300mmのいわゆる農耕限界線が含まれる。この年降水量は降雨による作物栽培にぎりぎりの量であり，これよりも雨が少ない年には作物生産が打撃を受け，干ばつと呼ばれる現象となる。しかし，年降水量が多ければよいというわけではない。雨季始まりの頃，農民は雨をまちこがれ，約10mm以上の降雨があると種をまく。それは発芽や初期の生長に十分な水分が土壌に貯えられたと判断するからだが，その後例えば1週間から10日間雨が降らないと，土壌中の水分がなくなってしまい，せっかく発芽した苗が枯れてしまう。したがって，雨が適当な間隔で降ることも重要である。

サヘル地域では，年による降水量と降水日数の変動が激しく（図10-2），1968年から干ばつが頻発し，1973年と1984年の大干ばつ（以下，サヘルの大干ばつ）では多数の餓死者や難民が発生した（Sen, 1981；門村，1992；De-

第10章　食糧保障と健康

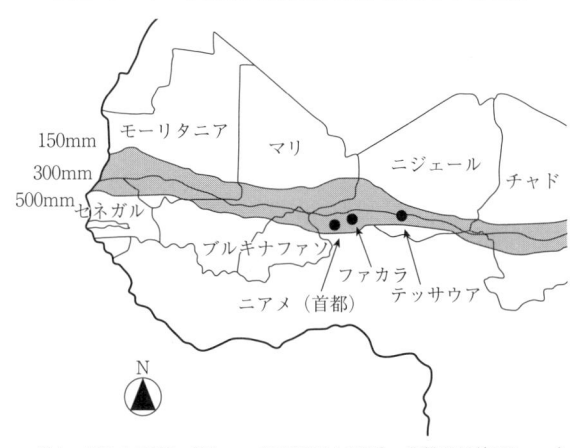

図10-1　サヘル地域と調査地の位置および等雨量線

(注)　年降水量150，500mm（ORSTOM 1996），農耕限界線300mmを表示。
(出所)　筆者作成。

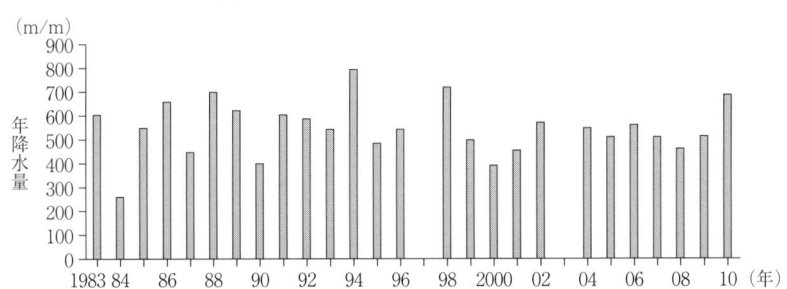

図10-2　サヘル地域の年降水量の推移

(注)　国際半乾燥熱帯作物研究所西・中央アフリカ支所（ニジェール共和国ニアメ郊外30km）に設置された気象ステーションにおける年降水量の推移（ただし、1997年と2003年はデータ欠損。）
(出所)　筆者作成。

vereux, 1993；Turner, 1999）。気候的要因が食糧生産の減少に直結し，干ばつや飢餓が起こることが国際社会の関心を集めている（Hermann et al., 2005）。また，肥沃度の低い砂質な土壌が広がっている。

②暮らし

調査対象とした2地域における人々の主な生業は，農耕と牧畜である。当地

第Ⅲ部 「健康」への多角的アプローチ

写真10-1 ニジェールの主作物であるトウジンビエ

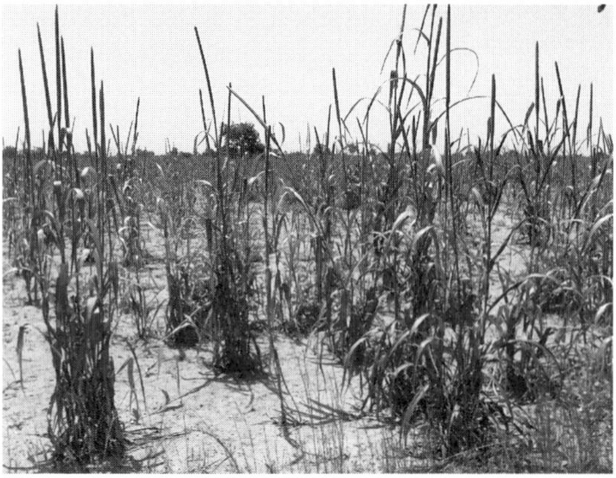

畝はたてられず、穴だけを開けて播種するのが一般的。播種間隔は、1〜1.5m。
(出所) 筆者撮影。

域は，降水量の面から農耕の限界地域に位置しており，ここから北はさらに乾燥しているため，農作物が栽培できず，自然の草原での家畜飼養（牧畜）が主たる生業となっている。

農耕民は短い雨季の間に主食であるトウジンビエ（*Pennisetum glaucum*）を中心に，一部でモロコシ（*Sorghum bicolor*），それらとの間作でササゲ（*Vigna unguiculata*）を栽培している（写真10-1）。収穫後に消費，備蓄，または販売する。また農耕民の青年壮年男性（20〜45歳）の多くは，収穫が終わるとすぐに，国内の主要都市（ニアメ，マラディなど）のほか近隣のベナンやトーゴ，ガーナ，ナイジェリアといったギニア湾岸諸国へ出稼ぎに行く。村に残る女性や出稼ぎに行かない男性は，ござ編みや薪売り，レンガ造りに従事したり，一部は手汲みかんがいによる乾季野菜作を行う。

牧畜民が飼養している主な家畜は，ウシ，ヤギ，ヒツジである。彼らは雨季の間，栽培される作物に害を為さないように搾乳しない家畜を連れて北部へ移動する。雨季が終わり，作物が収穫されると村に戻り，作物の刈り跡が残る耕地や休閑地で家畜を放牧する（写真10-2）。そして乾季が深まると牧草を求めてさらに南方へ移動する。しかし，近年は牧畜民の置かれている状況は厳しさ

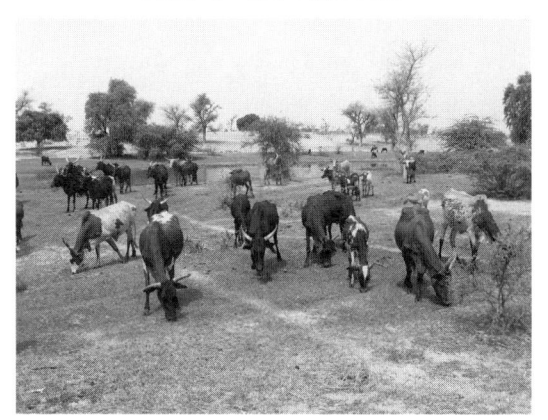

写真10-2　乾季の放牧の様子

いくつもの家畜群が，数少ない水場を求めてやってくる。
(出所)　筆者撮影。

を増している。かつて放牧地であった土地が農耕民により耕地化され，さらにマリと国境を接する北部においては遊牧民族のトゥアレグによる略奪行為により治安が悪化しているため，放牧可能な土地は縮小の一途を辿っている。その結果，牧畜民の中には定住し，農耕を営む者も増えてきている。今回調査対象とした牧畜民も定着し，農耕を営んでいる。

③食生活

主食は，主にトウジンビエ，時にモロコシやトウモロコシなどの穀物からつくる。主に夕食に供される主食を，ザルマは「クルバクルバ」と呼び，ハウサは「トゥオ」と呼ぶ（写真10-3）。東アフリカのスワヒリ語圏での「ウガリ」と同じもので，日本でいう「そばがき」に近い作り方である。沸騰した湯にトウジンビエなどの粉を入れ，よくかき混ぜてお餅程度の硬さに練り上げる。トウジンビエは，農村部では自分の畑から収穫した穂を穀物倉庫に保存しておき，毎食必要な分だけ倉庫から取り出して脱穀する。臼と杵を使って行う脱穀は女性の仕事となっており，非常な重労働である（写真10-4）。トウジンビエは，「クルバクルバ」として調理するほか，「ドーヌ」（ハウサは「フラ」と呼ぶ）と呼ばれる乳粥としても主に昼食に食べている。ドーヌには，トウジンビエの粉

第Ⅲ部 「健康」への多角的アプローチ

写真10-3　現地での食事の一例

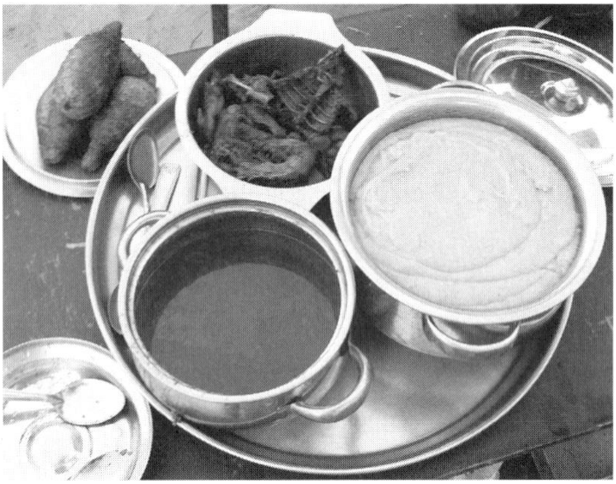

写真右から，クルバクルバ，焼いたニワトリ，オクラのスープ（現地の人はソースと呼ぶ），ゆでたカボチャ。これは，筆者（真常）が村人に頼んでつくってもらったごちそうである。通常は，クルバクルバとオクラのスープだけである。手で一口大にちぎったクルバクルバに，スープをからめて食べる。
(出所)　筆者撮影。

ではなく，挽き割りを用いる。これに少量の湯を加え，大きな団子のように固める。これを乳にといて砂糖を入れて完成させる。ただし，これは豊かな世帯の作り方で，貧しい世帯ではトウジンビエの団子を水にとき砂糖を入れずにドーヌを作る。ドーヌを入れる容器には，乾燥後くりぬいた大きなひょうたんが，ドーヌをすくう柄杓には，同じく小さなひょうたんが使われる（写真10-5）。このひょうたんは，例えば，牧畜民の女性が乳を入れて売り歩くなど，食糧の運搬にも利用されている。トウモロコシは，ニジェールの南に位置するより湿潤なベナン，ガーナ，ナイジェリアなどからも輸入されており，農村部の市場でもよくみかける。出稼ぎ者が持ち帰ることも多いようである。

　そばがきに似た「クルバクルバ」を食べるときには，副食として，オクラ，ササゲ，トマトなどの野菜を煮たり油で炒めたものが添えられる（前掲写真10-3）。調味料としては，伝統的にはネレという木の種やハイビスカスの種を発酵させた「スンバラ」が用いられる。納豆に似た独特のにおいがあり，食べたことのある日本人の中で好悪がはっきりとわかれる食材である。しかし，最

近では農村部でも化学調味料に取って代わられつつある。

農村部では、肉はハレの日のごちそうであり、週1回立つ市を除けば、なかなか口に入る機会はない。ニジェール全土がハレの日となるのは、ニジェール人のほとんどがイスラム教徒であることを反映して、イスラム教の祝日である。なかでも盛大な祝日は、ラマダーン（断食月）明け、ハッジ（巡礼）明けである。特にハッジ明けの祝日（現地ではタバスキと呼ばれている）には、ヒツジやヤギをさばいて、近隣の人や友人に配ることになっている。この時期になると、ヒツジやヤギの価格が普段の3倍にまで高騰するので、それらに比べかなり安いニワトリで済ませている人も多い。逆に言えば、ヒツジやヤギなどの家畜を所有している人にとっては、一番の稼ぎ時ということになる。

写真10-4　脱穀をするフルベの女性

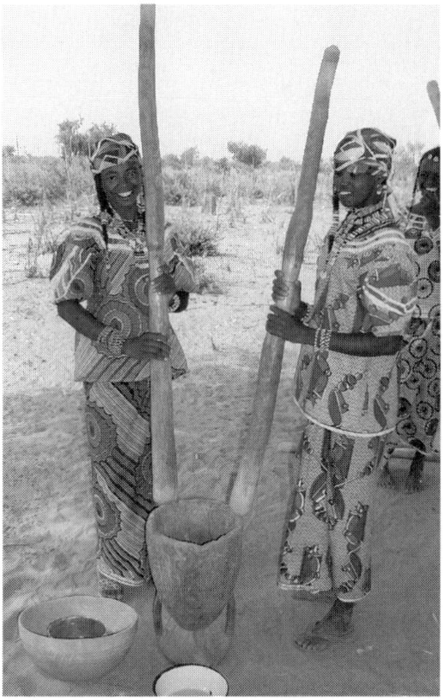

家周辺の大きな木の下で作業をする。
（出所）筆者撮影。

写真10-5　ドーヌが入れられた容器と柄杓

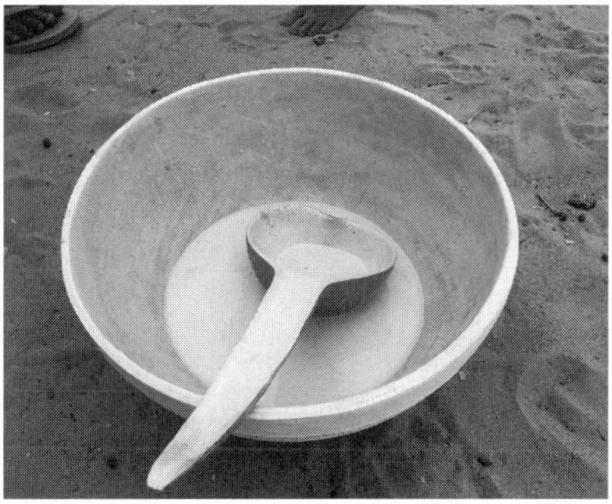

いずれもひょうたんで作られている。
（出所）筆者撮影。

（2）調査の方法

①ファカラ

調査地としてニジェール共和

国南西部に位置するティラベリ州コロ県ファカラ・コミューンを選定した（前掲図 10-1）。ファカラ・コミューンは面積約 500 km² の中に大小 40 の集落が点在する，典型的なサヘル地域のコミューンである。主要構成民族は農耕民族であるザルマと牧畜民族であるフルベであるが，ザルマが構成員数ではフルベを上回る（Hiernaux et al., 2009）。農耕民男性を対象に 2005 年 4〜5 月と 2008 年 1〜3 月，牧畜民男性を対象に 2007 年 1〜2 月，質問票を用いた聞き取り調査を行った。農耕民世帯 47 世帯，牧畜民 38 世帯を貧困層，中間層，富裕層に偏りが出ないよう抽出し，世帯の基本情報（家族の構成員数，就学の有無，畑の数，栽培作物，主な収入源，有用植物の利用状況，市場利用状況など）と「危機」の原因と被害状況，「危機の年」の対処行動に関する情報を世帯主である男性から収集した。

②テッサウア

調査地はニジェール共和国中南部のマラディ州テッサウア県テッサウア・コミューン（前掲図 10-1）である。本コミューンは首都ニアメから 777 km，ナイジェリア国境まで約 90 km の場所に位置する。本コミューンを含むマラディ州の主な構成民族はハウサ（87.8%），フルベ（8.3%），ザルマ（0.4%）である（République du Niger, 2001）。調査村落は，本コミューン内に位置するハウサのタカサバ・マラディ村（以下，T 村）とナフタ村（以下，N 村），フルベのルガゲ・ナフタ村（以下，R 村）の 3 村である（表 10-1）。「危機の年」の認識と対処行動におけるハウサの村落間比較を行うため，本コミューンの中心地であるテッサウア市までの距離や道路の舗装状況，季節河川の有無などの立地条件が異なる T 村と N 村を選んだ。また，ハウサとフルベの民族間比較を行うため，N 村に隣接し気象条件や立地条件に大きな違いがないと考えられる R 村を選んだ。2011 年 8〜11 月と 2012 年 1〜3 月，3 村に滞在し，質問票を用いた聞き取り調査，村人との対話や参与観察を行った。聞き取りの対象は各村 25 世帯ずつの合計 75 世帯とし，貧困層，中間層，富裕層に偏りがないように抽出した。聞き取りは「危機の年」を経験し記憶が確かと考えられる 45 歳以上の世帯主である男性を対象とした。聞き取りの内容は，世帯の基本情報（家族構成，畑の筆数，栽培作物，家畜の種類と数，収入，出稼ぎの有無などの 6 項目）

表10-1　テッサウアの各村の概要と村人の生業

	T村	N村	R村
民　族	ハウサ	ハウサ	フルベ
人口※	1,798人	2,272人	364人
世帯数※	256	325	52
言　語	ハウサ	ハウサ	フルフルデハウサ
村落形態	集村	集村	散村
テッサウアまでの距離	9 km	15 km	17 km
テッサウアまでの往復交通費	200 CFAF	400 CFAF	400 CFAF
テッサウアまでの道路状況	ほぼ舗装	全て未舗装	全て未舗装
農　耕	○ （食用・換金作物）	○ （食用・換金作物）	○ （食用・換金作物）
牧　畜	○ （主に中家畜）	○ （主に中家畜）	○ （ウシ・中家畜）
副生業	○ （小売りなど）	○ （小売りなど）	○ （乳製品の行商）
野菜栽培	○ （通年）	―	―
漁　労	○ （8月〜11月）	―	―

（資料）　※は，Direction Departementale d'aménagement du territoire et du développement communautaire de Tessaoua (2012) より。
（出所）　筆者作成。

と記憶している「危機の年」とその内容，原因，対処行動に関する情報である。主要な「危機の年」にはハウサ語による現地呼称が付され，その経験は口承により記憶されていた。そこで，現地呼称とテッサウアの歴史資料（République du Niger Dépertement de Maradi arrondissement de Tessaoua Bureau d'arrondissement du recensement. 発行年不詳）の照合と村人からの聞き取りにより「危機の年」の年号を特定した。

（3）調査からわかったこと
①ファカラにおける「危機の年」の認識

ファカラでは，半数以上の牧畜民が1984年を「危機の年」と回答した（図10-3）。1984年はニジェールのみならず，サヘル地域全域にわたって未曾有の大干ばつが起こった年であり，サヘル地域の多くの牧畜民は家畜を維持する

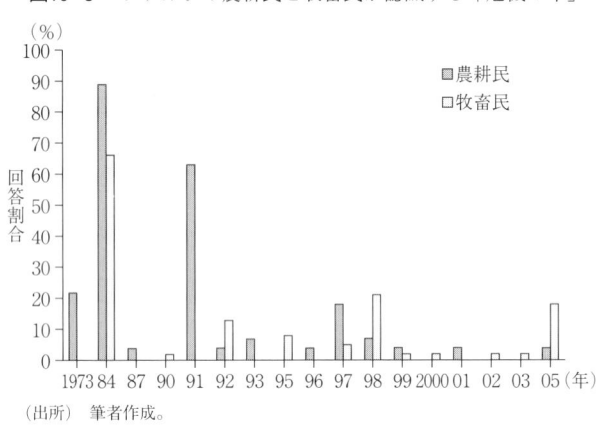

図10-3　ファカラの農耕民と牧畜民が認識する「危機の年」

(出所)　筆者作成。

ことが困難となり，餓死する前に家畜を売却するか，家畜の餌を得るために，より南へ移住した(Turner, 1999)。農耕民も牧畜民と同様に1984年を「危機の年」と回答した世帯が最も多く，次いで1991年と続くが，その他の年の回答数は少数に止まった(図10-3)。このように，1984年のように両者に共通する「危機の年」がみられる一方で，農耕民の半数以上が「危機の年」と挙げた1991年を牧畜民は「危機の年」と認識していなかった(図10-3)。このことは，農耕民と牧畜民で「危機の年」の捉え方，あるいは判断基準が異なっている可能性を示唆する。

　農耕民がその年を「危機」と判断するか否かは，主要穀物であるトウジンビエの収穫の多寡によるだろう。1991年の危機の原因として，農耕民は，不規則な降雨と害虫(バッタ)による被害を挙げた。国際連合食糧農業機関(FAO)のサバクトビバッタ(*Schistocerca gregaria*)の被害報告によれば，この年8月から10月にかけてニジェールの北部でその発生が記録されている(FAO, 1991)。断定はできないが，これが南下し，調査地域においても収穫期のトウジンビエに甚大な被害をもたらしたのかもしれない。このようにトウジンビエの生育に充分な降水量や降雨パターンに恵まれず，また収穫期に蝗害などに見舞われた場合には，その年を「危機の年」と認識するのだろう。つまり，

農耕という生業に大きく依拠しているために，ある特定の局所的な環境条件が，「危機の年」を決める主要因となり得る。

他方，牧畜民の「危機」の判断基準は，家畜の状態に拠るところが大きいのだろう。作物の生育が不良の年であっても放牧地の草本や灌木の生育がよく，年間を通して充分な飼料に恵まれれば，その年を「危機の年」と認識するとは考えにくい。牧畜民は雨季の間，いくつかの経路を経て，水場や牧草地へと移動する（Boutrais, 2007）。その移動経路には，いくつかのオプションがあり，牧畜民間のネットワークによりその年の目的地を決定する（Thébaud and Batterbury, 2001）。1973年や1984年のような大飢饉の年を除いては，いくつかの選択肢の中から，遊牧地を選ぶ柔軟性をもち得る。つまり，農耕民に比べて土地への縛りは弱く，牧畜という生業自体に柔軟性をもたせることができる。また，牧畜民にとっては，ある特定の土地の降水量，降雨パターンよりも水飲み場や牧畜民に対する畑の開放日などの取り決めの方がより重要であるという指摘もある（Batterbury and Warren, 2001）。

②ファカラにおける「危機の年」への対処

農耕民の対処行動で最も多いのは政府からの食糧支援であり，次いで国内での出稼ぎ，ヒツジやヤギといった中家畜の売却，備蓄食糧の消費など多岐にわたっていた（図10-4）。政府の食糧支援があるのは，1973年や1984年，1991年のような大規模な「危機の年」のみであり，それ以外の比較的規模の小さい「危機の年」においては備蓄食糧の消費や中家畜の売却，国内での出稼ぎが主な対処行動であった。農耕民は，主生業である農耕自体に柔軟性をもたせることは困難であるが，天候の影響を受けにくい出稼ぎや乾季作といった生業を，多様に組み合わせることで柔軟性を持たせているといえよう。

牧畜民が危機の際に取った対処行動は，半数以上が家畜の売却であった（前掲図10-4）。牧畜民にとってウシなどの家畜は生活の糧そのものであり，飢饉の際には重要な担保となっていた。しかし，1984年のような大飢饉の際には多くの牧畜民が家畜の価格暴落を経験した（Derrick, 1984）。とりわけウシの価格暴落による損失は大きく，こうしたリスクを回避するためにヒツジやヤギに切り替える世帯も増えてきている（Ayantunde et al., 2007）。農耕民は，政府か

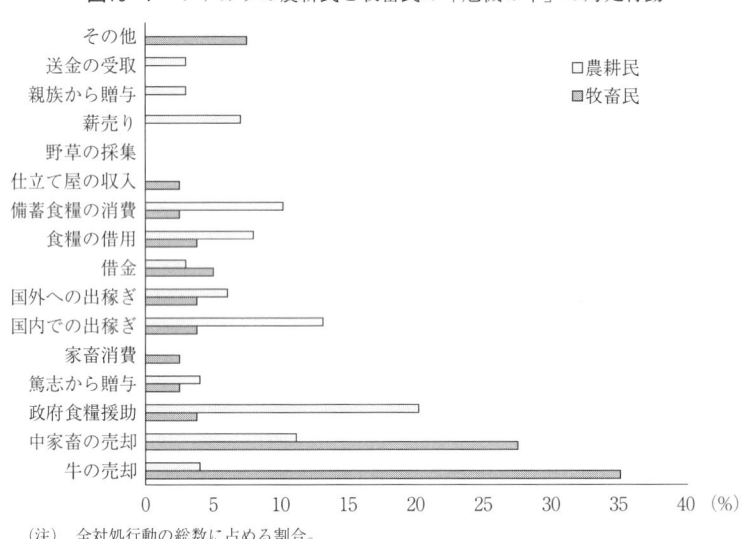

図10-4 ファカラの農耕民と牧畜民の「危機の年」の対処行動

(注) 全対処行動の総数に占める割合。
(出所) 筆者作成。

らの食糧支援を受けるケースが多くみられたが、牧畜民ではほとんどみられなかった。これは、牧畜民の数年単位で移住を繰り返す居住形態が影響しているものと推測される。また牧畜民は定住していたとしても、村の中心から離れた場所に居を構える場合が大半を占める（Turner and Hiernaux, 2002）。そのため、たとえ政府から援助物資の配給があったとしても、村落周辺に散在する牧畜民には行き渡らず、その情報すら入らなかった可能性も考えられた。

③テッサウアにおける「危機の年」の認識

テッサウアでは、ハウサの村落間において「危機の年」の認識が異なっていた（表10-2）。T村ではサヘルの大干ばつの年である1973年を9世帯が、1984年を全回答世帯が「危機の年」と回答した。その他は1949年を7世帯が回答したのを除いては少数であり、T村は主にサヘルの大干ばつの年を「危機の年」と認識していた。N村は、1984年を全世帯が「危機の年」と回答しただけではなく、22世帯が1984年の「危機」から回復できないまま1985年と1986年が「危機の年」となったと回答した。「危機」の影響の大きさや「危

表10-2　テッサウアの各村が認識した主要な「危機の年」

区分	年	T村	N村	R村
サヘルの大干ばつ	1973	9件	1件	2件
	1984	25件	25件	25件
1984年の直後	1985	回答なし	22件	15件
	1986	回答なし	22件	15件
近年	2009	回答なし	12件	19件
	2011	1件	15件	22件

(件＝回答数)

(出所)　筆者作成。

機」からの回復力の違いによって，後に続く年が「危機の年」と認識されるか否かの違いを生んだのだろう。また，N村では2009年と2011年のような近年(表10-2)も「危機の年」と認識していたが，T村では1984年を最後に大きな「危機の年」を認識していなかった。

このようにハウサの村落間で「危機の年」の認識が異なった理由として，両村の立地条件の違いによる定期市へのアクセスや副生業の違いがあげられるだろう（前掲表10-1）。T村は毎週日曜日に定期市が開催されるテッサウア市までの距離が約9km，乗り合いのワゴン車による往復交通費は200CFAF（1CFAF＝約0.2円），道路はほぼ舗装されていた。一方，N村はテッサウア市までの距離が約15km，往復交通費は400CFAF，道路は全て未舗装であった。したがって，T村はN村に比べ定期市へのアクセスがよい。サヘル地域の人々は日常的に農作物や家畜の交易を行っており，交易により入手する食糧にも依存しており（Sen, 1981），両村の村人も定期市において食糧の購入や家畜の売買を行っていた。つまり，定期市へのアクセスは食糧確保や交易において重要であり，アクセスが容易なT村はN村に比べて恵まれた立地条件にあるといえる。さらに，T村は季節河川を利用しての漁労や野菜栽培などの副生業が確立されていた。これらの副生業が「危機の年」となりうるような年でもT村のハ

ウサが「危機」を認識しなかった理由の一つだろう。一方，N村には漁労や野菜栽培のような副業はなく，定期市へのアクセスもT村と比べるとよくなかった。N村の村人は換金作物と中家畜を売却した後に食糧を得るためには出稼ぎに行くしかなくなると述べており，「危機」の感受性はT村に比べて高い。

牧畜民のR村においても，サヘルの大干ばつの年である1984年を全回答世帯が「危機の年」と回答したが，1973年を回答したのは2世帯のみであり，N村と同じくR村も1973年のサヘルの大干ばつの年を「危機の年」と認識していなかった（前掲表10-2）。次いで，N村と同じく1984年のサヘルの大干ばつの年の直後の1985年と1986年，2009年と2011年のような近年が続き，その他の回答は少数であった（前掲表10-2）。このように，隣接するハウサのN村とフルベのR村の「危機の年」の認識が共通していた。ただし，R村において「危機の年」と認識された年には家畜の損失があった年が含まれていた。1974年を「危機の年」と回答した5世帯は，1973年には大干ばつの影響を受けなかったが，翌年の牧草の不足により1974年が「危機の年」となった。1984年には全回答世帯が家畜の売却を行い，売却と家畜の死亡により20世帯が全家畜を損失していた。それが回復しないまま，続く1985年と1986年も「危機の年」と認識されていた。このようにR村のフルベも家畜の損失があった年を「危機の年」の判断基準としていた。しかし，R村のフルベは家畜を損失した年だけでなく不作となった年も「危機の年」を認識していた。1980年代の干ばつにより家畜を喪失した定着遊牧民が，家畜頭数を回復させることができないまま，農耕への依存を高めた結果，農耕民のハウサ同様，収穫の多寡が「危機の年」の判断基準となったことにつながっているのだろう。

④テッサウアにおける「危機の年」への対処

各村において，「危機の年」にはヒツジやヤギといった中家畜の売却，ウシの売却，出稼ぎ，援助食糧の受給，採集，薪売り，糠を食すという対処行動が取られていた（図10-5）。対処行動には，家畜の売却，出稼ぎ，採集のように「危機の年」になると量や回数や期間が日常の範囲を超えて行われる行動，薪売りや糠を食すことのように「危機の年」だけに行われる行動，援助食糧の受給のように受動的に行われる行動があった。

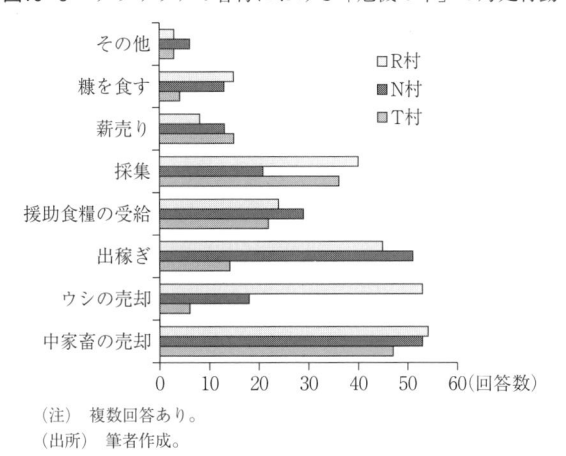

図10-5　テッサウアの各村における「危機の年」の対処行動

- その他
- 糠を食す
- 薪売り
- 採集
- 援助食糧の受給
- 出稼ぎ
- ウシの売却
- 中家畜の売却

□R村　■N村　▨T村

（注）複数回答あり。
（出所）筆者作成。

　中家畜の売却による対処行動は3村ともに最も多かった（前掲図10-5）。Sen（1981）は，サヘル地域の人々にとって家畜は農作物に比べ高い商品価値をもつ財産であり，「危機」の際における重要な担保であると報告している。ウシを含む家畜の売却は，冠婚葬祭などで現金が必要になった時など日常でも行われるが，対処行動として行われた場合にはより多くが売却され，1984年には全家畜を売却した世帯もあった。牧畜民のR村では中家畜に加えてウシの売却による対処行動も多く，各年で取られていた。フルベにとってウシの商品価値は最も高い（嶋田，1992；池谷，2006）と報告されているが，1984年にはウシの価格が暴落したという先行研究（Derrick, 1984）がある。1984年にウシを売却したR村の21世帯は，ウシの価格は暴落していたが食糧を購入する現金を得るためにはウシが死ぬ前に売却せざるを得なかったと回答した。フルベは優れた商人であり，家畜の商業生産を目的とする商業牧畜民（池谷，2006）ともいわれ，R村のフルベの中には家畜をより高く売るために徒歩により家畜をナイジェリアへ運び売却した世帯もあった。家畜の売却にはいくつかの優先順位があり，分娩能力がある雌よりも雄を先に売却し，商品価値が高いウシよりも中家畜を先に売却，中家畜の中でもヒツジより価値の低いヤギを先に売却するのが一般的であると村人は述べていた。一方，ウシを多くは飼養しない農

耕民のＴ村とＮ村ではウシの売却による対処行動は少数であった。

　出稼ぎによる対処行動はＴ村とＮ村では各年で取られていたが，Ｔ村の14件に対しＮ村は51件でありＮ村で多く取られていた（前掲図10-5）。Ｔ村の22世帯，Ｎ村でも22世帯が家族の元を離れての過酷な肉体労働を伴う出稼ぎには行きたくないと回答し，中家畜を売却しても食糧を賄えない場合に出稼ぎに行ったと述べており，中家畜の売却の後に出稼ぎに行くという対処行動の優先順位があることがわかった。Ｒ村では出稼ぎによる対処行動は1984年，1985年，1986年を除いては多くは取られてこなかったが，2009年と2011年のような近年は出稼ぎによる対処行動が多く取られていた。Ｒ村では3世帯が家畜を飼養しておらず，4世帯は飼養する家畜が5頭以下（Ｔ村とＮ村の1世帯当たりの飼養家畜数の平均は5頭）であった。このように飼養する家畜が少ない状況から，近年，家畜の売却による対処行動を取ることができなくなったフルベがハウサと同じように出稼ぎによる対処行動を多く取るようになったのだろう。

　採集による対処行動は各年に取られ，世帯，村落，民族を問わず広く取られた対処行動であった。採集は損失や大きな移動を伴わずに食糧を獲得できること，採集が最も盛んな時期は乾季の始まりであることから，他の対処行動と比較して最初に取られる対処行動であった。採集は通常の年でも行われるが，「危機の年」には採集の回数と採集の量が増え，通常の年では採集しない種類の植物まで採集の対象となると村人は述べていた。野生植物の採集は，人々の栄養状態に貢献していると考えられる。ニジェール東部において，野生植物を食事に取り入れることが，銅，鉄，マグネシウム，亜鉛の摂取に貢献していると報告されている（Humphrey et al., 1993）。

　薪売りによる対処行動は，各村が大きな「危機」を認識した年（Ｔ村は1973年と1984年，Ｎ村は1984年，1985年，1986年，2009年，Ｒ村は1974年，1984年，1985年，2011年）に主に取られていた。薪の採集は，自家消費のみを目的に各世帯において日常でも行われるが販売目的には行われていなかった。販売を目的に薪の採集を日常的に行うのは薪売りを職業とするごく一部の村人だけであり，大部分の村人にとって薪売りは「危機の年」だけに取られた行動であった。

トウジンビエの穀粒を精白する際に出る糠を食すことによる対処行動も，各村が大きな「危機」を認識した年（T村は1973年と1984年，N村とR村は1984年，1985年，1986年）に主に取られていた。近年ではR村で2003年と2009年に1件ずつ取られたのみであり，T村では1984年を最後に，N村では1986年を最後に取られていなかった。調査時に糠は家畜の飼料としてのみ利用されており，糠を食すことは他に食すものがない場合の限界時の行動といえ，主に1980年代以前の「危機の年」に取られた行動であった。

　援助食糧の受給がT村では1971年から，N村とR村では1973年から行われていたことから，調査地ではこの頃から国際機関などによる食糧援助が始まったと考えられる。しかし，配給量は世帯の1週間の食糧を賄うほどでしかなく，配給が行き届いていない世帯もあった。R村のフルベは，援助食糧は集村形態を取るN村で配給されるため，散村形態を取るR村のフルベは受給できない場合があると述べていた。食糧援助の受給は，配布がなければ受給できないことから配給が行われた年だけの受動的な対処行動といえる。

　上述のように，家畜の売却は出稼ぎより優先して行われ，売却される家畜の種類にはいくつかの順序があった。採集は他の対処行動と比較して最初に取られる対処行動であった。また，糠を食すことや薪売りは「危機の年」だけに行われた行動であり，各村が大きな「危機の年」を認識した年だけに行われていた。このように，世帯による違いはあるが「危機の年」の対処行動にはある程度決まった優先順位があり，各世帯の困窮度に合わせた対処行動が取られていたようだ。N村はT村に比べて認識した「危機の年」が多く（前掲表10-2），「危機の年」の感受性はT村に比べて高かった。さらに，困窮度が高い時に取られる対処行動である糠の摂取や出稼ぎがN村ではT村に比べて多く取られていたことから，N村の「危機の年」の深刻度はT村に比べて高かったのだろう。

　⑤両調査地における調査から示唆されること
　ファカラにおいて，「危機の年」かどうかの判断基準が，農耕民のザルマではトウジンビエの不作であったのに対し，牧畜民のフルベでは主に家畜の損失であり，作物が不作であっても家畜の飼料に恵まれれば「危機の年」と認識しなかった。テッサウアにおいても，農耕民であるハウサの判断基準は，ファカ

ラ同様作物の不作であった。テッサウアのフルベは，1980年代の大干ばつにより，多くの家畜を失ったまま，現在に至っているため，農耕民と同様不作の年が「危機の年」となる傾向にあった。危機への対処として，主要な行動は，両地域で共通しており，家畜の売却，出稼ぎ，援助食糧の受給であった。

　村落に暮らす人々は，「危機」を引き起こす要因である作物の収穫激減や家畜の死亡に対して，事前の緩和策と事後の適応策を組み合わせて対応していた。事前の緩和策として，生業の多様化をはかっており，両調査地に共通していたのは，出稼ぎであり，テッサウアのT村のみが有していたのが，乾季の野菜栽培であった。一方，事後の適応策としても，出稼ぎは重要であるほか，家畜の売却や野生植物の採集も，両調査地で共通していた。特に，家畜の売却と出稼ぎが食糧保障の点で重要であると考えられた。ただし，家畜の売却については「危機」の連続により破綻する恐れを，出稼ぎについては，劣悪な労働環境において過酷な肉体労働となることが多く，出稼ぎ者の健康を損なう恐れを指摘できよう。さらに，国境を越えて行われる出稼ぎは，国際政治に翻弄されることも指摘しておきたい。政府による食糧援助は，主に農耕民の手には渡っていたが，牧畜民へは届きにくい現状が明らかとなった。また，1984〜1985年の干ばつの際には，ニジェール政府が諸外国の支援を受け，さまざまな対策が打ち出されたのに対し，2004〜2005年の干ばつの際には，対応は後手に回った。このような違いは，干ばつ当時の政治体制のちがいによるものと推察されるが，詳細は不明である。いずれにせよ，政府による食糧援助は，村落に暮らす人々の手の届かないところで，意思決定されており，「危機の年」への対応策として，それに頼ることはできず，補助的な位置を占めているにすぎない。では，援助食糧がタイミングよく十分な量配給されれば，問題は解決できるのだろうか。現在の食糧援助の多くがそうであるように，外国産の援助食糧が無料で大量に持ち込まれると，国内の他の地域や周辺国で余剰食糧があったとしても，それらが購入されることがないため，かえって農民の生産意欲をそぐという批判がある（サロー・キルマン，2011，132-151頁）。農民にとっては余剰を生むような投資をすることさえ，リスクとなりうるのである。したがって，食糧援助が飢餓を固定化するという危険性に注意が必要だろう。

残念ながら，両調査地において，「危機の年」が食事に与える影響を調査していない。そのため，ここまで述べた対処行動によって，人々の健康が維持されたのか，やはり損なわれてしまったのか，はっきりしない。そのようなデータは，アフリカの多くの地域で皆無といってよい。ニジェールの隣国ブルキナファソのケルタマシェクという民族の貴重な事例では，食糧がなくなった世帯は，近い血縁関係にあってまだ食糧を持っている世帯との共食によって凌いでいるものの，その摂取カロリーは，食糧を提供する世帯よりも少ないことが示された（石本，2012, 137-155 頁）が，それによって健康が維持できたのかはやはり定かではない。FAO らによる食糧保障に関する報告（FAO et al., 2014）も，季節ごとの変動についてはデータ不足のために言及できず，食糧の可能消費量に基づく栄養不足人口の数年ごとの推定ができているのみである。なお，それによれば，ニジェール全体でみると，栄養不足の人口の割合は，1990 年に比べ 2012 年には半減していることになっている。われわれが報道で触れるような飢饉による惨状は，多くの場合単に食糧が不足しただけで発生しているわけではない。内戦などにより，ここにあげた対処法がとれなかったときに，多くの餓死者を出してしまうのである。現地の調査でわれわれが目にしてきたのは，多少の不作や家畜の損失をものともせず生き抜く術に長けた人々であることははっきりしている。

第 3 節　われわれがすべきこと

サヘル地域一帯が干ばつとなるような大きな災害に対しては，これまでどおり食糧援助が欠かせないだろうが，各国の政治体制や状況によっては，スムーズな分配が行われないケースが往々にしてある。また，長期的にみると，食糧援助への依存は，当地域における生産意欲を減退させる。地道ではあるが，気候の変動に左右されにくい食糧生産技術の開発と普及，生業の多様化を可能にするインフラやソフトの整備を提案したい。前者の例として，われわれは「耕地内休閑システム」を開発した（Ikazaki et al., 2011）。この省力的技術は，耕地内に設定した幅 5 m の休閑帯を毎年移動させることで，風による侵食の防止と

コラム

気候変動とスポーツ活動に伴う健康被害

　ジョギング，マラソンなどの陸上競技や野球，サッカー，ラグビーに代表されるボール運動の多くは，屋外競技であるために猛暑などの天候の影響による健康被害が生じる。

　東京オリンピックは 2020 年夏に開催される予定である。過日，IOC の会議において，ヨーロッパの委員から「日本の夏は気温が高いので安全管理は十分か」との質問が出たそうである。某新聞社の要請に応じて，2020 年東京での猛暑のオリンピック開催を想定して，熱中症リスクについてシミュレーションをしたので，気候変動とスポーツ活動に伴う健康被害について考察してみた。

　シミュレーションをする場合，最近の救急搬送数と気候変動の実態とを把握する必要がある。

　猛暑日の救急搬送数は顕著に増加している。最近の東京において熱中症で救急搬送された患者数は 2000 年 269 人であったのに対し，2013 年 3189 人と 10 倍以上にも増加している。この急激な熱中症発生の増加要因は何かを探ってみると，昼間の気温の急激な上昇によるものではないかという答えが返ってくる。この間の東京の気象データをみると 2000 年 8 月の平均気温は 28.3℃（82.9°F）で，最高気温 35 度を超える日は 1 日であったのに対して，2013 年 8 月の平均気温は 29.2℃（84.6°F）で，最高気温 35 度を超える日は 12 日と驚くほど猛暑日が増えていることがわかる。平均気温にして 0.9℃の上昇が猛暑日を増やし，急激な熱中症患者増につながったと推論できる。

　地球温暖化の気候変動に関する政府間パネル IPCC の予測によると，今後の気温の上昇傾向は，1〜2 度とされている。そこで，熱中症患者数を従属変数にし，過去の気温上昇との回帰式から予測すると，2020 年東京オリンピックでの熱中症救急搬送数は 3600〜4700 人と推計される。実に驚くべき数字となる。

　オリンピックにおいて，トップアスリートが自己ベストのパフォーマンスを発揮できるためには，暑さ対策が必須で，暑熱順化のトレーニングのほか，脱水対策など十分な健康管理が不可欠である。また，観客が楽しく観戦・応援するために，スポーツ環境の点検・改善が期待される。

　猛暑のみならず，雷，竜巻，寒波などの異常気象によるスポーツ活動中の健康被害も報告されている。健康被害を最小限度に抑えるためには，気象データのモニタリング（疫学的監視）を視座に入れたリスクアセスメント体制づくりが急務であると考える。

〈金森雅夫〉

作物の増産を可能にする。また，少ない降雨も効率よく作物が利用できるようになる技術である。後者の例として，道路やため池の整備による村落における乾季の野菜栽培の活性化があげられよう。ブルキナファソでは，大規模なため池を作成し，トマトを大量に生産し，ガーナへ出荷している。そこまで大規模でなくとも，近郊の都市住民向けに，野菜を出荷できれば，安定した現金収入が期待できる。そのためには，市場や商品取引所の整備による安定した流通の確保や技術普及サービスの改良が政策上の課題であろう。これらの方策が食糧確保を通して健康にどのように貢献できるかは，未踏の領域でありさらなる研究の発展を期待したい。

［付記］ 本章は，真常（2009），佐々木ほか（2011），小村ほか（2013），佐々木・小村（2014）をもとに執筆した。

◆本章のテーマを学ぶ基本図書◆
サロー，R.・キルマン，S.／岩永　勝監訳，2011，『飢える大陸アフリカ　先進国の余剰が生み出す飢餓という名の人災』悠書館。
　アフリカの飢餓の多くは，実は先進国の国内政策や援助によって引き起こされる人災である。
島田周平，2007，『アフリカ　可能性を生きる農民』京都大学学術出版会。
　アフリカの人々の暮らしを総合的に理解するには，経済状況や国家の政策など，より広い環境まで射程に入れなければならない。
コリアー，P.／中谷和男訳，2008，『最底辺の10億人　最も貧しい国々のために本当になすべきことは何か』日経BP社。
　サハラ以南のアフリカの最貧国を捕え続ける四つの罠からどのように脱け出せばいいのだろう。

引用参考文献
池谷和信，2006，『現代の牧畜民——乾燥地域の暮らし』古今書院。
石本雄大，2012，『サヘルにおける食料確保——旱魃や虫害への適応および対処行動』松香堂書店。
門村　浩，1992，「サヘル——変動するエコトーン」門村　浩・勝俣　誠編『サハラのほとり』TOTO出版，46-78頁。
小村陽平・田中　樹・佐々木夕子・真常仁志，2013，「サヘル地域の村落における『危機の年』の認識と対処行動——ニジェール南部のハウサおよびフルベの村落を事例に」『システム農学』29(2)，41-50頁。
佐々木夕子・小村陽平，2014，『西アフリカ・サヘル地域の人びとの暮らしと生業——ニジェール共和国の村落の事例から』（田中樹監修）総合地球環境学研究所。

佐々木夕子・田中　樹・伊ヶ崎健大・真常仁志・飛田　哲，2011，「西アフリカ・サヘル地域の村落における農耕民および牧畜民の生業と暮らし――「危機の年」とその対処行動に着目して」『システム農学』27(4), 149-157 頁．

サロー，R・キルマン，S./岩永　勝監訳，2011，『飢える大陸アフリカ　先進国の余剰がうみだす飢餓という名の人災』悠書館．

嶋田義仁, 1992，「サヘルの『内陸化』と『後進化』」門村　浩・勝俣　誠編『サハラのほとり』TOTO 出版, 93-109 頁．

真常仁志, 2009，「ニジェールの食生活と農業」『食品と容器』50, 1 月号, 58-64 頁．

Ayantunde, A. A., Kango, M., Hiernaux, P., Udo, H. M. J., and Tabo, R., 2007, "Herders' Perception of Livestock Breeds and Breeding Management in Southwestern Niger," *Human Ecology*, Vol. 35, pp. 139-149.

Batterbury, S., and Warren, A., 2001, "The African Sahel 25 years after the great drought : assessing progress and moving towards new agendas and approaches," *Global Environmental Change*, Vol. 11, pp. 1-8.

Boutrais, J., 2007, "Crises écologiques et mobilités pastorales au Sahel : les Peuls du Dallol Bosso (Niger)," *Sécheresse*, 18(1), pp. 5-12.

Bryceson, D. H., 1999, "African rural labor, income diversification and livelihood approaches : a long term development perspective," *Review of African Political Economy*, Vol. 80, pp. 171-189.

Derrick, J., 1984, "West Africa's Worst Year of Famine," *African Affairs*, 83(332), pp. 281-299.

Devereux, S., 1993, *Theories of famine*, Harvester Wheatsheaf.

Direction Departementale d'aménagement du territoire et du développement communautaire de Tessaoua, 2012, "Population commune de Tessaoua 2012," *Direction Departementale d'aménagement du territoire et du développement communautaire de Tessaoua*.

FAO, 1991, "Locust watch," *Desert Locust Archives 1991*,
http://www.fao.org/ag/locusts/en/archives/archive/index.html, FAO, Rome.

FAO, IFAD and WFP, 2014, *The State of Food Insecurity in the World 2014*, FAO, Rome.

Hermann, M. S., Anyamba, A., and Tucker, C. J., 2005, "Recent trends in vegetation dynamics in the African Sahel and their relationship to climate," *Global Environmental Change*, 15(4), pp. 394-404.

Hiernaux, P., Ayantunde, A., Kalilou, A., Mougin, E., Gérard, B., Baup, F., Grippa, M., and Djaby, B., 2009, "Trends in productivity of crops, fallow and rangelands in Southwest Niger : Impact of land use, management and variable rainfall," *Journal of Hydrology*, Vol. 375, pp. 65-77.

Humphrey, C. M., Clegg, M. S., Keen, C. L., and Geivetti, L. E., 1993, "Food diversity and drought survival. The Hausa example," *International Journal of Food Science and Nutrition*, Vol. 44, pp. 1-16.

Ikazaki, K., Shinjo, H., Tanaka, U., Tobita, S., Funakawa, S., and Kosaki, T., 2011, "Fallow Band System," a land management practice for controlling desertification and improving crop production in the Sahel, West Africa. 1. Effectiveness in desertification control and soil fertility improvement," *Soil Science and Plant Nutrition*, 57(4), pp. 573-586

Mortimore, J. M., and Adams, M. W., 2001, "Farmer adaptation, change and 'crisis' in the Sahel," *Glabal Environmental Change*, 11(1), pp. 49-57.

République du Niger, 2001, Institut National de la Statistique − RGP/H, République du Niger, Niamey.

Sen, Amartya. K., 1981, "Poverty and famines, An essay on entitlement and deprivation," Oxford

University Press.
Thébaud, B., and Batterbury, S., 2001, "Sahel pastoralists: opportunism, struggle, conflict and negotiation. A case study from eastern Niger," *Global Environmental Change*, Vol. 11, pp. 69-78.
Turner, M. D., 1999, "Merging local and regional analyses of land-use change: The case of livestock in the Sahel," *Annals of the Association of American Geographers*, 89(2), pp. 191-219.
Turner, M. D., and Hiernaux, P., 2002, "The Use of herders' accounts to map livestock activities across agropastoral landscapes in semi-arid Africa," *Landscape Ecology*, Vol. 17, pp. 367-385.

あとがき

　健康とは何か——。豊かさとは何か——。幸せとは何か——。
　日本では，健康の保持増進には「運動」「栄養」「休養」の三要素が重要であり，また大量飲酒と喫煙の抑制が必要であると考えられ，これまで医学，栄養学，スポーツ・健康科学等の分野において，健康に関する研究が積み重ねられてきた。そして，科学的な論拠のもとに健康の獲得を推進する法がつくられ，各省庁や地域で環境や歴史，慣習等に応じた健康づくりのための政策が推進され，成果が期待されている。
　しかし，世界有数の長寿国で健康であるはずの日本で，医療の発展により平均寿命は延びたものの健康寿命との差が課題となり，また，様々な格差が生じ，拡大している今日，健康を脅かされている人が増えている。
　日本は豊かな国であると考えられてきたが，近年，貯蓄ゼロ世帯の急増にみられるように，教育に必要な給食費や学用品の購入にも困る大勢の子どもたちや健康保険料が払えない家庭が増えている。また労働条件が良くないために，生命まで脅かされている労働者がいる。所得が高ければ，日当りが良く，風通しのいい，安全な住居に住み，熟睡でき，安心安全でおいしい食糧を確保し，時節に応じた衣服を着ることができるが，それが難しい状況にある人は健康の獲得が難しい。時にこれらの状況がうつなどの心の病を誘発し，自殺者を増やすことにもなる。また，これまで健康は医療制度に支えられてきたが，急速に高齢化が進む中で医療費が増大して財政を圧迫する事態が生じている一方，社会環境の変化に伴い，経済格差の拡大で医療費を払えない状況を生じ，これらが「健康格差」をもたらすことにもなっている。
　海外に目を向けてみる。アフリカでは干ばつなどの自然環境の影響から，生命を維持するための食糧の確保が難しい地域があり，そこでは，長年の経験から，食糧や収入の確保の方法，またこの地域への食糧の援助や食糧生産技術の

開発と普及が模索されている。HIV（ヒト免疫不全ウイルス）やエイズの多いタイでは，罹患率や死亡率の減少のために政府や学校，大学，ボランティア団体や企業による健康教育が展開され，情報提供と予防対策が展開されている。健康教育の機会は健康の獲得に大きな影響を及ぼす。フィリピンでは，都市貧民層が劣悪な衛生状態の中で暮らし，健康を害する環境にさらされている。そこには，長年の政治や歴史，産業が複雑に影響しているが，国内外からの支援により，地域で地道に収入源を確保する方策が模索され，健康教育も展開されつつある。それぞれの国や地域，環境で健康の概念や状況が異なり，健康を蝕む要因も多様である。

　物質の豊かさは健康の獲得に必要不可欠であると考えられる。しかし，物質が豊かであれば心身が健康であるとは限らない。私たちはどうだろう。GDPが高くなくても幸せであると考えている人が多い国や地域がある。貧困地域の中にあっても人と人とのつながりがあれば，笑顔が絶えず，前向きに生きられる人たちもいる。人のつながりが心を豊かにし，心の豊かさが健康の獲得につながることもある。物質ではない，心の豊かさの視点からも健康について考えていく必要があるように思う。

　格差が広がり，心身の健康が脅かされている現代社会において，多様な学問分野や，多角的な視点からのアプローチが求められている健康の保持増進に直接，また間接的に影響する要因について考え，多種多様な価値観や思想を享受し，視野を広げることで，制度や政策を構築し，企画や展開を考える必要があろう。

編著者　河合美香

索　引
（＊は人名）

あ 行

＊アキナルド，E.　223
新しい学力観　179
アライカパ　210-212
生きる力　180, 181, 187
意識性の法則　48
イスラーム教徒　205
一次予防　72
遺伝　4
遺伝子組み換え食品　28
医療保険制度　141
飲酒　104
運動　7, 104, 110
運動技術の系統的な指導　176
運動器症候群　53
運動・スポーツに外在する価値　182
運動・スポーツに内在する価値　182
運動・スポーツの教育　182
運動に対する子どもの二極化　181
運動の参加ステージ　70
運動の楽しさ・喜び　178
運動パフォーマンス　106
運動不足　102
エイズ　204, 208
HIV感染（者）　197-199, 202, 203, 207, 208
ATP-PCr系　48
栄養　7, 199
エネルギー系　48
エネルギー代謝　98
OF（Overseas Filipino）　221
OFW（Overseas Filipino Worker）　221

か 行

ガールスカウト活動　204
概日リズム　96, 97, 100, 107
解糖系　49
カウンセラー　201
カウンセリング　201
カウンセリング・グループ　202
格差　216
学習指導要領　169, 176-178, 181
学習指導要領小学校体育編（改訂版）　175
学習指導要領小学校体育編（試案）　175
学制　169, 170
家族計画　201
学校教育　169, 174
学校体育　170-173, 177, 178, 180, 182, 187
学校体育指導要綱　174, 175
学校体操教授要目　172, 173
活性酸素　18
勝手食　26
活動代謝量　15, 16
カトリック教会　223
カトリック教徒　217
過負荷の法則　47
体つくり運動　181, 182
体ほぐしの運動　181
環境経済学　1
環太平洋戦略的経済連携協定（TPP）　28
干ばつ　228
緩和策（危機の事前の）　244
危機　227
危機の年　235, 238, 239
基礎代謝量　15, 16
基礎的・基本的事項の重視（徹底）　179
喫煙　79, 103, 104
基本の運動　179, 181
キャンプ活動　205
救援活動　207

QOL（Quality of Life：生活の質）　2, 182
教育学　1
教育年数　219
行政職員　77, 80
禁煙支援マニュアル　56
筋持久力の向上　50
近代学校制度　9
筋肉の肥大　50
＊クーベルタン，P.　80
＊クリスティーヌ，T.　210
グリセミックインデックス　18
経験主義　176
経済的状況　9
ゲーム　179
ケシ栽培　200
＊ケソン，M.　223
健康格差　140, 144
健康教育　7
健康寿命　41, 45, 53, 77, 127, 141, 142, 144, 145, 162
健康食品　27
健康ショック　218
健康政策　67, 81
健康増進法　57
健康づくりのための運動基準2006（エクササイズガイド2006）　56, 57, 58
健康づくりのための運動指針2006　57, 58
健康づくりのための身体活動基準2013　58, 62
健康づくりのための身体活動指針（アクティブガイド）　58, 62, 78
健康日本21　55-57, 62, 151, 156
健康の社会的要因　62
交感神経系　19
後期高齢者医療制度　149
抗酸化ビタミン　18
公衆衛生　4, 141
公衆衛生学　1
交代制勤務　100
行動変容　63, 65, 77

行動変容ステージ　63
高度経済成長　117
高齢者世帯　118, 126
高齢単身者　122
五感　19, 42
国際競争力　222
国内総生産（GDP）　117
国民皆保険　149
国民健康づくり運動　55, 56
国民健康保険制度　149
国民総中流　117
孤児　207
孤食　25, 26
子どもの生活習慣病　190
子どもの体力・運動能力の低下　175, 187
子どもの妊娠　197-199, 201, 202, 207, 208
子どもの貧困対策の推進に関する法律　126
個別化・個性化の重視　180
個別性の法則　48
コンドーム　203, 204, 208

さ 行

最大筋力の向上　50
サプリメント　27
サヘル　227, 228
サルコペニア　54
産児制限　201
三世代世帯　121, 122
三大栄養素　17
残留農薬　28
支援物資　213, 215
時間栄養学　19
資源　218
自己効力感　64, 65, 219
時差ぼけ　94, 97
脂質　17
自然環境　3
慈善教育学校　199, 201
シニアサッカー　109
ジニ係数　123

索　引

社会経済状態　129
社会経済的因子　127
社会的ネットワーク　219
社会福祉　141
社会保険　141
社会保障・税一体改革　147
社会保障制度　9, 120, 140, 147
出生率　220
生涯スポーツ　179-182
食育　31, 33
食育基本法　31
食育推進基本計画　33
職業技能訓練　206
食事　110
食事のバランス　29
食事バランスガイド　30, 31, 56
食習慣　33, 34, 39, 40
食事誘発性熱産生　15, 16
食生活　20, 29-31, 33-35, 37-40, 42
食生活指針　29-31
食品添加物　28
食文化　20, 42
食欲　102
食糧援助　243, 244
食糧自給率　28
食糧保障　10
自律神経系　19
心血管障害　99
身体活動レベル（PAL）　15, 16
身体活動を通しての教育　175, 182
身体能力　181
身体の教育としての体育　171
推定エネルギー必要量　15, 16
睡眠　7, 93, 108, 110
睡眠環境　96
睡眠時間　93
スクオッター　211, 217, 224
スポーツ基本計画　61
スポーツ基本法　60, 62
スポーツ健康学　1

スポーツ振興法　59, 60
スポーツ推進基本計画　47
スポーツ好きの体育嫌い　178, 187
スラム　211, 214, 217, 224
成果主義　118
生活習慣病　4, 21, 22, 52, 56, 77, 101, 106, 108
生活体育　174, 176
生活動作（ADL）　53
生活の質　→QOL
生活不活発病　54
性教育　198
生業の多様化　244
静的運動　49
性病　208
セーフティーネット　147
摂取エネルギー量　20
セルフ・エフィカシー　→自己効力感
漸進性の法則　47
前頭連合野　51
全面性の法則　47
総エネルギー摂取量　21
ソーシャル・キャピタル（社会関係資本）　153, 162

た　行

体育　198, 201
体育科　177, 179
体温　106, 108
大学拡張活動　207
太極柔力球　81-84, 86, 88-90
タイ国家原理　205
対処行動　237, 241
体操科　174
体操伝習所　170
体内時計　94, 97, 100, 105-107, 110
体力・運動能力　187
体力・運動能力調査（スポーツテスト）　177, 183
体力を高める運動　181
体錬科　174

楽しい体育　178
WHO憲章　1
男女雇用機会均等法　122
炭水化物　17, 18
タンパク質　17
地域総合大学　199, 206, 207
朝食　21, 23, 24
朝食欠食率　21
出稼ぎ　242
適応策（危機の事後の）　244
撤去　216
動的運動　50
糖尿病　99, 101
動物性タンパク質　21
特異性の法則　48
特定保健用食品（通称・トクホ）　27
都市貧民　217, 218
トライシクル　215

　　　　　な　行

内臓脂肪型肥満　52
ナショナルミニマム　141, 147
ニコニコペース　50, 79
西日本OBサッカー連盟　109
二次予防　72
日本型食生活　20
ニュースポーツ　81
人間開発指数　143
認知機能　51
認知症　53, 129
農学　1
脳血管障害　99
農耕民　230
能力主義　118

　　　　　は　行

ハイリスクアプローチ　160
発展途上国　220
バティック　206
反復性の法則　48

BPO（Business Process Outsourcing）　221
PB商品　27
比較文化学　1
皮下脂肪型肥満　52
光　98, 107
非正規雇用　118, 122
ビタミン　17, 18
避妊法　201
肥満　99, 101
肥満傾向児　184, 188
貧困　10
貧困線　124
ピンピンコロリ運動　46
副交感神経系　19
仏教徒　205, 207
不平等度　123
不眠症　93, 95, 100
＋10から始めよう　58
平均寿命　5, 45, 127
平和センター　205
法学　1
ボーイスカウト活動　204, 205
牧畜民　230
保健　198, 201
保健教育　9, 197, 201
保健促進助成委員会　208
保健体育　3
保健内容　197
母子世帯　118, 124
ポピュレーションアプローチ　56, 160
ボランティア（活動）　197, 202, 204

　　　　　ま　行

＊マゼラン, F.　223
麻薬　198-201, 205, 206, 208
麻薬吸引　197, 202, 207
麻薬吸引予防　207
麻薬防止　205
麻薬撲滅キャンペーン　201
麻薬予防　202

索　引

ミネラル　17, 18
メタボリックシンドローム　5, 22, 52, 56

　　　　や・ら　行

有酸素系　49
輸入代替工業化　222
ユネスコ無形文化遺産　42
ライフスタイル　22, 129

ラチャパット大学　199, 206, 207
＊ルン・ケオダーン　205
＊レガスピ，M.　223
ロイヤルプロジェクト　200
労働条件　76
ロコモティブシンドローム（ロコモ）　49, 53, 55

執筆者紹介 (所属, 執筆分担, 執筆順, *は編者)

*河合　美香（かわい　みか）（龍谷大学法学部准教授, 序章・第1章・第2章・第3章・第5章・第9章）

岡野　五郎（おかの　ごろう）（札幌医科大学医療人育成センター准教授, 第3章・第5章）

徳山　薫平（とくやま　くんぺい）（筑波大学体育系教授, 第4章）

萱場　桃子（かやば　ももこ）（筑波大学国際統合睡眠医科学研究機構研究員, 第4章）

李　態妍（い　てーよん）（龍谷大学経済学部教授, 第6章）

森　博文（もり　ひろふみ）（京都女子大学発達教育学部教授, 第7章）

村田　翼夫（むらた　よくお）（筑波大学名誉教授, 公益財団法人未来教育研究所特任研究員, 第8章）

真常　仁志（しんじょう　ひとし）（京都大学大学院地球環境学堂准教授, 第10章）

佐々木　夕子（さきき　ゆうこ）（総合地球環境学研究所研究員, 第10章）

小村　陽平（こむら　ようへい）（国際開発コンサルタント, 第10章）

岩崎　万喜子（いわさき　まきこ）（岩崎歯科医院副院長, 第1章コラム）

伊藤　庸夫（いとう　つねお）（元びわこ成蹊スポーツ大学教授, TM ITO Ltd. Managing Director, 第2章コラム）

鄒　力（ぞう　りぃ）（NPO法人日本太極柔力球連盟代表理事, 第3章, 第3章コラム）

川野　眞治（かわの　しんじ）（元京都大学原子炉実験所准教授, 関西大学非常勤講師, 第4章コラム）

渡部　憲一（わたなべ　けんいち）（龍谷大学名誉教授, 第6章コラム）

金森　雅夫（かなもり　まさお）（びわこ成蹊スポーツ大学スポーツ学部教授, 第10章コラム）

《編著者紹介》

河合美香（かわい　みか）
　1967年　生まれ
　　　　　筑波大学大学院修士課程体育研究科修了
　現　在　龍谷大学法学部（教養教育）准教授（修士　体育学）
　　　　　第4回秩父宮記念スポーツ医・科学賞奨励賞受賞（2001年）
　　　　　日本体力医学会大会研究奨励賞受賞（2009年）
　主　著　『市民からアスリートまでのスポーツ栄養学』（共著）八千代出版，2011年（2015年第2版）
　　　　　『健康・スポーツ科学シリーズ：スポーツ生理学』（共著）化学同人，2013年
　　　　　「運動習慣の獲得に影響する社会的要因について―行政職員の健康政策を構築するための一考察」『日本健康医学雑誌』2014年
　　　　　「中高年女性の運動の実施を促す要因と環境―スポーツの特性から考える」『日本健康医学雑誌』2015年

　　　　　　　　　　　　　龍谷大学社会科学研究所叢書　第106巻
　　　　　　　　　　　　　健康づくり政策への多角的アプローチ

　　　　　　　　　　2015年4月30日　初版第1刷発行　　　　　〈検印省略〉

　　　　　　　　　　　　　　　　　　　　　　　　　　　定価はカバーに
　　　　　　　　　　　　　　　　　　　　　　　　　　　表示しています

　　　　　　　　　　　　　編 著 者　　河　合　美　香
　　　　　　　　　　　　　発 行 者　　杉　田　啓　三
　　　　　　　　　　　　　印 刷 者　　林　　初　彦

　　　　　　　　　　　発行所　株式会社　ミネルヴァ書房
　　　　　　　　　　　　　607-8494　京都市山科区日ノ岡堤谷町1
　　　　　　　　　　　　　　　　　　電話代表（075）581-5191
　　　　　　　　　　　　　　　　　　振替口座　01020-0-8076

　　　　　　　　　© 河合美香ほか，2015　　　　　太洋社・新生製本

　　　　　　　　　　　　ISBN978-4-623-07329-0
　　　　　　　　　　　　　　Printed in Japan

不老長寿を考える
―――――――――山室隆夫 著　4-6判　212頁　本体2500円
●超高齢社会の医療とスポーツ　運動器学に長年かかわる著者が，広い見地から「不老長寿」問題を語る。

職場のメンタルヘルス
―――――――――藤本 修 著　4-6判　208頁　本体2400円
●こころの病気の理解・対応・復職支援　うつ病など職場でみられる精神疾患について現場の精神科医が解説。

よくわかるスポーツ心理学
―――――中込四郎／伊藤豊彦／山本裕二　編著　B5判　212頁　本体2400円
エッセンスを見開きページでわかりやすく紹介。注や図表を豊富に掲載した初学者のための入門書。

ワークライフバランス入門
―――――荒金雅子／小﨑恭弘／西村 智　編著　4-6判　210頁　本体1500円
●日本を元気にする処方箋　仕事と私的生活との調和，ワークライフバランス。この考え方を分かりやすく解説。

医療・福祉マネジメント〔改訂版〕
―――――――――近藤克則 著　A5判　228頁　本体2600円
●福祉社会開発に向けて　マネジメントの理論を分かりやすく解説する。初学者・実務家向けのコラムも充実。

環境政策論
―――森 晶寿／孫 穎／竹歳一紀／在間敬子 著　A5判　304頁　本体3000円
●政策手段と環境マネジメント　環境政策の展開と企業活動の関わりを概説するテキスト。

―――――― ミネルヴァ書房 ――――――
http://www.minervashobo.co.jp/